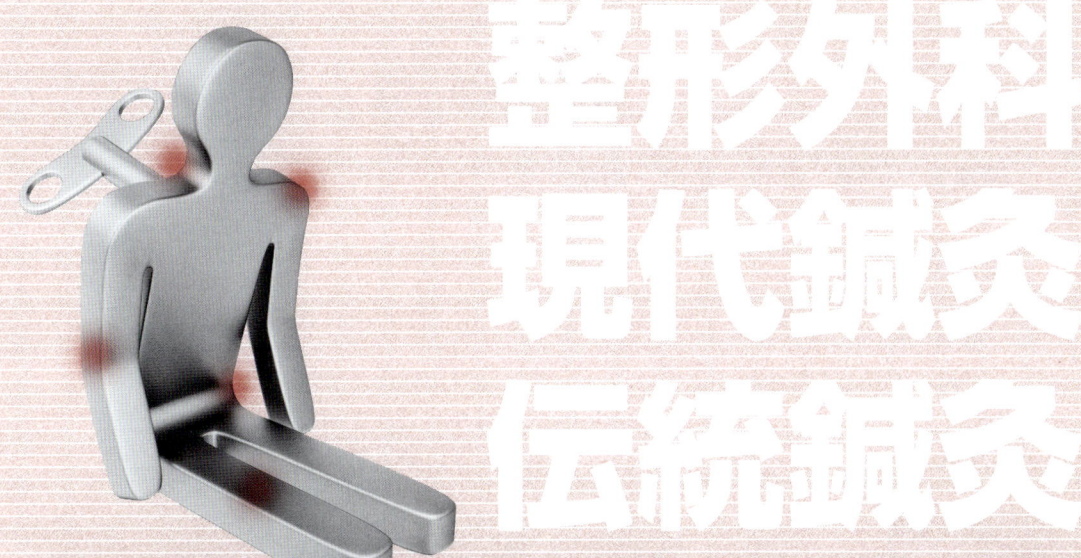

整形外科
現代鍼灸
伝統鍼灸

運動器疾患の治療

編集 平澤泰介・北出利勝

Modern Treatment of
Locomotive Organs:
Orthopaedics &
Acupuncture

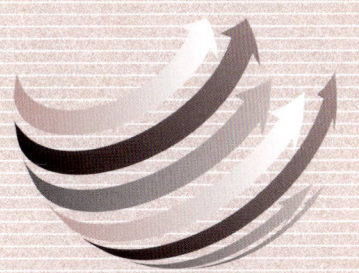

編集・執筆一覧

■編集／平澤　泰介・北出　利勝

■執筆者（執筆順）

整形外科
平澤　泰介（ひらさわ やすすけ）　　明治国際医療大学教授
　　　　　　　　　　　　　　　　　　附属リハビリテーションセンター長
糸井　恵　　（いとい めぐみ）　　　　明治国際医療大学整形外科教授

現代鍼灸
片山　憲史（かたやま けんじ）　　　ミモザ鍼灸サロン院長
伊藤　和憲（いとう かずのり）　　　明治国際医療大学はり・きゅう学講座教授
越智　秀樹（おち ひでき）　　　　　越智秀樹鍼灸院四条烏丸・亀岡大井院長
井上　基浩（いのうえ もとひろ）　　明治国際医療大学はり・きゅう学講座教授
木村　啓作（きむら けいさく）　　　明治国際医療大学はり・きゅう学講座講師

伝統鍼灸
篠原　昭二（しのはら しょうじ）　　九州看護福祉大学鍼灸スポーツ学科教授
和辻　直　　（わつじ ただし）　　　　明治国際医療大学はり・きゅう学講座教授
関　　真亮（せき まさあき）　　　　常葉大学健康鍼灸学科准教授

統合医療・他
今西　二郎（いまにし じろう）　　　明治国際医療大学附属統合医療センター教授
北出　利勝（きたで としかつ）　　　明治国際医療大学名誉教授

This book was originally published in Japanese
under the title of:

UNDOUKISIKKAN NO CHIRYO – SEIKEIGEKA GENDAISINKYU DENTOUSINKYU

(Modern Treatment of Locomotive Organs : Orthopaedics & Acupuncture)

Editors:
HIRASAWA, Yasusuke et al.
　Professor, Meiji University of Integrative Medicine

© 2012 1st ed.

ISHIYAKU PUBLISHERS, INC.
　7-10, Honkomagome 1 chome, Bunkyo-ku,
　Tokyo 113-8612, Japan

序　文

　世の中は高齢化社会へと急速に進んでいる．疾病で治療を受けている人のみならず，老化現象によって心身に変調をきたしている人なども増加の一途をたどっている．

　近年，疾病の予防のみならず，全人的な調和のとれた治療を主眼として行われてきた東洋医学が注目をあびることとなった．その中心的な存在として鍼治療があるが，鍼治療による効果は鎮痛作用，自律神経調節作用，血流改善，免疫系の自然治癒力の活性化などが考えられている．社会的には種々の補完・代替医療の併用によって疾病の予防，ストレス軽減，健康維持・増進，抗老化，体質改善そしてQOLの向上などへと応用されている．最近では，鍼灸治療はスポーツ界でも応用され，薬物治療にみられるような副作用が少なく，また，ドーピング検査に引っかかる恐れもないという点で，スポーツ選手が安心して受けられる治療としても注目されている．

　一方，東洋医学の適応と有効性や有用性について科学的に証明されるべきという意見も多くなった．このようなEBM（evidence based medicine）に関する賛否はいろいろ出されている．しかし，疾病の根本的治療を目指す現代の西洋医学とのチームワークを果たすため，さらには今後の東洋医学の普及と発展のことを考えると，どのような症例に良い適応となり，良好な成果が得られるのかが，治療指針の中で有効に含まれて活用されることが必要であろう．

　そのためには鍼治療の古典をひもといて，その理念を正しく治療に活用することが基本として必要なことと考える．また，伝統鍼灸と現代鍼灸とが大きく2つに分かれて発展してきた経緯も理解されなければならない．治療を行うにあたって，どちらを選択するかについては臨床家自身にまかせられなければならない．幸いにも最近，東洋医学の診断や治療に重要な経穴部位に関しては，国際的な標準化が進められた結果，これからは世界標準のもとに，共通の鍼治療が行われることが実現されることとなった．

　さて，西洋医学と東洋医学が疾病の病態と診断を共通の立場で行って治療指針を作り，それによって治療を実施することでその効果を判定でき，また，疾病に対する東洋医学的な治療の適応と有効性を把握できると考える．同時に，西洋医学的治療と東洋医学的治療とがそれぞれの欠点を補いあって，人々の健康と疾病に対するチームワークができれば理想的な治療体系を確立することができよう．

　現代社会においては，メタボリックシンドロームとともに運動器の異常，殊に腰痛，肩こり，関節痛が国民の有訴率の1～3位を占め，医療経済を圧迫することが懸念されている．今回，本書では運動器の疾患を中心に，整形外科医と鍼治療に造詣の深い先生達とともに共通の概念と診断のもとに，両者の治療に対するアプローチをまとめる企画を行った．実際に編集を進めていくと，鍼灸治療を臨床医が適確に応用するための表現には大きな困難を伴った．そのため鍼灸治療担当の先生方には，殊に効果の面で忘れてはならない大切なツボについて，骨や筋のメルクマールを示すことで，よりわかりやすくするように努めていただいた．今後の西洋医学と東洋医学の融合とチームアプローチの進展のための新しいいしずえ（礎）となってくれることを願っての試みである．

鍼治療を臨床に取り入れて，あるいはこれから臨床応用しようという医師，鍼治療の実施診療にて活躍しておられる人々，鍼治療に興味を持っておられる学生達のお役に立てれば幸甚である．

　本書の意図するところを理解していただき，快くご執筆して下さった先生方に心から感謝いたします．また，4年間の歳月をかけ出版に至るまで終始お世話下さった医歯薬出版編集部竹内大氏ならびに関係者の皆さまに厚くお礼申し上げます．

　平成24年5月

明治国際医療大学　教授
附属リハビリテーションセンター長
平澤　泰介

目 次

序　文………iii

序　章　運動器疾患の治療 …………………………………………………… 1
運動器疾患と整形外科／1　　運動器疾患と現代鍼灸／1　　運動器疾患と伝統鍼灸／2

第1章　頸　部

総　論

1. 脊椎・脊髄の解剖 ……………………………………………………………… 5
2. 頸椎疾患 ………………………………………………………………………… 6
   1）問診／6　　2）神経学的検査／9　　3）画像診断／9
3. 東洋医学による頸肩部痛・肩こりの病態の捉え方 ………………………… 9

各　論

1. 変形性頸椎症 …………………………………………………………………… 12
   1）頸椎症性神経根症／12　　2）頸椎症性脊髄症／12
   整形外科 12　　現代鍼灸 13　　伝統鍼灸 14
2. 頸椎椎間板ヘルニア …………………………………………………………… 14
   整形外科 15　　現代鍼灸 15　　伝統鍼灸 16

   🌸 頸椎後縦靱帯骨化症（OPLL）　17

3. 外傷性頸部症候群・頸椎捻挫 ………………………………………………… 18
   整形外科 18　　現代鍼灸 18　　伝統鍼灸 19

   🌸 いわゆる寝違い　19

4. いわゆる"肩こり"（頸肩腕症候群）………………………………………… 20
   整形外科 21　　現代鍼灸 23　　伝統鍼灸 25
5. 胸郭出口症候群 ………………………………………………………………… 28
   整形外科 29　　現代鍼灸 30　　伝統鍼灸 30

   🌸 耳珠部の圧痛を用いた簡便経筋鑑別法　31

第2章　肩関節

総論

1. 肩関節 ･･･ 33
2. 肩関節疾患 ･･ 34
   1）理学的診断／34　2）画像診断／34

各論

1. 腱板損傷 ･･ 35
   整形外科 36　現代鍼灸 37　伝統鍼灸 37
   🌸肩峰下インピンジメント症候群　37
2. 石灰沈着性腱板炎 ･･ 38
   整形外科 38　現代鍼灸 38　伝統鍼灸 38
3. 肩関節周囲炎（五十肩）･･ 39
   整形外科 39　現代鍼灸 40　伝統鍼灸 41
   🌸腎気の虚損　43
4. 上腕二頭筋長頭腱炎 ･･･ 43
   整形外科 43　現代鍼灸 44　伝統鍼灸 44

第3章　肘・手

Ⅰ．肘

総論

1. 肘関節 ･･ 45
2. 肘関節疾患 ･･･ 45
   1）視診／45　2）触診，その他の診察法／46　3）画像診断／46

各論

1. 変形性肘関節症 ･･･ 47
   整形外科 48　現代鍼灸 48　伝統鍼灸 49
2. 上腕骨外側上顆炎（テニス肘）･･････････････････････････････････････ 49
   整形外科 50　現代鍼灸 51　伝統鍼灸 52
3. 野球肘 ･･･ 52
   整形外科 54　現代鍼灸 54　伝統鍼灸 54

II. 手関節, 手・手指

総論

1. 手関節, 手・手指 ··· 55
   1）手関節／55　2）手・手指／55
2. 手関節の疾患 ··· 56
   1）視診／56　2）触診, その他の診察法／56
3. 手・手指の疾患 ··· 57
   1）視診／57　2）触診, その他の診察法／57　3）手関節, 手・手指の画像診断／57

各論

1. ドゥケルヴァン病 ··· 57
   　整形外科 58　　現代鍼灸 58　　伝統鍼灸 59
2. レイノー病 ··· 59
   　整形外科 60　　現代鍼灸 60　　伝統鍼灸 60
3. 母指 CM 関節症 ·· 61
   　整形外科 61　　現代鍼灸 61　　伝統鍼灸 62
4. ばね指（弾発指）··· 62
   　整形外科 63　　現代鍼灸 63　　伝統鍼灸 64

🌸腱鞘炎　64

III. 絞扼神経障害

1. 肘部管症候群 ··· 64
   　整形外科 66　　現代鍼灸 66　　伝統鍼灸 67
2. ギヨン管症候群 ··· 68
   　整形外科 69　　現代鍼灸 69　　伝統鍼灸 70
3. 円回内筋症候群 ··· 70
   　整形外科 71　　現代鍼灸 72　　伝統鍼灸 73
4. 前骨間神経症候群 ·· 73
   　整形外科 74　　現代鍼灸 74
5. 手根管症候群 ··· 74
   　整形外科 75　　現代鍼灸 75　　伝統鍼灸 76
6. 橈骨神経障害 ··· 76
   　整形外科 78　　現代鍼灸 79　　伝統鍼灸 80

第4章　腰部・体幹

総論

1. 腰部・体幹 ……………………………………………………………………………… 81
2. 腰部・体幹の疾患 ……………………………………………………………………… 83
   1) 理学的診断／83　　2) 画像診断／84　　3) 血液検査／86

   現代鍼灸 ………………………………………………………………………………… 86
   1) 腰痛に対する鍼灸治療／86　　2) 腰部障害に伴う下肢症状に対する鍼灸治療／88

   伝統鍼灸 ………………………………………………………………………………… 91
   1) 東洋医学による腰下肢痛の病態の捉え方／91
   2) 腰痛に対する伝統鍼灸のアプローチ／91

各論

1. 急性腰痛症（ぎっくり腰）といわゆる"腰痛症"（非特異的腰痛） ………… 94
   整形外科 94　　現代鍼灸 95　　伝統鍼灸 96
2. 腰椎椎間板ヘルニア …………………………………………………………………… 97
   整形外科 98　　現代鍼灸 99　　伝統鍼灸 99
3. 変形性腰椎症 …………………………………………………………………………… 100
   整形外科 101　　現代鍼灸 101　　伝統鍼灸 101
   　🌸陰部神経鍼通電療法　102,　🌸神経根鍼通電療法　103
4. 腰部脊柱管狭窄症 ……………………………………………………………………… 104
   整形外科 105　　現代鍼灸 105　　伝統鍼灸 106
5. 腰椎分離症 ……………………………………………………………………………… 106
   整形外科 106　　現代鍼灸 107　　伝統鍼灸 107
6. 腰椎すべり症 …………………………………………………………………………… 107
   整形外科 107　　現代鍼灸 107　　伝統鍼灸 108
7. 骨粗鬆症 ………………………………………………………………………………… 108
   整形外科 110　　現代鍼灸 110　　伝統鍼灸 111
8. 側弯症 …………………………………………………………………………………… 111
   整形外科 112　　現代鍼灸 112　　伝統鍼灸 113
9. 肋間神経痛 ……………………………………………………………………………… 113
   整形外科 114　　現代鍼灸 114　　伝統鍼灸 114
   　🌸化膿性脊椎炎　115
10. 転移性骨腫瘍 …………………………………………………………………………… 115
    整形外科 116　　現代鍼灸 116　　伝統鍼灸 116
    　🌸胸椎黄色靭帯骨化症　117

第5章　股関節・大腿部

総　論

1. 股関節・大腿部 ……………………………………………………………………… 119
2. 股関節・大腿部の疾患 ……………………………………………………………… 120
   1）問診／120　2）視診／120　3）計測／120　4）徒手検査／121
   5）画像診断／121

各　論

1. 変形性股関節症 …………………………………………………………………… 122
   　整形外科 123　　現代鍼灸 124　　伝統鍼灸 124
2. 梨状筋症候群 ……………………………………………………………………… 125
   　整形外科 125　　現代鍼灸 126　　伝統鍼灸 126
3. 外側大腿皮神経痛 ………………………………………………………………… 127
   　整形外科 127　　現代鍼灸 128　　伝統鍼灸 128
4. 肉離れ（大腿部など）……………………………………………………………… 128
   　整形外科 129　　現代鍼灸 129　　伝統鍼灸 130

第6章　膝関節

総　論

1. 膝関節 ……………………………………………………………………………… 131
2. 膝関節疾患 ………………………………………………………………………… 133
   1）問診／133　2）視診・触診／133
   3）計測と徒手検査／134　4）画像診断と諸検査／134

　　　　　　　　　　　　　　　　　　　　　❀膝蓋大腿関節の異常を知る方法　136

各　論

1. 変形性膝関節症 …………………………………………………………………… 137
   　整形外科 139　　現代鍼灸 139　　伝統鍼灸 142

   　　　　　　　　　　　　　　　　　　　　　❀現代鍼灸の適応と禁忌について　142
   　　　　　　　　　　　　　　　　❀弁病（東洋医学的な名前）144，❀特発性骨壊死　145

2. 半月板損傷 ………………………………………………………………………… 146
   　整形外科 147　　現代鍼灸 147　　伝統鍼灸 147

   　　　　　　　　　　　　　　　　　　　　　　　　　　　　❀膝靭帯損傷　148

3. オスグッド・シュラッター病 …………………………………………………… 149
　　　整形外科 149　　　現代鍼灸 149　　　伝統鍼灸 149
4. ジャンパー膝 ……………………………………………………………………… 150
　　　整形外科 151　　　現代鍼灸 151　　　伝統鍼灸 152
5. 腸脛靭帯炎 ………………………………………………………………………… 152
　　　整形外科 153　　　現代鍼灸 153　　　伝統鍼灸 153
6. 鵞足炎 ……………………………………………………………………………… 154
　　　整形外科 154　　　現代鍼灸 155　　　伝統鍼灸 155
7. 過労性脛部痛（シンスプリント）……………………………………………… 155
　　　整形外科 156　　　現代鍼灸 156　　　伝統鍼灸 156

　　　　　🌸 膝関節部の鍼灸の適応・禁忌・リスクマネージメントについて　157

第7章　足および足関節部

総　論

1. 足および足関節 ………………………………………………………………… 159
　　　1）足／159　　2）足関節（距腿関節）／159
2. 足および足関節の疾患 ………………………………………………………… 160
　　　1）問診／160　　2）視診／160　　3）触診／161　　4）計測／161
　　　5）画像診断／161

各　論

1. 変形性足関節症 ………………………………………………………………… 162
　　　整形外科 162　　　現代鍼灸 163　　　伝統鍼灸 163
2. 足関節捻挫，足関節靭帯損傷 ………………………………………………… 164
　　　整形外科 165　　　現代鍼灸 165　　　伝統鍼灸 166
3. アキレス腱炎・周囲炎，アキレス腱周囲滑液包炎 ………………………… 166
　　　整形外科 166　　　現代鍼灸 167　　　伝統鍼灸 167
4. 扁平足 …………………………………………………………………………… 168
　　　整形外科 169　　　現代鍼灸 169　　　伝統鍼灸 169
5. 後脛骨筋腱機能不全 …………………………………………………………… 169
　　　整形外科 170　　　現代鍼灸 170　　　伝統鍼灸 170
6. 外反母趾 ………………………………………………………………………… 171
　　　整形外科 171　　　現代鍼灸 172　　　伝統鍼灸 172
7. 足根管症候群 …………………………………………………………………… 173
　　　整形外科 174　　　現代鍼灸 174　　　伝統鍼灸 175

8. 足底筋（腱）膜炎 ………………………………………………………………… 175
     整形外科 176　　現代鍼灸 176　　伝統鍼灸 177
9. モートン病 ………………………………………………………………………… 177
     整形外科 178　　現代鍼灸 178　　伝統鍼灸 178

第 8 章　全身疾患

1. 関節リウマチ ……………………………………………………………………… 179
     整形外科 182　　現代鍼灸 185　　伝統鍼灸 186
2. 結晶誘発性関節炎 ………………………………………………………………… 186
   1）痛風 ………………………………………………………………………… 186
     整形外科 187　　現代鍼灸 187　　伝統鍼灸 187
   2）偽痛風 ……………………………………………………………………… 188
     整形外科 188　　現代鍼灸 188　　伝統鍼灸 188

第 9 章　統合医療と鍼灸

1. 補完・代替医療の種類，特徴，問題点 ………………………………………… 189
2. 統合医療の現状 …………………………………………………………………… 191
3. 次世代型統合医療 ………………………………………………………………… 191
     1）スピリチュアリティとは／193　　2）次世代型統合医療の試み／194
4. 鍼治療を含めた統合医療による認知症予防 …………………………………… 194
     統合医療における鍼灸医学／195
     おわりに／196

付章　鍼灸の基礎知識

1. 毫鍼の名称と鍼管 ………………………………………………………………… 197
     🌸毫鍼の鍼体長と鍼体径　198，🌸厳重に施行される消毒　198
2. 刺鍼法 ……………………………………………………………………………… 199
3. 鍼灸治療の方法と手技 …………………………………………………………… 199
     1）鍼治療法／200　　2）電気鍼治療／201　　3）経皮的低周波通電法／201
     4）灸治療／203　　5）光線治療／204　　6）圧粒子貼付法／204
     7）SSP療法／205　　8）鍼治療の予期せぬ反応／207

🌸爽快な鍼響（鍼のひびき）　200
🌸治療点を的確にする骨度法　203
🌸眩暈とは異なる瞑眩　207

4. 伝統鍼灸 ……………………………………………………………………………………… 208

1) 伝統鍼灸医学の身体の捉え方／208　2) 伝統鍼灸医学の診察／208

3) 伝統鍼灸医学の病因について／210　4) 伝統鍼灸医学の病について／211

5) 運動器疾患で多い病証／212

  (1) 肝腎陰虚証／212　(2) 気血両虚証／213　(3) 血瘀証／213

  (4) 痰湿証／214　(5) 痺証／215　(6) 経脈病／216

  (7) 経筋病／217

6) 伝統鍼灸医学の治療について／218

❀陰陽五行学説　208,　❀臓腑経絡学説　209

文　献 …………………………………………………………………………………………… 219
付表・付図 ……………………………………………………………………………………… 221
　●経穴五十音配列／221　●十四経脈と経穴一覧／223　●経脈・経穴図／226
あとがき ………………………………………………………………………………………… 233
索　引 …………………………………………………………………………………………… 235

序章
運動器疾患の治療

運動器疾患と整形外科

　運動器疾患は体幹・四肢の関節・筋肉，靭帯，皮下組織，脊椎，脊髄，末梢神経と四肢の血管など，広範な組織の疾患であり，整形外科の守備範囲となっている．高齢化社会の到来によって，成人の運動器疾患に対する治療の需要は著しく増加した．このような疾患に対する予防と治療は社会的な重要課題となり，患者のQOL（生活の質）を向上させるための要望も高まってきた．最近では，CT，MRIなどの出現で画像診断の精度も向上してきた．

　生体材料やバイオメカニクスの進歩によって，人工関節手術の成績も改善され，一方低侵襲アプローチとしての関節鏡による治療やマイクロサージャリーによる再建手術も盛んとなり，手術療法にも大きな進歩をみている．

　しかし，一般診療における運動器の治療のアプローチはほとんどの場合，保存療法であり，それが基本となる．すなわち，患者の身体が自分で治ろうとする自己治癒力を補助し，促進することが大切になる．具体的には，保存療法は，（1）安静から始まり，（2）薬物療法，（3）徒手矯正と徒手整復，（4）牽引療法，（5）ギプスや装具による固定法，（6）運動器リハビリテーションなどが中心である．運動器リハビリテーションの中には，（a）温熱療法，水治療法，電気治療などを含む物理療法，（b）関節可動域訓練，筋力増強訓練や日常生活活動訓練を中心とした運動療法，そして（c）作業療法が含まれる．

　以上のように，運動器疾患の治療の基本となる保存療法の中に東洋医学の鍼治療を応用できれば，医療の面，そして経済面でも大きく社会に貢献できると考えられる．

運動器疾患と現代鍼灸

　鍼灸医学は，漢方薬学とならび東洋医学の根幹をなす治療体系の両輪の一つであり，現代医学的病態把握に基づく治療と東洋医学的診察に基づく治療に大別できる．鍼灸臨床の現場では，運動器系，内臓機能系，精神医学系，近年では美容系など，種々多様な愁訴を対象とするが，鍼灸治療を求めて来院する患者は，運動器系の愁訴を有する患者が圧倒的に多い．そこで本書では代表的な整形外科系の疾患に関して，最新の鍼灸治療法および伝統的な考え方を基盤とした鍼灸治療法について概説している．

　臨床における鍼灸治療の考え方として，種々の理論や施術方法があるが，現代医学的な観点から病態把握を行い，病態に基づく治療を行う方法もその一つである．現代医学的病態把握に基づく鍼灸治療とは，医・科学的に疾患の原因や症状の出現する理由を把握し，症状や病態を改善す

ることが可能な治療点（トリガーポイントや圧痛点，経穴）に治療することを目的とする．刺激の方法は，鍼や灸を基本とするが，病態に応じて低周波鍼通電療法（低周波置鍼療法）なども実施する．東洋医学的・鍼灸医学的な知識以外にも温熱療法やアイシング，さらに運動療法やストレッチング，テーピング，予防やリハビリテーションに必要な各種の指導まで含め，幅広い知識を必要とする．

　運動器系疾患・愁訴に対する現代医学的病態把握に基づく鍼灸治療の基本的な効果の発現機序は，「痛みの抑制系の賦活」，「組織循環への影響」，「組織修復能力の促進」，「筋緊張の緩和作用」，「炎症の緩和とその促進」などであり，これらの機序をうまく利用し，各疾患の症状改善に寄与することである．この現代医学的病態把握に基づく鍼灸治療の多くは，動物実験や臨床試験による基礎的・臨床的研究から得たデータに基づいて行われており，現代の医学・医療に必要とされるEBM（evidence based medicine）の実践に向け，日々進歩してきている．

　最近では，医・科学的根拠に基づいて治療がなされることが多い．本書は，整形外科学と鍼灸医学（現代医学的，伝統医学的）それぞれ専門の立場から各疾患に対する治療法が体系的に掲載された初めての成書であり，現代医学的・伝統医学的な鍼灸医学の違いを知るうえでも興味深い内容に構成されている．

運動器疾患と伝統鍼灸

　運動器系愁訴に対する鍼灸治療は従来，現代医学的な観点から病態把握を行い，その病態に基づく鍼灸治療を行う方法が推奨され，ときには低周波鍼通電療法なども盛んに行われてきた．一方，東洋医学の立場からすれば，運動器系愁訴といえども臓腑経絡の異常にほかならず，東洋医学の範疇として診断・治療する伝統鍼灸の立場も存在する．

　本書は，運動器系愁訴や疾患，具体的な治療法を整形外科専門医の立場から分かりやすく解説するとともに，現代医学的病態把握に基づく鍼灸治療法も，詳細に記述されている点が特徴の一つといえる．その上さらに，伝統鍼灸医学の立場から個々の愁訴や疾患に対する東洋医学的病態と治療法について解説を加えたものである．

　なお，東洋医学的な記述についてみると，従来は中医学や経絡治療などとして，診断・治療システムを独自のものとみていた．しかし，つまるところは臓腑や経絡の異常として認識することが可能であることから，中医鍼灸や経絡治療といった形式にとらわれることなく，両者のベースとなる，臓腑経絡学的な視点から，(1) 臓腑の異常（臓腑病）によるもの，(2) 経脈の異常（経脈病）によるもの，(3) 経筋の異常（経筋病）によるもの，(4) 外感（外感病）によるものの4つのカテゴリーに区分して全体を網羅した．

　これら4つのカテゴリーについて初めて目にする初学者にとっては，戸惑いを隠せないかもしれない．しかし，読み進むに連れて，中医学や経絡治療の根底にある臓腑，経脈，経筋といった概念の整理が，理解しやすく認識されるものと考えている．

　したがって，現代医学的な観点からの鍼灸治療を行う臨床家にとっても十分活用できるテキストであるとともに，東洋医学的な記述内容は臨床上の新たな視座を開くヒントを提供するのでは

ないかと考える．

　東洋医学的な治療の特徴は，経絡経穴をフルに活用するものであり，愁訴部位局所の治療は一部の例外（局部の気滞血瘀）を除いてほとんど触れていない．それは，奇を衒って書かないのではなく，治療する必要がないからである．疼痛部位とかけ離れた経絡上の末梢の経穴への刺激で，本当に症状の改善は得られるのかどうか，懐疑的に思われることであろう．しかし，愁訴部位と関連する末梢の経穴上の過敏点（圧痛）に対して，1～2mm 程度の切皮置鍼といった非常に軽微な刺激を与えるだけで，刺入直後から動作時痛は簡単に軽減あるいは消失する事実をまのあたりにしたとき，数千年間伝承されてきた東洋医学の遺産としての「経絡」や「経穴」の有する計り知れないパワーの理解に，本書が貢献するものと確信する．

第1章
頸　　部

総　論

1. 脊椎・脊髄の解剖

①脊柱は頸椎7個，胸椎12個，腰椎5個，仙骨（5個の仙椎が癒合），尾骨から構成される．各椎骨は椎間板と左右の椎間関節で連結されている（図1-1）．

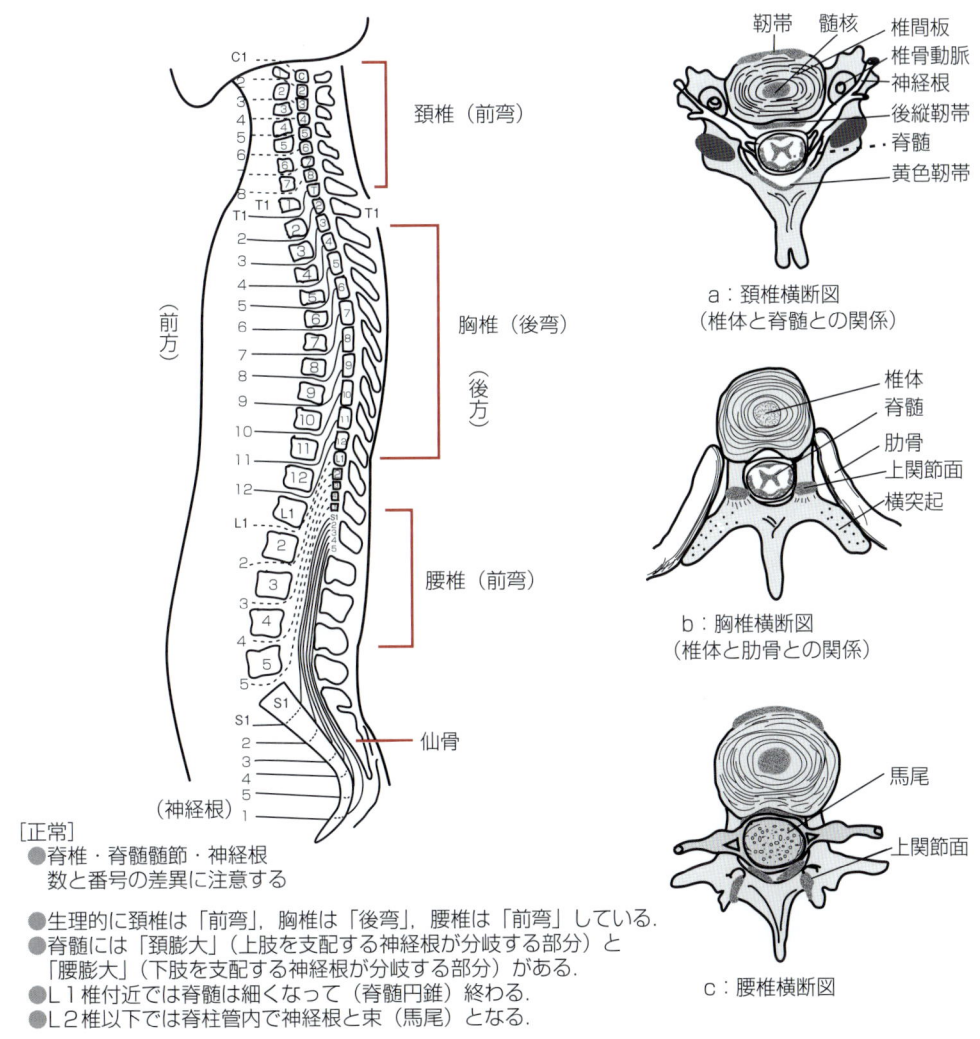

[正常]
- 脊椎・脊髄髄節・神経根　数と番号の差異に注意する
- 生理的に頸椎は「前弯」，胸椎は「後弯」，腰椎は「前弯」している．
- 脊髄には「頸膨大」（上肢を支配する神経根が分岐する部分）と「腰膨大」（下肢を支配する神経根が分岐する部分）がある．
- L1椎付近では脊髄は細くなって（脊髄円錐）終わる．
- L2椎以下では脊柱管内で神経根と束（馬尾）となる．

図1-1　脊椎の矢状断と横断図

②脊柱管内には脊髄神経が頭部から連続して下降し，各髄節から両側に神経根を分岐する．
③神経根は上肢の運動と感覚を支配する．第1頸椎（環椎）の上から，第1頸神経が分岐し，第7頸椎の下から第8頸神経が分岐する．脊柱管の前後径と神経孔の大きさが病態に重要である．

2. 頸椎疾患

1) 問診

①診察は，患者との会話から病状を聞き出すことに始まる．運動器疾患では"痛み"が主訴のことが多く，発症時期と経過，外傷の有無，痛みの部位と特徴，既往歴などをチェックする．
②問診で"肩が痛い"と訴える患者の多くは，いわゆる"頸肩部痛"を意味し，頸椎疾患に由来することが多い．頸を後屈した場合に，頸肩部の疼痛のある場合は，頸椎由来の疾患である．肩関節疾患との鑑別が必要で，肩関節の疼痛や挙上制限がないことを確認する．
③上肢のしびれや麻痺を訴える場合は，脳梗塞などの頭部疾患を除外する必要がある．脳梗塞の場合は，多少のしびれはあるが，明らかな感覚障害はみられないことが多く，片側の運動麻痺

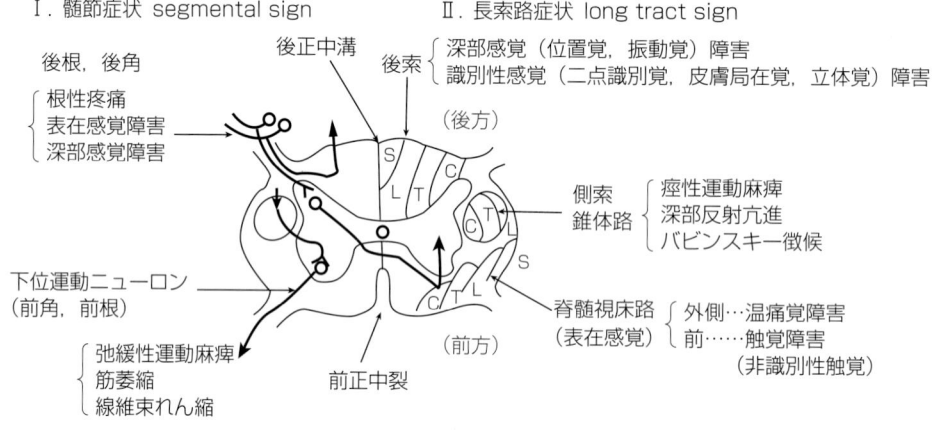

図1-2 脊髄横断における障害部位と臨床症候

表1-1 上位運動ニューロン障害と下位運動ニューロン障害の特徴

	上位運動ニューロン	下位運動ニューロン
責任病巣	錐体路	前角，前根以下
麻痺の種類	痙性	弛緩性
筋緊張	亢進	低下
麻痺筋の分布	広範	一定の筋群に限局
深部反射	亢進	減弱または消失
バビンスキー徴候	ある	ない
筋萎縮	廃用性萎縮以外はない	著明
線維束れん縮	ない	ある

第1章
頸　　部
総　論

1. 脊椎・脊髄の解剖

①脊柱は頸椎7個，胸椎12個，腰椎5個，仙骨（5個の仙椎が癒合），尾骨から構成される．各椎骨は椎間板と左右の椎間関節で連結されている（図1-1）.

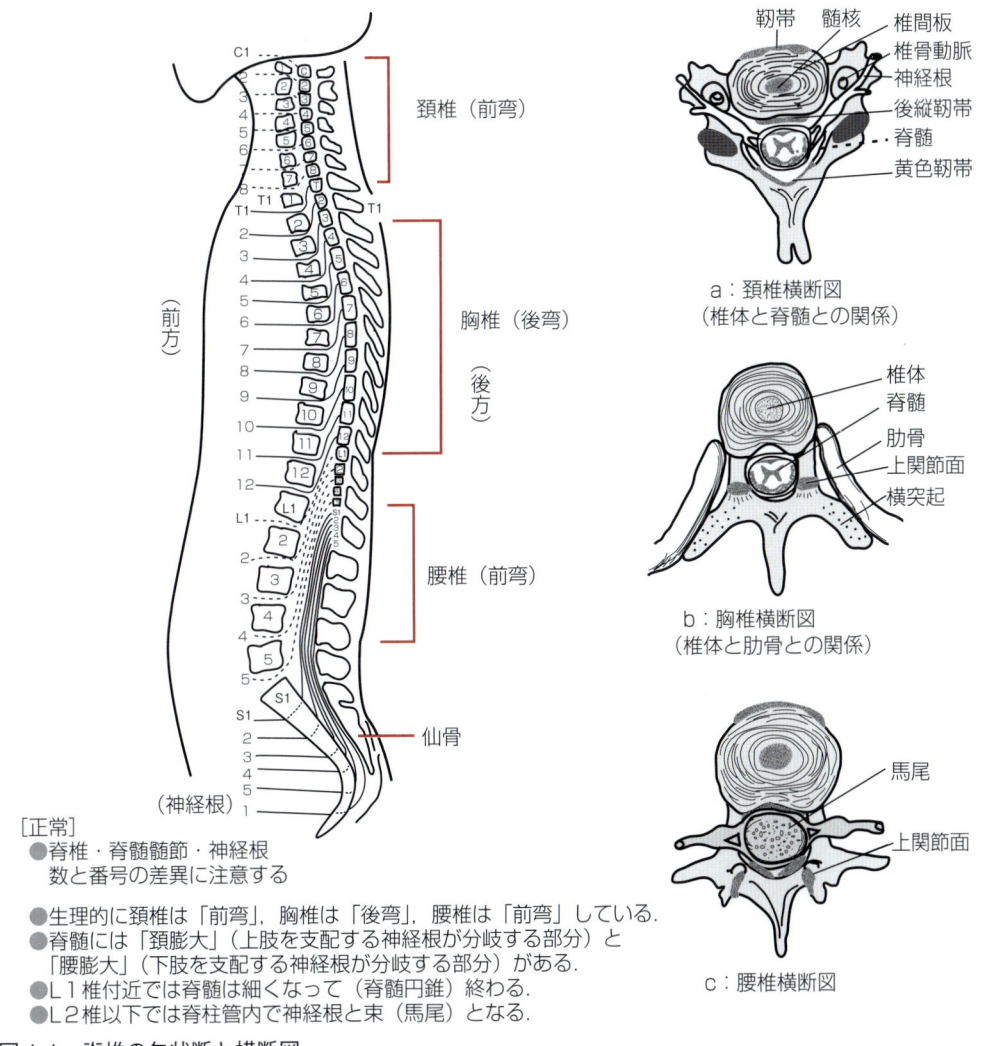

［正常］
- 脊椎・脊髄髄節・神経根
  数と番号の差異に注意する

- 生理的に頸椎は「前弯」，胸椎は「後弯」，腰椎は「前弯」している．
- 脊髄には「頸膨大」（上肢を支配する神経根が分岐する部分）と「腰膨大」（下肢を支配する神経根が分岐する部分）がある．
- L1椎付近では脊髄は細くなって（脊髄円錐）終わる．
- L2椎以下では脊柱管内で神経根と束（馬尾）となる．

図1-1　脊椎の矢状断と横断図

②脊柱管内には脊髄神経が頭部から連続して下降し，各髄節から両側に神経根を分岐する．
③神経根は上肢の運動と感覚を支配する．第1頸椎（環椎）の上から，第1頸神経が分岐し，第7頸椎の下から第8頸神経が分岐する．脊柱管の前後径と神経孔の大きさが病態に重要である．

2. 頸椎疾患

1）問診

①診察は，患者との会話から病状を聞き出すことに始まる．運動器疾患では"痛み"が主訴のことが多く，発症時期と経過，外傷の有無，痛みの部位と特徴，既往歴などをチェックする．
②問診で"肩が痛い"と訴える患者の多くは，いわゆる"頸肩部痛"を意味し，頸椎疾患に由来することが多い．頸を後屈した場合に，頸肩部の疼痛のある場合は，頸椎由来の疾患である．肩関節疾患との鑑別が必要で，肩関節の疼痛や挙上制限がないことを確認する．
③上肢のしびれや麻痺を訴える場合は，脳梗塞などの頭部疾患を除外する必要がある．脳梗塞の場合は，多少のしびれはあるが，明らかな感覚障害はみられないことが多く，片側の運動麻痺

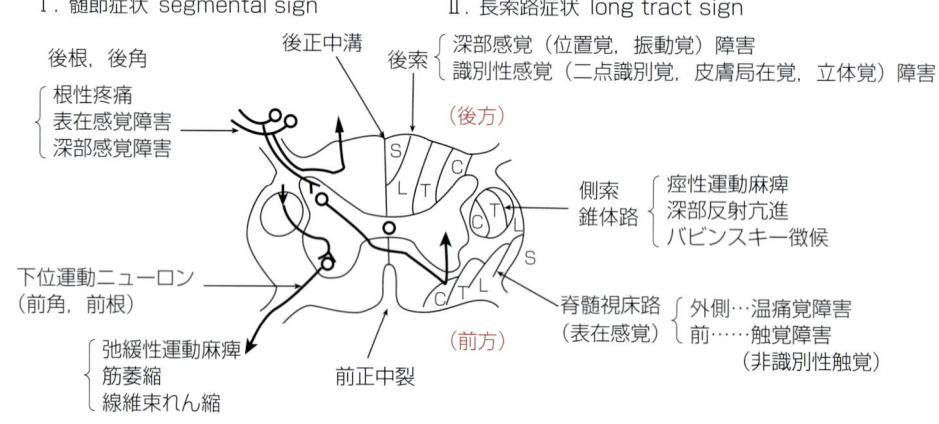

図 1-2　脊髄横断における障害部位と臨床症候

表 1-1　上位運動ニューロン障害と下位運動ニューロン障害の特徴

	上位運動ニューロン	下位運動ニューロン
責任病巣	錐体路	前角，前根以下
麻痺の種類	痙性	弛緩性
筋緊張	亢進	低下
麻痺筋の分布	広範	一定の筋群に限局
深部反射	亢進	減弱または消失
バビンスキー徴候	ある	ない
筋萎縮	廃用性萎縮以外はない	著明
線維束れん縮	ない	ある

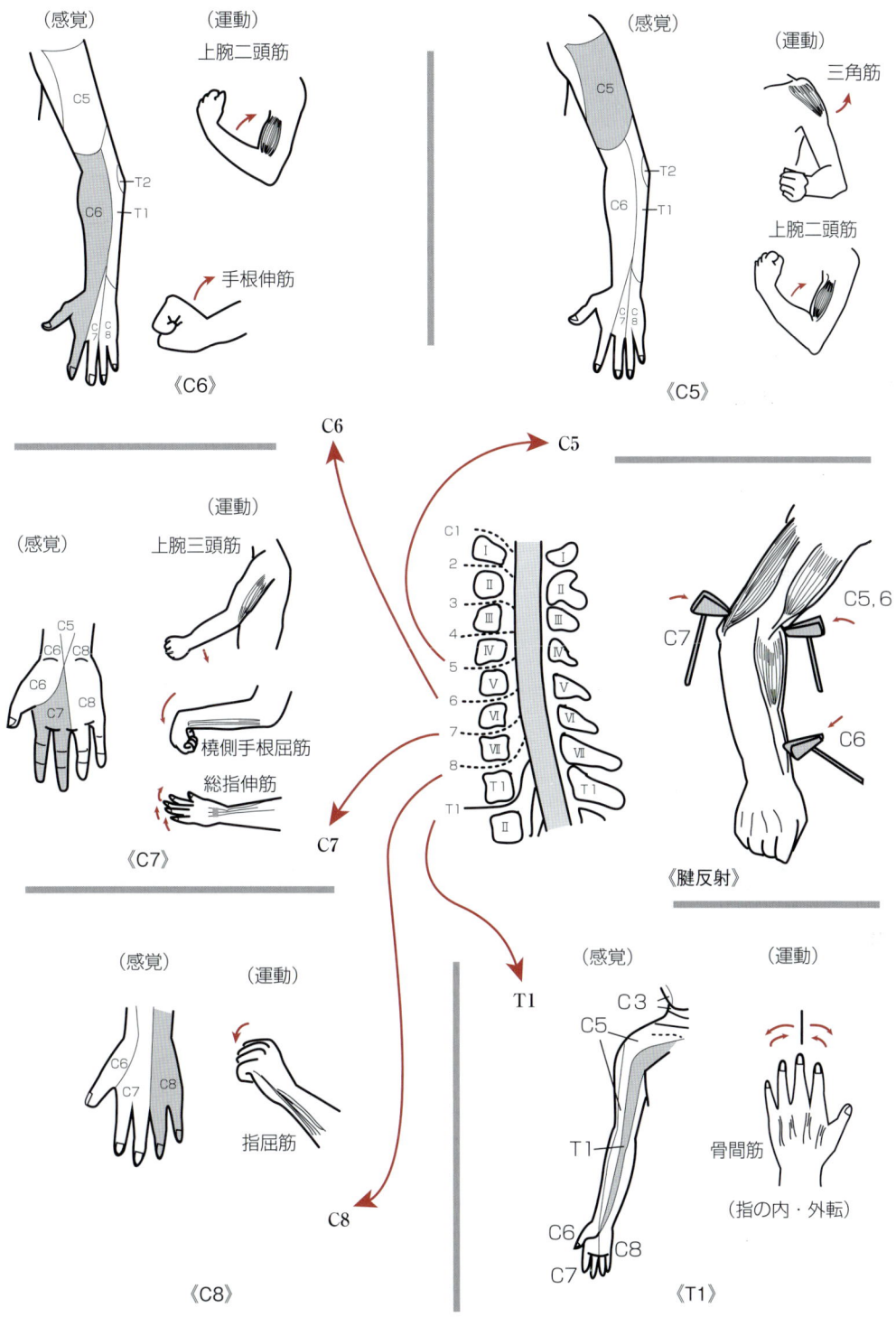

図1-3 頚椎神経根障害と感覚・筋力および反射低下のまとめ[1]

が主である．上肢に感覚障害と運動麻痺が同一神経支配領域にみられる場合は，頚髄もしくは，より末梢での障害である．末梢神経の絞扼障害との鑑別も大切である（図1-2，表1-1）．

第1章　頚部

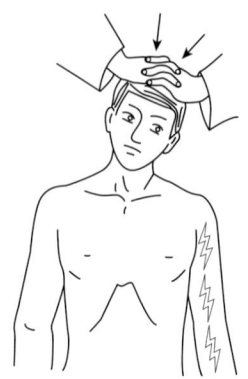
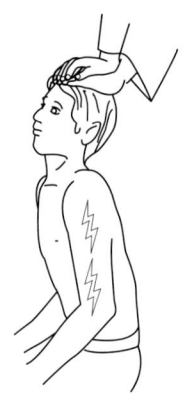

a：スパーリングテスト
頭部を患側に曲げさせ，さらに頭部へ圧迫を加える検査法．頭を曲げた側（患側）の頚，肩，腕に疼痛が誘発された場合を陽性とする．神経根刺激誘発テストである．

b：ジャクソン圧迫テスト
頭部をできるだけ後屈させ，さらに頭部へ圧迫を加える検査法．患側の頚，肩，腕に放散痛を訴えた場合を陽性とする．圧迫テストは脊髄症の明らかな症例では症状が増悪する可能性があるので強い圧迫は避ける．

図1-4　神経根症状誘発テスト

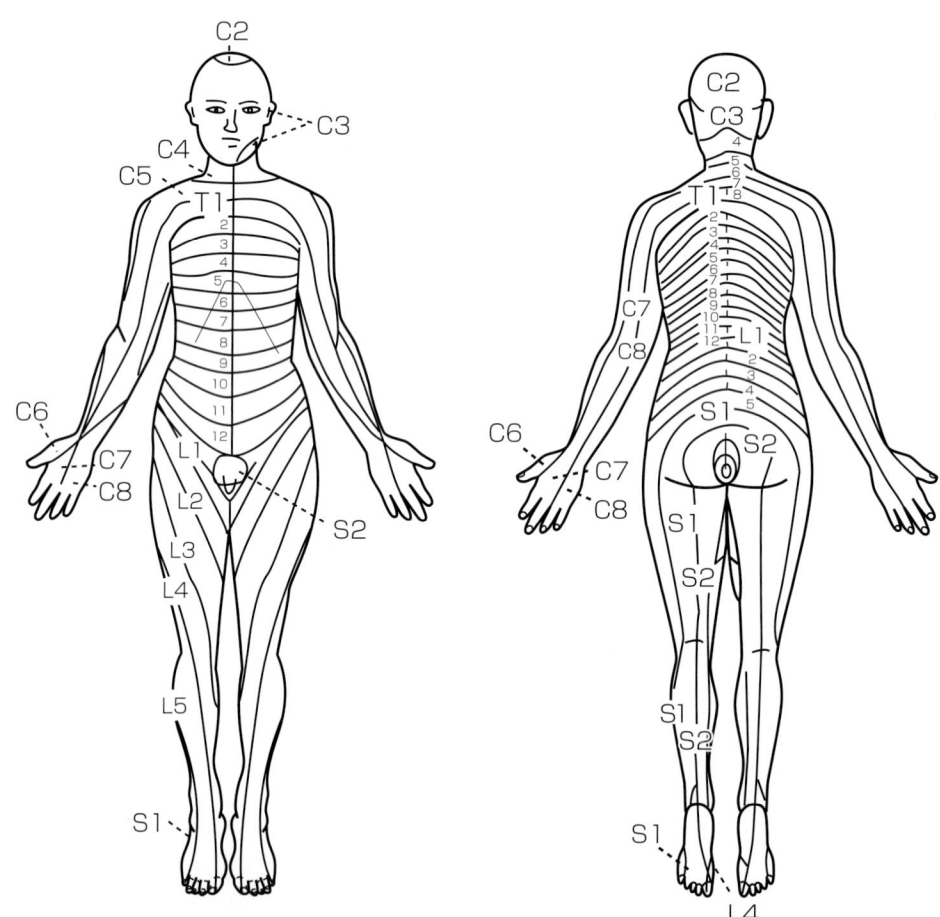

図1-5　キーガンの皮膚感覚帯[2)]

表1-2 徒手筋力テスト（manual muscle testing：MMT）

5（normal）	：強い抵抗に抗して関節運動が完全に可能なもの，正常
4（good）	：適当な抵抗に抗して関節運動が完全に可能なもの
3（fair）	：重力に抗して関節運動が完全に可能なもの
2（poor）	：重力を除けば全可動域にわたって関節運動が可能なもの
1（trace）	：筋力の収縮はみられるが関節運動のないもの
0（zero）	：筋の収縮をみないもの

2）神経学的検査

①脊髄が圧迫されて生じる脊髄症状では，深部腱反射は障害髄節以下で亢進し，病的反射が現れる．両側性に感覚，筋力低下がみられることが多い．膀胱直腸障害がみられることもある．

②神経根が圧迫されて生じる神経根症状では，スパーリング（Spuring）テスト，ジャクソン（Jackson）テスト陽性で，一側性に感覚，筋力低下がみられることが多い．神経根症状の高位診断を，感覚，筋力，反射から順に行う（図1-3）．

(1) **神経根症状誘発テスト**：スパーリングテスト，ジャクソンテスト（図1-4）．

(2) **感覚検査**：表在感覚として触覚と温痛覚，深部感覚として位置覚と振動覚をみる．一般的には，習字の毛筆を用いて触覚の左右差を調べ，キーガン（Keegan）の皮膚感覚帯により，脊髄・神経根障害レベルを求める（図1-5）．

(3) **筋力**：徒手筋力テスト（MMT：manual muscle testing）を行う（表1-2）．

(4) **反射**：深部腱反射，表在反射，病的反射〔バビンスキー（Babinski）反射，クローヌスなど〕を調べる．

3）画像診断

①**単純X線像**：正面，側面，両斜位（椎間孔），最大前後屈側面，開口位（環軸椎）にて観察する．
②**MRI**：脊髄神経，椎間板，腫瘍など，軟部組織をみる．
③**CT**：靱帯骨化，骨折，腫瘍の広がりを検索する．
④**脊髄造影と造影後CT**：腰椎穿刺を行い，脊髄腔に専用の水溶性造影剤を注入し，頭部を下げて造影剤を頸部に流し頸髄神経の圧迫の状態をみる．

3. 東洋医学による頸肩部痛・肩こりの病態の捉え方

伝統鍼灸では，東洋医学の病態に基づき頸肩部痛・肩こりを外感病と内傷病に分け，その虚実により診断・治療を行う．図1-6にその病態に基づくフローチャートを示した．併せて，伝統医学の基礎知識を参照されたい（p208〜）．

第1章　頸部

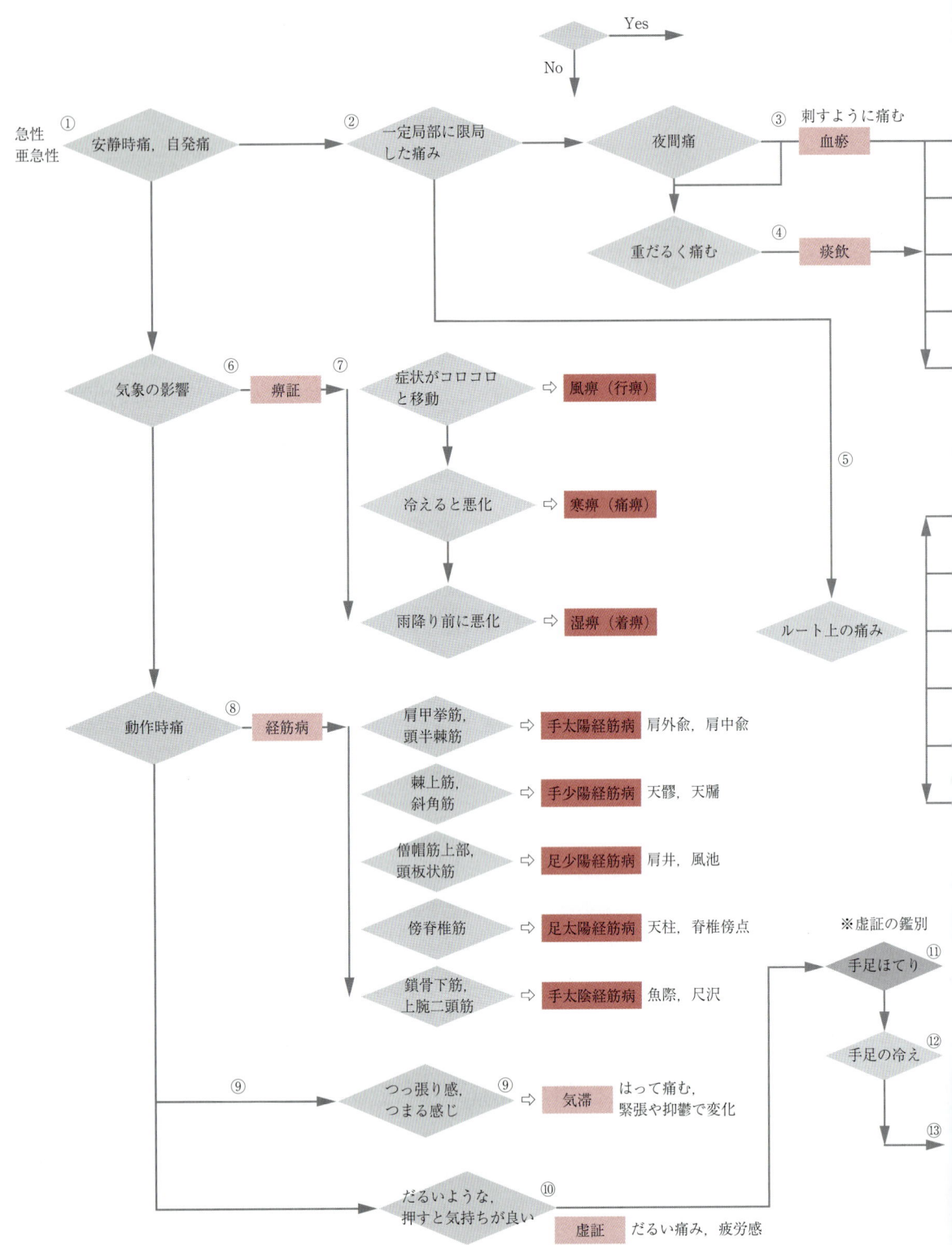

図1-6　頸肩部痛・肩こりの東洋医学病態

総論—3. 東洋医学による頚肩部痛・肩こりの病態の捉え方

<頚肩部痛・肩こり>
① 最初に頚肩部痛・肩こりに対して，安静時痛，自発痛の有無を確認する．
② 次に一定局部に限局した痛みか，あるいは一定の経脈ルート上の痛みかを確認する．
③ 夜間痛あるいは特定部位に刺すような痛みは，血瘀を疑う．治療は局所の瘀血や気滞血瘀に直接的な刺鍼と，全身の血行促進を目的に三陰交などに刺鍼する（いずれも瀉法）．
④ 重だるく痛む場合は痰湿（痰飲）を疑う．痰湿を取り除くために豊隆，陰陵泉（いずれも瀉法），公孫（補法）などを用いる．
⑤ 安静時などの強い痛みが経脈ルート上に沿って放散する場合は，経脈病が多い．このため愁訴と関連する経脈を判断するために，要穴（主に原穴）から圧痛・硬結などの顕著な穴を選択する．なお局所治療だけでは対応できないことが多い．
⑥ 安静時痛が軽度で，寒冷や雨天などの気象の影響で症状が変化する場合は，急性の外感病を除いて臓腑病の関与が多い．これらは痺証と呼ばれ，RAや変形性頚椎症などが属する．
⑦ 症状の部位が移動しやすいのは風邪によるもので風痺といい，寒冷で悪化し暖めると軽減するのは寒痺，雨天や梅雨で悪化するのは湿痺という．なお風痺は肝，寒痺は腎，湿痺は脾と関連が深く，臓腑の異常に対する治療が局所治療よりも優先する．
⑧ 安静時痛や自発痛がなく，動作時のつっぱり，ひきつり，痛みが主な場合は，経筋病である．経筋病は特定の筋と関連するため現代的病態把握に基づく治療が最も適応する．また経筋病は疼痛部位と関連する経筋の滎穴や兪穴に顕著な圧痛を認め，この部に皮内鍼を行う．
⑨ 張った感覚は経脈病だけでなく気滞も考えられ，合谷，太衝，行間，後渓などの反応がある部位を治療する．
⑩ 安静時で，じっとしても痛いような，だるいような違和感（隠痛）は虚証が多い．疼痛部を押すと，気持ちが良いのが特徴である．虚証では強刺激や，深刺すると悪化するため要注意である．
⑪ 手足のほてり，筋力低下や筋の痩せなどを伴うのは陰虚であり，腎や肝などを治療する．
⑫ 手足が冷える，疲れ・冷えで悪化するのは陽虚であり，脾，腎などを治療する．
⑬ 手足のしびれは気虚や血虚であり，主に肝などの治療を行う．特にこむら返りは肝の血虚が関与する．

第1章　頚部

各　論

1. 変形性頚椎症　cervical spondylosis

1）頚椎症性神経根症　cervical radiculopathy

概　念

①変形性頚椎症は高齢化社会に伴って，頻度が高くなった疾患である．
②中年以後に，椎間板の退行変性とともに，椎間の狭小化，椎体辺縁の骨硬化と骨棘形成，椎間関節の狭小化などが生じ，頚部の疼痛や可動性の障害をきたした状態を変形性頚椎症という．
③変形性頚椎症の状態が進行すると，上肢のしびれや放散痛などの神経根圧迫症状を呈して頚椎症性神経根症となる．

診　断

①上肢の感覚・筋力低下などを生じ，ジャクソンテスト，スパーリングテスト（図1-4）が陽性である．
②さらに変性が進行して脊髄を圧迫すると，頚椎症性脊髄症になる．
③単純X線像で，椎間の狭小化や椎間孔の狭窄を認める．

2）頚椎症性脊髄症　cervical myelopathy

概　念

①経年的な頚椎の変化で，後方骨棘，椎間板変性による後方膨隆などで脊柱管が狭くなり（脊柱管前後径が12mm以下），さらに頚椎の不安定性や軽微な外傷が加わって脊髄麻痺を発症する疾患である．
②男性は女性の2倍以上の発症で，50歳代で発症することが多い．

診　断

本症の診断基準に，以下の①，②がある．
①四肢のしびれ（両上肢のみも含む），手指の巧緻運動障害（箸が不自由，ボタンがけが不自由など），歩行障害のいずれかを認める．
②単純X線像でみられる病変部位で，MRIまたは脊髄造影像上，脊髄圧迫所見を認め，臨床所見より予想される脊髄責任病巣高位と圧迫病変部位が一致する（日本整形外科学会頚椎症性脊髄症策定委員会）（図1-7）．

治　療

整形外科

変形性神経根症と脊髄症の治療には以下のようなものがある．
①変形性頚椎症や頚椎症性神経根症は保存療法で軽快することが多い．

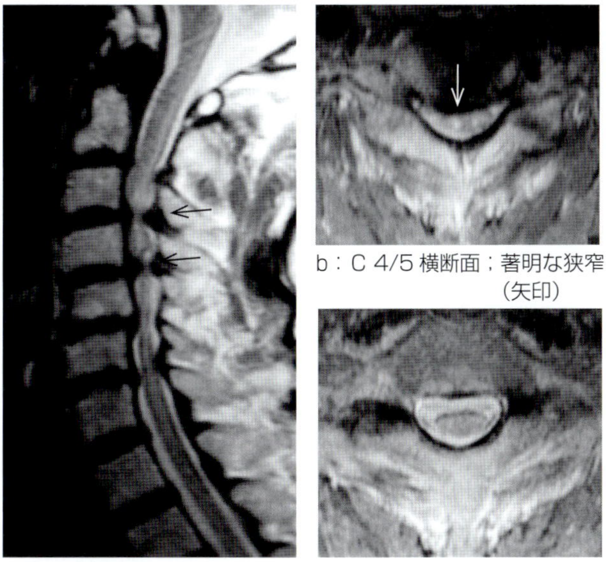

各論—1. 変形性頚椎症

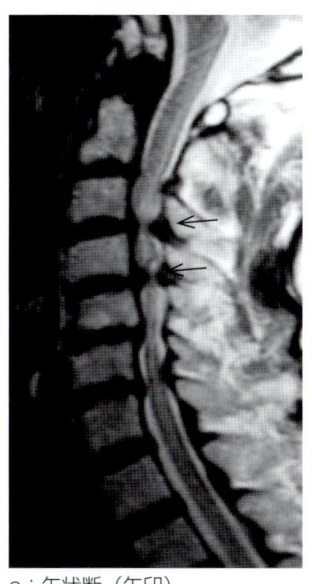
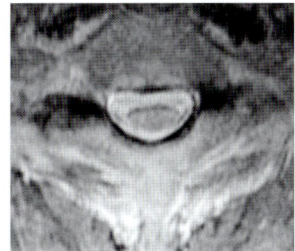

a：矢状断（矢印）　　　c：C7 横断面；ほぼ正常
b：C 4/5 横断面；著明な狭窄（矢印）

図 1-7　頚椎症性脊髄症（MRI）；C3/4，4/5 で脊髄神経の狭窄を認める．

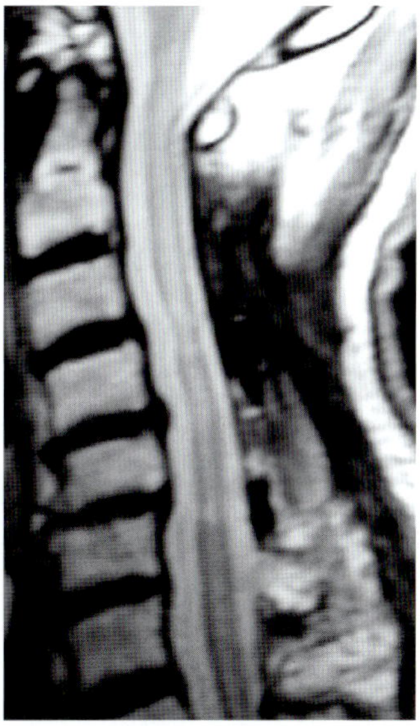

図 1-8　頚椎椎弓形成術後（MRI）

②疼痛に対して，鍼治療や局所注射，温熱療法，薬物療法などが効果的である．
③頚椎カラーによる頚部の安静や頚椎牽引療法も有効である．
④頚椎症性脊髄症で神経症状が悪化する場合は，手術による頚椎椎弓形成術（脊柱管拡大術）の適応となる（図 1-8）．

現代鍼灸

1）頚椎症性神経根症に対するアプローチ

①スパーリングテストが陽性で，デルマトーム（dermatome；皮膚感覚帯，図 1-5）に一致した痛みやしびれが存在する患者では神経根症状を疑う．特に，神経根症では神経が障害されているレベルを正確に把握する．
②障害高位の傍脊柱部（脊柱起立筋など）へ刺鍼を行う．また，しびれや痛みが強い患者では，障害高位の頚椎棘突起間の直側と末梢部に刺鍼し通電（1～5Hz，20分程度）を行うのもよい．
③肩背部の筋肉である肩甲挙筋（天髎・肩外兪・肩中兪・附分など），僧帽筋（天柱・巨骨・肩井・天髎・肩外兪・肩中兪・曲垣・天宗など），菱形筋（大椎・身柱・大杼・風門・肺兪・心兪・附分など）などの筋緊張を緩和するだけでも，症状の軽減がみられることが多いことから，肩背部の筋緊張緩和に努めることも大切である．
④障害高位に関係した末梢神経（橈骨神経・尺骨神経・正中神経など）の走行上にみられる圧痛部位やその支配筋肉，さらには障害高位のデルマトームに存在する経穴への刺鍼・施灸も効果的である．

13

2）頚椎症性脊髄症に対するアプローチ

①巧緻運動障害や歩行障害などが存在し，QOL が著しく低下しているような患者では，整形外科医へ診察を依頼し，手術療法など適切な治療を行う必要がある．鍼灸治療を行う場合は，西洋医学的な治療と併用して行うこととし，治療に関しては障害高位の傍脊柱部（脊柱起立筋など）に刺鍼する．
②その他の治療法としては，肩背部の筋の緊張緩和，障害高位と関係した末梢神経の走行上にみられる圧痛部位やその支配筋肉，さらには障害高位のデルマトームに存在する経穴への刺鍼・施灸も効果的である．

伝統鍼灸

本症は退行性病変であるため，頚肩部の局所的な治療だけでなく，全身的な治療を行うことが必要となる場合が多い．
①頚肩腕部のしびれ・だるさ・痛みがある，頚部の屈伸動作痛，上肢の放散痛，腰や膝がだるく力がない，眩暈，目のかすみ，嫩舌・白苔，沈脈で弦，緊の場合には，肝腎両虚証（p212）が疑われる．三陰交，足三里，肝兪，腎兪を用いるとともに，局所は頚肩・肩背部や頚部の夾脊穴などに刺鍼する．
②慢性的に後頚部がだるく痛み，頭痛，頭重感がある場合や，天候の不順で症状の悪化する例は風湿邪による外感病が多く，外関，陰陵泉，足三里，商丘，風府，風池などを用いる．
③頚部の動作時に痛みやつっぱり感を自覚するのは経筋病（p217）であり，手太陽経筋の流注であれば，前谷，後渓，手少陽経筋であれば，液門，中渚，外関，手陽明経筋であれば二間，三間，合谷などの圧痛点を用いる．なお上記①，②の併発もある．

2. 頚椎椎間板ヘルニア　cervical disc herniation

概　念
①椎間板の退行変性に基づく，線維輪断裂からの髄核脱出である．
② 30 ～ 50 歳代の男性に多く，好発部位は C5/6，C6/7，C4/5 の順である．
③後側方のヘルニアでは神経根が圧迫され，一側上肢の疼痛と感覚・運動障害を生じる．

診　断
①神経根症状があるとき，ジャクソンテスト，スパーリングテスト（図 1-4）が陽性に出る．
②神経根症状は神経障害高位に一致して出現する．
③ヘルニアが大きい場合は，頚髄を圧迫し，下肢の反射亢進，体幹から下肢におよぶ感覚・運動障害，手指の巧緻運動障害，排尿障害などを生じる．痙性歩行や手内在筋の萎縮も生じる．
④診断には MRI が有用である（図 1-9）．神経学的所見と一致することで確定診断になる．同時に筋電図検査も有用である．

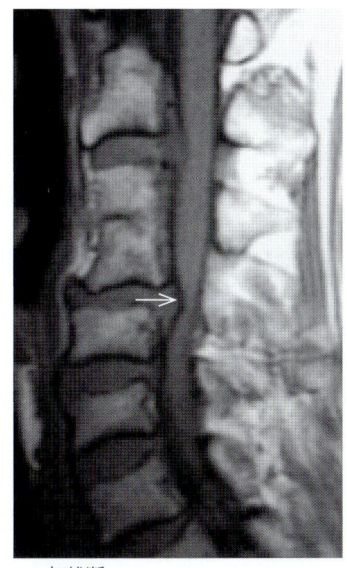
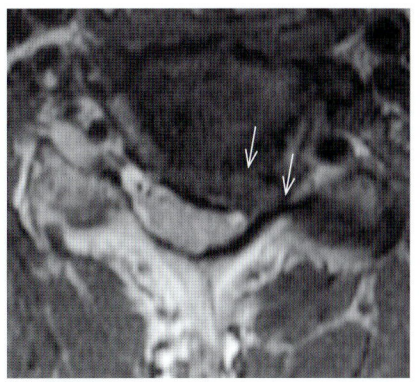

b：横断面

a：矢状断

図1-9　頚椎椎間板ヘルニア(MRI)；C4/5左後方に椎間板ヘルニアを認める

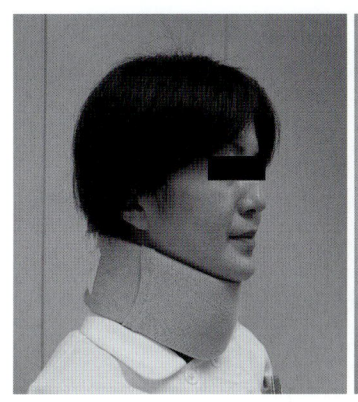
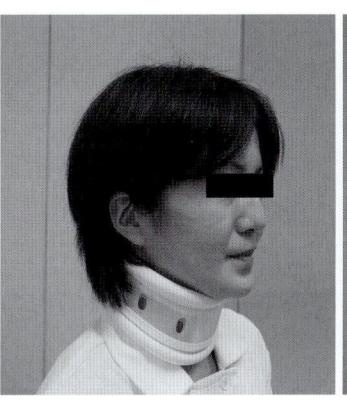
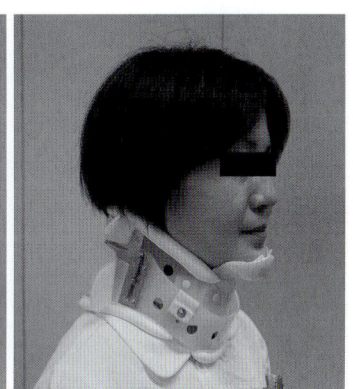

　　a：頚椎ソフトカラー　　　　　b：頚椎ポリネックカラー　　　　c：頚椎バネ付きカラー

図1-10　種々の頚椎カラー

治療

整形外科

①頚椎の後屈を避け，安静目的に頚椎カラーの装着を行う（図1-10）．
②頚椎牽引（坐位，臥位）
③消炎鎮痛剤，筋弛緩剤の内服を行う．
④激しい上肢痛の継続や筋力低下，下肢症状を認める場合は，手術治療の対象になる．頚椎前方固定術が一般的である（図1-11）．

現代鍼灸

①頚椎症性神経根症・脊髄症と同様に，障害高位を同定し，障害高位の傍脊柱部，障害高位に

第1章　頸部

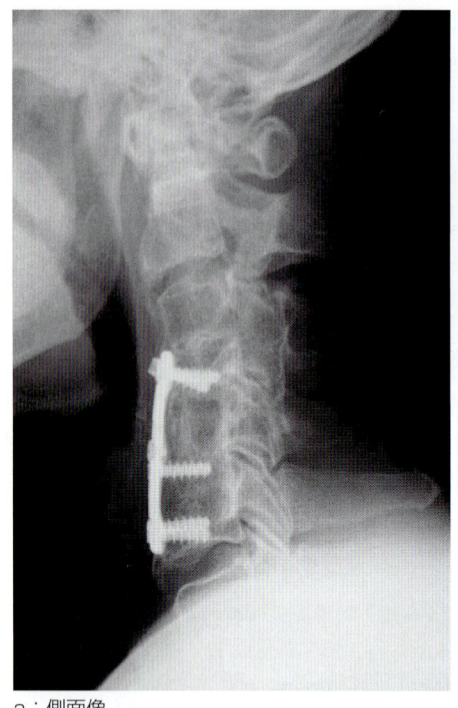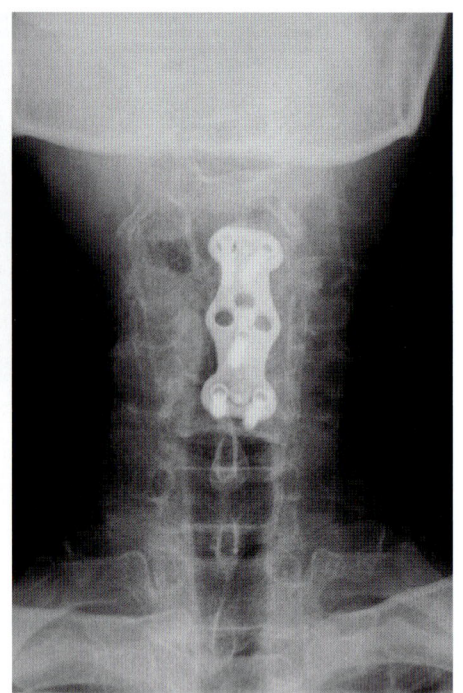

a：側面像　　　　　　　　　　　　　　b：正面像
図 1-11　頸椎前方固定術後（C4/5/6，2 椎間プレート固定）

　　関連した筋肉やデルマトーム上の経穴，肩背部の筋肉などに刺鍼する．
②頸椎の椎間板に障害がみられる患者では，頸椎の後屈や後側屈で肩背部に痛みが再現することが多く，その場合には障害高位の椎間板周囲へ正確に刺鍼を行う必要がある．
③椎間板に伴う痛みでは，直接椎間板へ刺鍼することは不可能なため，痛みのある領域から障害高位を推定し，障害高位の傍脊柱部（脊柱起立筋部）に圧痛があるかを確認したうえで，反応がある場合には傍脊柱部へ刺鍼を行う．

伝統鍼灸

①労働や運動過度，外傷によって起こり，針で刺すような痛みがあり，患部を按圧すると疼痛を訴える場合は気滞血瘀証であり，治療は陰郄，三陰交，膈兪への刺鍼を行う．
②加齢により筋骨を滋養できず，虚損が生じて起こる例で，頸部痛，肩がだるく痛む，頭が重く，めまい，手足に力が入らないなどとともに，過労で症状が重くなる場合は肝腎両虚証であり，治療は三陰交，気海，肝兪，腎兪に行う．なお，頸部に局所的な自覚症状があれば夾脊穴への刺鍼を追加する．
③寒い環境に長くいるなど，頸部に風寒の邪を受けて起こる例では，外感病を疑い，治療は合谷，列欠，風府を用いる．
　　いずれの証にも外関・曲池，天柱，風池，頸部の夾脊穴，阿是穴を加える．
④頸部の動作により，つっぱり，ひきつれ，痛みを訴えるのは経筋病であり，愁訴部と関連する末梢の滎穴や兪穴の圧痛部に刺鍼する．上記①，②，③の併発もある．

頚椎後縦靭帯骨化症（OPLL）

整形外科

①椎体の後面には後縦靭帯がある．この後縦靭帯が骨化し，脊髄神経を圧迫するのが後縦靭帯骨化症（ossification of posterior longitudinal ligament：OPLL）である．50歳以上の日本人男性に多い．遺伝的背景があるが，原因は不明である．

②後縦靭帯の骨化は脊椎の動きを少なくするだけでなく，脊髄を圧迫するため，手足の感覚・運動障害をもたらす（図 1-12）．

③日常生活では頚椎の過伸展・過屈曲を強いるような動作は極力避けるように指示する．また，病態を理解せずに頚椎の過伸展・過屈曲を行うと脊髄症状を惹起する場合があるので，医師の指示下で行う．

④症状により手術が必要である．手術は頚椎椎弓形成術（脊柱管拡大術），もしくは頚椎前方除圧固定術が適応である．

現代鍼灸

頚椎後縦靭帯骨化症では，頚部の外傷や不良姿位を契機に脊髄症状が出現することもある．そのため，西洋医学的な治療と併用することを条件に，不良姿位の予防に努める必要がある．具体的には肩背部の筋肉である肩甲挙筋（天髎・肩外兪・肩中兪・附分など），僧帽筋（天柱・巨骨・肩井・天髎・肩外兪・肩中兪・曲垣・天宗など），菱形筋（大椎・身柱・大杼・風門・肺兪・心兪・附分など），傍脊柱筋などの筋緊張は，頚部の姿位に大きく影響を与えることから，これらの筋肉に鍼灸治療を行うことは患者のQOL向上につながる．

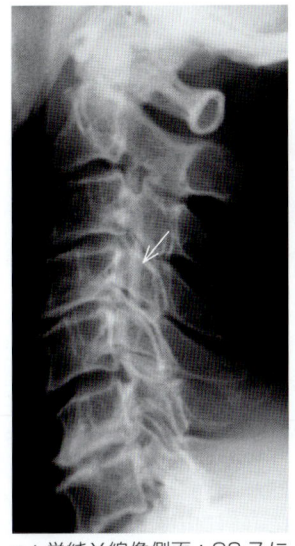
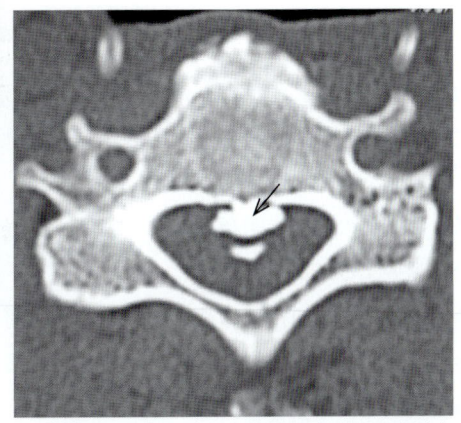

a：単純X線像側面；C3-7にOPLL　　b：CT像；正中に大きな靭帯骨化を認め脊髄を圧迫している

図 1-12　頚椎後縦靭帯骨化症（OPLL）

3. 外傷性頸部症候群・頸椎捻挫　cervical sprain

概念
①追突事故あるいは他の外傷機転によって頸椎が過屈曲後，過伸展して生じる症状の総称．
②鞭打ち損傷は医学的病名ではない．

診断
①頭痛，頸部痛，めまいなど自覚症状のみのもの，頸椎運動制限，頸部筋肉の圧痛などが加わったもの，感覚異常，自律神経障害などが加わったものなどがある．精神的，感情的要素も加わりやすく，診断に注意を要する．頸部交感神経症候群〔バレー・リエウ（Barré-Liéou）症候群〕により，頭痛，めまい，耳鳴り，吐き気，視力・聴力低下などをきたすこともある．
②頸椎単純X線像で，外傷性変化のないことを確かめる．環椎と軸椎との関節，頸椎の配列，動態撮影（最大前後屈）による頸椎の不安定性の有無，ほかに脊椎症性変化，脊柱管狭窄，後縦靱帯骨化症などの合併がないか，注意する．筋肉の緊張と疼痛により頸椎の生理的前弯の消失を認めることが多い．
③MRI検査も補助診断として有効である．
④脳波検査，筋電図検査，眼科・耳鼻科・神経内科併診による補助診断が必要な場合もある．

治療

整形外科

①初期には頸椎の安静を指示し，時に頸椎カラー固定を行う．症状に応じて，外用剤，消炎鎮痛剤，筋弛緩剤，精神安定剤投与などを行う．その後，理学療法などを行う．
②画像による外傷性変化や，神経学的検査で異常がない場合は，時間の経過とともに自然に症状が軽快することを患者によく説明し，過度な治療を行わないことも大切である．
③慢性例では賠償問題の調整や心理療法が必要な場合も多い．

現代鍼灸

①外傷性頸部症候群では，受傷機転により障害される組織が異なるため，受傷機転を確かめることが大切である．特に筋肉や椎間関節が障害されることが多いことから，痛みの部位や動作を参考に原因を同定する．
②筋肉が痛みの原因の場合，頭頸部・肩・上肢帯の動きを確認し，痛みがみられる動作に関係する筋肉へ刺鍼する．
③椎間関節の場合では，頭頸部の後屈・後側屈時に肩背部に痛みが出現することから，痛みの部位を参考に障害高位を同定し，圧痛が認められる傍脊柱部へ刺鍼する．
④外傷性頸部症候群の治療では，鍼の刺激量が重要である．特に損傷直後では筋肉が過敏となっているため，刺激に対して過剰反応を起こす可能性もある．そのため，頸部筋群を刺激する

際には，刺激部位を極力少なくし，切皮程度の置鍼，または円皮鍼などを使用して軽微な刺激を心がける．
⑤障害局所を治療することが困難な場合は，障害されている筋肉と関連のある経絡を特定し，その末端部（井穴・榮穴）などの鍼刺激を行う．

伝統鍼灸

①常に頚部がキリキリ痛む，あるいは安静時痛，夜間痛がある場合は血瘀（けつお）（p213 参照）が関連し，頚肩部にこりが強い．皮下細絡を伴うことが多く，三陰交，膈兪（かくゆ）に鍼治療を行う．
②雨天で悪化する場合は，東洋医学の脾の異常が多く，頚部や手足のだるさ，食欲不振などを伴うことが多い．公孫，陰陵泉，足三里に鍼治療を行う．
③寒冷の環境で悪化し，腎陽虚証（じんようきょしょう）で腰下肢の痛み・だるさを伴う場合は，太渓，復溜，腎兪に灸治療を加える．
④頚椎・頭板状筋・僧帽筋などに関連する経脈で，異常が生じている反応点（硬結や圧痛）に刺鍼を行う（経脈病の項，p216 参照）．たとえば後渓〔督脈・手太陽経の異常〕，腕骨〔手太陽経〕，申脈〔足太陽経〕，臨泣〔足少陽経〕，外関〔手少陽経〕などに反応が現れやすい．
⑤頚部の動作で，痛みやつっぱり感を訴えるのは経筋病であり（p217 参照），手太陽経筋，足太陽経筋，足少陽経筋，手少陽経筋の異常が多く，愁訴と関連する末梢の榮穴や兪穴の圧痛点を用い，浅く刺鍼する．

　いずれも頚部への鍼は最小限にし，浅く単刺を行い，刺鍼による内出血や硬結を作ってはいけない．

いわゆる寝違い

伝統鍼灸

「落枕」（らくちん）といい，病因の多くは睡眠時の不良姿勢，頚部捻挫の既往，寝室の環境（風が当たる，室温が低いなど）によって風寒邪が感受し，多くは経筋や経脈が侵襲される．
①手太陽経筋病は，頚部を動かしたときに，肩甲上角の内側から側頚部中央（肩甲挙筋，僧帽筋）にかけて痛む．小腸経の前谷や後渓に圧痛や緊張があることが多い．
②手少陽経筋病は，頚部を動かしたときに，肩甲上角から胸鎖乳突筋の後方にかけて痛む．三焦経の液門や中渚に圧痛や緊張があることが多い．
③足少陽経筋病は，頚部を動かしたときに，肩峰に，中央から後頭部の下方あるいは乳様突起の後下方にかけて痛む．胆経の侠渓や地五会・足臨泣に圧痛や緊張があることが多い．

　これらの中で，最圧痛部や最緊張部を選んで鍼を中枢方向に向けて刺鍼する．

4. いわゆる"肩こり"(頚肩腕症候群)
non-specific chronic neck pain (cervico-brachial syndrome)

概 念

①肩こりの定義は，肩関節部—項部の間，項部，肩甲骨部および肩甲間部における，硬くなった感じ，張っている感じ，痛い感じである（図1-13，日本整形外科学会 肩こりプロジェクト委員会）．

②解剖学的には，上肢は肩甲骨に連絡し，肩甲骨は胸郭の上に浮いた状態となっている．上肢は

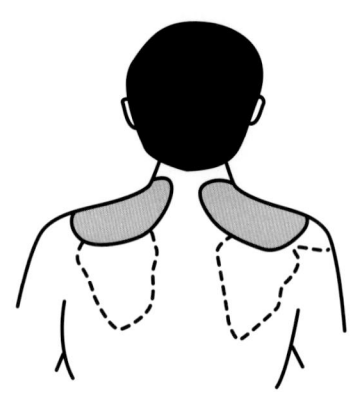

図1-13 肩こりの部位

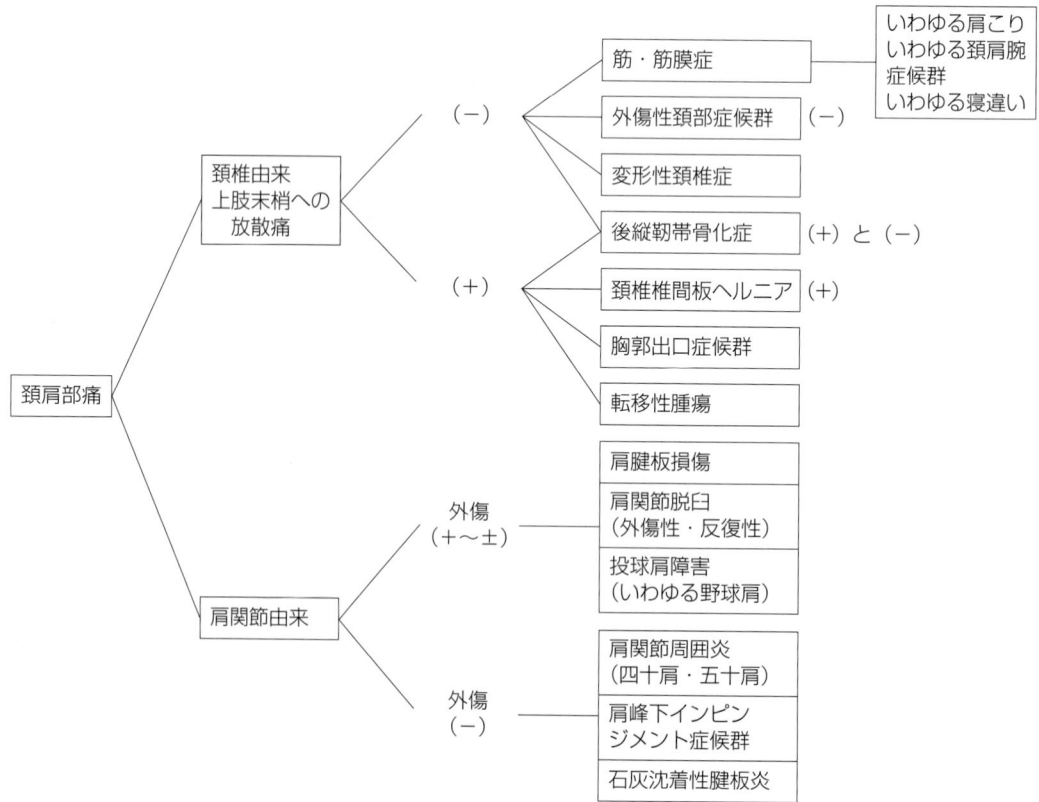

図1-14 頚肩部痛の分類

表1-3 "肩こり"の原因となる疾患

	考えられる主な疾患
整形外科領域	頚椎神経根症，頚椎椎間関節症，頭頚部腫瘍，肩関節疾患（腱板損傷など），胸郭出口症候群，CRPS type 1（上肢のRSD）
内科領域	肺疾患（肺腫瘍など）・心疾患（狭心症，心筋梗塞，高血圧）・解離性動脈瘤・腹腔内疾患（胆嚢炎・胆石・膵炎・胃炎）
耳鼻咽喉科領域	鼻炎・副鼻腔炎
眼科領域	眼精疲労
脳神経外科領域	片頭痛・緊張型頭痛
精神神経科領域	心身症・神経症・うつ病
歯科領域	顎関節症・咬合不全
その他	更年期障害・自律神経失調症

頚部から肩甲骨に連絡する僧帽筋などによって主に支えられ，頚からでる神経や血管，頚部の筋肉は牽引されて緊張した状態になっている．人間が2本足で立ち，手を使うようになったことの宿命として肩こりがでるようになった．

診 断

① 毎日コンピューターのキーボードを打ち続けている人，なで肩や猫背の女性などに疲労を通り越した状態がでることが多く，この場合，頚肩腕症候群といわれる．これは重要な病気の初期症状のこともあり，鑑別診断が重要である（図1-14，表1-3）．

② 肩こりの発症要因は，(1) 筋原性，(2) 骨関節性，(3) 神経原性に分類される．すなわち，
   (1) **筋原性**：僧帽筋を中心とした筋肉の器質的および機能的変化が原因と考えられる肩こり．
   (2) **骨関節性**：頚椎の椎間板における退行性変化が原因で発症する肩こり．
   (3) **神経原性**：主として交感神経などの自律神経系や体性感覚神経系の関与によって引き起こされている肩こり（高血圧，自律神経失調症，狭心症など）．

③ 肩こりの病態は不明であるが，以下のように本態性，症候性，心因性に分けて捉える考え方がある．
   (1) **本態性**：過労，姿勢不良，運動不足などが考えられるもの．
   (2) **症候性**：頚椎，胸椎，肩関節，胸郭など，特に頚椎疾患に由来する可能性が考えられるもの．
   (3) **心因性**：心身症，うつ病が要因となっていると考えられるもの．

治 療

整形外科

① 正しい姿勢保持のため，作業机と本人との高さ，距離の調節を行い，作業時間の調節，休息の取り方などの指導を行う．治療として，肩甲骨挙上訓練，両腕挙上運動やストレッチングなど，肩こりの予防体操が有効である（図1-15）．

② 外用剤，筋緊張緩和剤の内服処方も効果がある．痛みが強い場合，トリガーポイントに局所麻酔剤や鎮痛剤の局所注射（トリガーポイント注射）も有効なことがある．

第1章 頚部

■ **手軽な肩こり予防体操**　仕事の合間，疲れを感じた時に気軽に行いましょう（1回5～10分程度）．

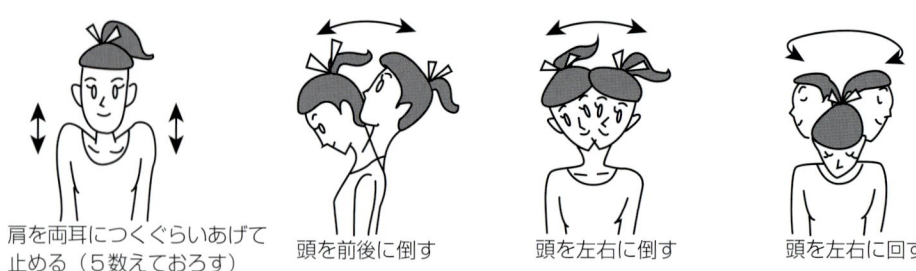

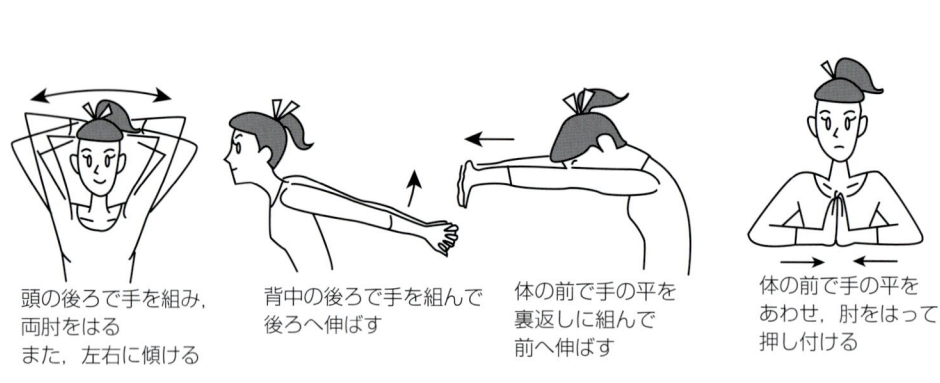

■ **肩のストレッチ**　上記の体操を行い，余裕のある人は，ストレッチも行いましょう．

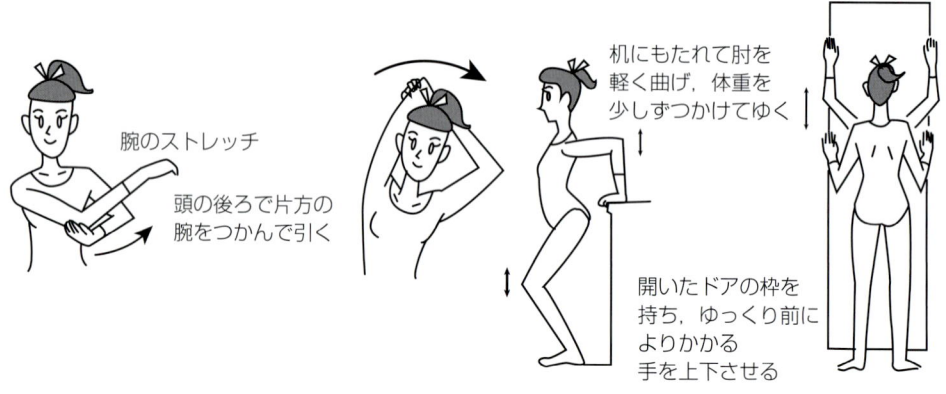

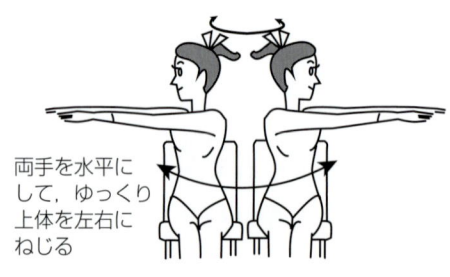

（監修　平澤　泰介，長谷　斉）

図 1-15　肩こりの予防体操

現代鍼灸

1) 頸肩部の筋緊張に伴う肩こりに対する鍼灸治療

①頸肩部の筋緊張が原因で肩こりが出現している場合，単純に筋肉が緊張したというよりは，姿勢性や職業性に筋肉が繰り返し障害され，肩こりを形成していることが多い．そのため，頸肩部の筋緊張に伴う肩こりに関しては，職業や姿勢などを考慮したうえで障害筋を決定し，治療を行う必要がある．肩こりをよく引き起こす筋肉としては板状筋群や僧帽筋・菱形筋・肩甲挙筋などが知られており，その筋肉に対応した経穴へ鍼灸治療を行う．具体的には，板状筋群では完骨や風池などを，僧帽筋では肩井・肩外兪・天宗などを，菱形筋では大杼や風門などを，肩甲挙筋では天髎や肩外兪などを用いるとよい．

②筋肉の痛みは障害された筋肉だけでなく，遠隔部へ痛みを誘発することが知られており，それらをトリガーポイント（trigger point）と呼んでいる（図 1-16）．特に斜角筋や棘下筋などは，筋肉の存在する部位とは別に肩甲骨の内縁に関連痛を誘発するので肩こりの原因となりやすい．また，頸肩部に存在する筋肉は，頸肩部以外に頭部や上肢へ痛みを誘発することが多く，肩こりに加えて頭痛や上肢症状を訴えている場合には，トリガーポイントからの関連痛も考慮に入れる必要がある．

③頭部や上肢に関連痛を誘発しやすい筋肉を表 1-4 にまとめる．治療に関しては，トリガー

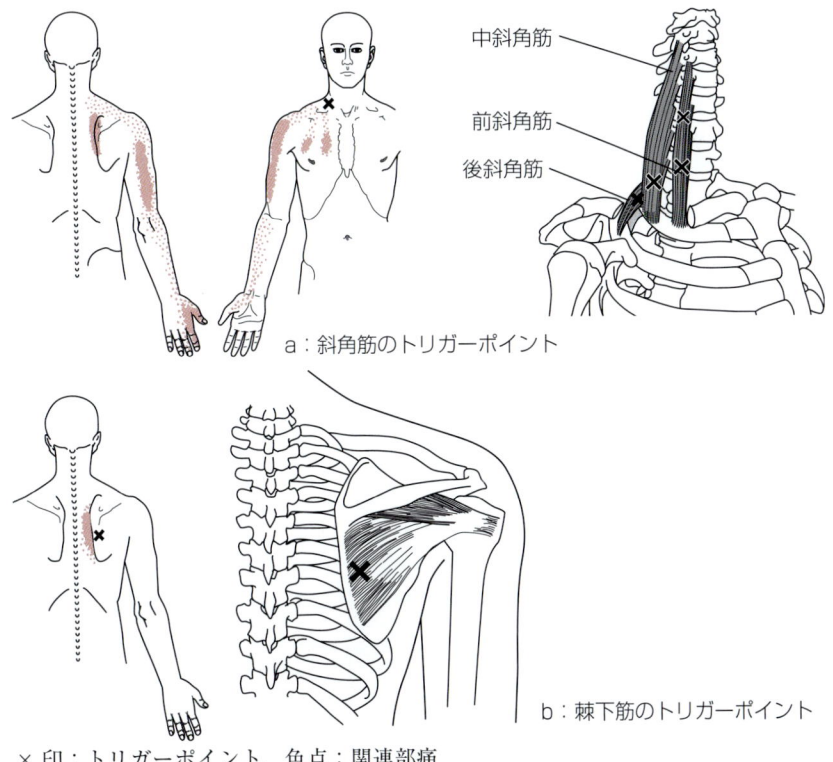

a：斜角筋のトリガーポイント

b：棘下筋のトリガーポイント

×印：トリガーポイント，色点：関連部痛

図 1-16　斜角筋と棘下筋のトリガーポイント[3]

表1-4 頚肩部の筋肉と症状の関係

症状の部位	筋肉
上肢	棘上筋・棘下筋・大円筋など
頭部	僧帽筋・胸鎖乳突筋など

ポイントは筋腱移行部に出現しやすいため，その付近から索状硬結（ロープ状の筋肉の塊）を検出し，その部位を圧迫したときに普段感じている痛みが再現するかどうかでトリガーポイントと決定する．なお，トリガーポイントは圧痛点とは異なり，その痛みは圧迫した部分だけでなく，遠隔部へ広がることが多い．そのため，圧痛点と区別するためにも，圧迫している部位以外にも痛みが広がるかを確認する必要がある．

2）頚椎疾患に伴う肩こりに対する鍼灸治療

①頚椎に関連した疾患では，痛みが主に頚肩部に出現することから肩こりとして捉えられやすい．特に頚椎の前弯が減弱・消失，または増強したような患者では，頚椎の椎間関節や椎間板，さらには神経根などが障害されやすく，その障害高位に応じて頚肩部に重だるい痛みが誘発されることから（図1-17），患者は肩こりとして訴えやすい．

②頚椎の椎間関節や椎間板に障害がみられる患者では，頚椎の後屈や後側屈で痛みが再現することが多く，その場合には，障害高位の椎間関節や椎間板へ正確に刺鍼を行う必要がある．椎間関節は上下棘突起間の外方2cm程度に存在していることから，同部位に圧痛があるかを確認し，反応がある場合（圧迫することで症状の再現がみられる場合）には椎間関節の障害が疑われるため，椎間関節付近（深さ：2〜3cm程度）に刺鍼を行う．

③椎間板に伴う痛みに関しては，直接椎間板へ刺鍼することは不可能なため，痛みのある領域から障害高位を推定し，障害高位の傍脊柱部（脊柱起立筋など）に圧痛があるかを確認したうえで，反応がある場合には傍脊柱部へ刺鍼を行う．

④頚椎椎間板ヘルニアに代表されるような神経根の症状では，その神経が支配する筋肉に痛みが出現する．そのため，神経学的な所見から障害高位を判断し，傍脊柱部（脊柱起立筋など）へ刺鍼を行う．

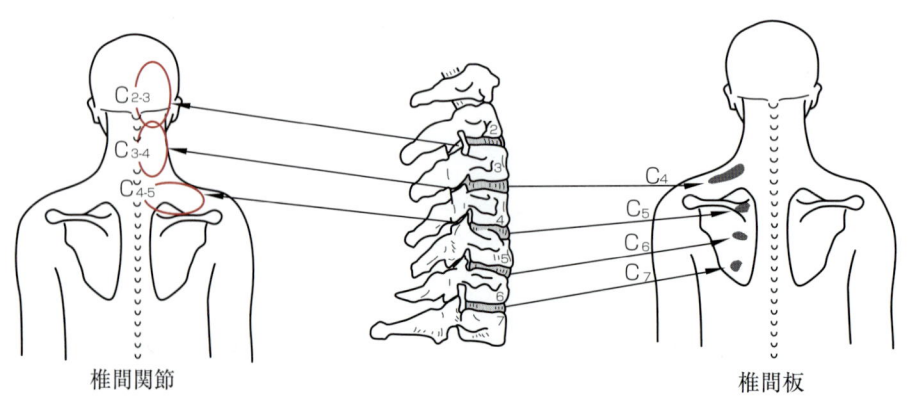

図1-17 頚椎の椎間関節と椎間板からの関連痛 [4]

3）頚肩部以外に原因がある肩こりに対する鍼灸治療

①頚肩部以外に原因がある肩こりとしては，様々な疾患がある（表1-3）．特に臨床上よくみかける肩こりとしては，内科疾患に伴う肩こり，感覚器系疾患に伴う肩こり，精神神経科領域疾患に伴う肩こりなどがあげられる．これらの肩こりは，原疾患の付随症状として訴えられることが多い．狭心症のように胸痛や息切れなどの主症状より先に肩こりが出現することがあることから，原疾患の変化を知るうえでも重要な所見となる．

②内科領域や精神神経科領域に関連した肩こりでは，東洋医学的な診察を重視しながら治療部位を決める必要がある．

③頭痛や眼精疲労，顎関節症に伴う肩こりでは，原因となる筋肉が明らかなことが多い．このため，頭痛には，原因となる板状筋群や後頭下筋群など，眼精疲労には原因となる側頭筋など，顎関節症には原因となる咬筋や外側翼突筋などへ鍼灸治療を行うと効果的である．

伝統鍼灸

①肩こりは「後頭部から肩周囲における筋緊張を主とする不快感，違和感，鈍痛などの愁訴」とされ，東洋医学的にも多くの要因が関係している．たとえば，労働などによる精神的疲労や身体的疲労（頚肩の酷使），寒冷刺激，血行障害，飲食の不摂生などから生じると考えている．肩こりの部位によって，関係する経絡や臓腑が異なる．

②肩こりを簡単に鑑別する方法として，部位が限局する・しない，あるいは気象の影響を受ける・受けないなどがある（図1-6）．

1）外感病〔気象の要因と関係する外邪（風・寒・湿邪）の病証〕

①頚部から肩にかけてのこり感やひっぱり感，痛みがある．同時に関節の痛み，悪寒や発熱，鼻水や鼻閉，喉の痒みや違和感などを訴える．これは感冒の前駆症状であり，一般的に単なるこり・ひきつれなどとして軽視される場合が多い．

②要因として扇風機や窓際で風に長くあたる（風邪），冬場やクーラーによる寒冷刺激（寒邪），雨天時や湿度が高い所に長くいる（湿邪）などの影響により，気の流れが悪くなって，こわばり，ひきつり，こり感やこわばり感，だるさ，痛みが起こる．なお，外邪の特徴である愁訴（たとえば寒邪であれば，悪寒や発熱，風邪であれば痙攣や症状が移動し，湿邪であれば重だるい感じや下肢の冷えなど）を訴える．

③治療は，たとえば合谷，外関，大椎，身柱，風門に瀉法で行う．汗をかく場合は合谷や太淵，列欠などに浅刺での置鍼を行う．また肩背部（大椎，身柱から風門，肺兪付近）に発汗がある場合は施灸（糸状灸，隔物灸）する．

2）内傷病

①東洋医学では，精神的ストレス・飲食の不摂生・労働や運動による疲労などで，気・血・津液や臓腑の失調が起こるものを内傷病としている．

(1) 気滞

① 肩上部から肩全体にかけて，張ったような，つまる感じがある．抑鬱感，嫌なことがあると肩がつまってきて，重苦しく，苦痛になる．気滞による肩こりは，精神的ストレスによって増悪するのが特徴である．

② 臓腑の失調では，種々の精神的ストレスにより起こる肝気鬱結，精神的ストレス，飲食の不摂生，過労（陰虚）などの要因によって起こる肝陽上亢などが関係する．また気滞の発生場所の違いによって，様々な症状が加えられる．

③ 治療は 太衝，合谷，足三里，肝兪を選び，鍼治療は切皮程度の散鍼，あるいは置鍼であれば浅刺がよい．また肩や頚のこりや圧痛がある場合には深刺は禁物で，浅刺で瀉法がよい．また上記以外にも臨泣，後渓，百会などに顕著な圧痛が出現しやすい．なお陰虚が背景にある場合には，照海，復溜，太渓，陰谷などの軟弱部や圧痛部を追加する．

④ 気滞による肩こりは，皮膚表面の気の停滞が生じやすく，イチョウ型の小児鍼でもって皮膚を中枢から末梢への一方向へ擦過するとよい．皮膚刺激の目安は発赤であり，乾布摩擦，マッサージなども効果的である．

(2) 気虚

① 肩甲間部に痛いような，だるいような，こったような症状があり，愁訴のある部位を圧迫すると気持ちがいいのが特徴である．こりを触れると，表在が軟らかで力なく，少し汗をかいている．気虚は倦怠感，めまい，精神的疲労，無気力，少し動くと汗が出やすい，動くと疲れやすいなどの症状をもつ．気虚は臓腑では肺気虚，心気虚が多く，いずれも先天不足，過労，慢性病で起こる．肺気虚は声が弱い，話すのが面倒，カゼをひきやすい，咳や痰，鼻の症状などがある．心気虚は，息ぎれ，動悸，胸の不快感などを伴う．

② 治療：肺気虚には，太淵，合谷，三陰交，足三里，膻中，気海，関元，肺兪，脾兪．心気虚には，神門，通里，内関，膻中，心兪，厥陰兪，足三里を用い，補法を行う．

③ 不用意な刺鍼で痛みを与えたり，深刺して瀉法になると，発熱や痛みの増悪を招きやすいことから，注意が必要である．

(3) 血瘀

① 血瘀（血の停滞）は打撲や捻挫などの外傷，精神的なストレスによる抑鬱（気滞），気の使い過ぎや労働過度による倦怠感とこり（気虚や血虚）が慢性化して起こる．また，体を冷やす（寒邪），各種の出血後などの病因によって瘀血（血の停滞）が形成される．また頑固な頚椎捻挫および頚椎捻挫後遺症なども，この血瘀に該当する．

② 頚肩部のある場所に限局して，強い肩こり感や痛みとして自覚される．肩甲間部から後頚部にかけてのこり感，安静時痛，夜間痛，ズキズキする痛みがある．じっとしていると症状が増悪するというのが特徴である．なお心疾患の随伴症状〔肩から上腕の内側部がはって痛む，肩背部がひきつって痛む，加えて胸悶，胸痛（刺痛），動悸，怔忡（動悸の激しいもの，終日生じるもの），息切れなど〕をみる心脈瘀阻証と，いわゆる肩こりを鑑別する必要がある．

③ 治療は選穴例として太衝，三陰交，血海，足三里，膈兪を用い，瀉法である．
　なお局所への深刺，強刺激は症状の増悪をきたす場合があるので注意すべきである．特に，

局所への強刺激のみを行うときに，悪化例が多いようである．局所は浅刺や単刺がよい．

（4）血　虚

①眼を長く酷使したり，腕や肩をよく使う労働の過度，慢性病や出産後の出血過多，飲食の不摂生による栄養不良などにより，血が不足し，肩部の気血の流れが悪くなって，肩こりが起きる．

②症状は頚肩部以外に手や足のこり・ひきつり・しびれ・痙攣などがでる．また，めまい，耳鳴，不眠，多夢，顔に艶がなく白い，爪の色が悪い，毛髪に艶がないなどの症状を伴う．なお臓腑の失調では肝血虚が多く，上記に加えて眼が乾く・異物感がある，視力低下，眼がかすむなどが特徴である．心血虚では動悸，健忘，不安感などが特徴となる．

③治療は選穴例として太衝，三陰交，血海，気海，肝兪，膈兪（かくゆ）などで，補法を行う．

（5）湿　痰

①肩甲間部から後頚部にかけて，運動制限はないが，こり感，鈍重感，重だるい感じがする．こりの部位には硬結，膨隆，緊張等を触れる．飲食不摂生の翌日に生じることが多い．触診すると肩がはっていることが多い．

②発症の要因は飲食の不摂生（過食，特に生物（なまもの）や冷たい物，甘い物などの過食あるいは偏食，飲みすぎ）や過労などである．また脾虚の体質（雨天や湿度が高い所に長くいると体調が悪くなる体質）があると生じやすい．湿痰は体内の水分代謝が不調であるときに生じるもので，臓腑の失調として脾の病証が多い（脾気虚，脾陽虚，脾虚湿困）．脾の病証では肩が重だるいほかに，手や足がだるい，頭重感がある．食欲不振，口が水っぽい，腹部の脹悶や痛み，悪心・嘔吐，下痢，浮腫，舌が淡白，白苔，脈診は触れにくく滑脈などの症状がある．

③治療は足三里，中脘（ちゅうかん），気海，脾兪（補法），豊隆，陰陵泉（瀉法）を用いる．肩の局所は浅刺がよい．なお外関，外丘にも硬結・圧痛が出現しやすく，併用するとよい．

養生法：飲食の不摂生を改め，軽い運動を行わせることが重要である．

（6）腎　虚

①後頚部に索状の硬結や圧痛を認める．運動負荷により症状の再現があり，じっとしていても重だるく違和感がある．軽度のものは緊張やひきつり感と圧痛がある．頚部の前屈制限や後屈制限があり，前屈や後屈の負荷をかけると異常のある経筋部に動作時痛，ひきつり感を自覚することが多い．肩こり以外に，聴力の減退，耳鳴，めまい，息切れ，疲労倦怠感があり，腰膝がだるい，尿の症状などがある．また，高齢者の変形性頚椎症，頚椎捻挫などと肩こりは関連することが多い．

②労働の過度，冷え，雨天，精神的ストレス，長時間の同一姿勢等により悪化する．東洋医学では腎の失調で起こる肩こりがあり，高齢になるほど腎気の虚損が進み，肩こりが慢性的になり，悪化しやすいようである．なお腎虚には主に腎気虚，腎陽虚，腎陰虚がある．

③治療は，太渓，三陰交，関元，命門，腎兪に補法を行う．局所の圧痛部位，疼痛と関連する末梢の滎穴（けいけつ），兪穴（ゆけつ）などを用いる必要があり，加齢もあって簡単に治療することは難しい．なお手太陽経の前谷・後渓，足太陽経の通谷・束骨（束骨と京骨の間の第5中足骨外側面に表在が軟弱で強い圧痛を呈する所）に皮内鍼等をするとよい．

第1章　頚部

3）経筋病

①頚部の動作時につっぱり感，ひきつり感，痛みを訴える．運動負荷によって症状の再現があり，安静時痛や夜間痛がない．たとえば，側頚部に負荷をかけ，過伸展すると異常のある経筋部に動作時痛，ひきつり感を自覚する．その障害部位に関連する経筋の病証となる．
②多くが労働や運動による使いすぎ（酷使）で経筋病が生じている．冷え，雨天（寒湿）により悪化することが多い．
③経筋病の治療部位は局所の圧痛，疼痛部位と関連する末梢の滎穴，兪穴の圧痛点に行う．

5. 胸郭出口症候群　thoracic outlet syndrome：TOS

概　念

①腕神経叢と鎖骨下動・静脈よりなる神経血管束が，前斜角筋と中斜角筋の間（斜角筋三角），第1肋骨と鎖骨の間（肋鎖間隙），小胸筋等によって圧迫されて生じる神経，循環障害である．第7頚椎横突起が長くなった頚肋が圧迫の原因になることもある（図1-18）．
②上肢の疼痛，しびれ，頚肩腕痛を生じる．なで肩の若い女性に多い．

診　断

①血管圧迫症状（手指の冷感，上肢腫脹，チアノーゼほか），神経圧迫症状（患側のしびれ感，手内在筋萎縮ほか），頚肋先端部の圧痛など，神経・血管束の絞扼や圧迫症状が認められる．以下のテストで斜角筋症候群，頚肋症候群，肋鎖症候群，過外転症候群などの判別を行う．
②以下の各種検査を行う（図1-19）．
　(1) モーレイ（Morley）テスト（図1-19-a）：鎖骨上窩を指で圧迫すると圧痛と上肢への放散痛を生じる（腕神経叢の圧迫）．
　以下のテストでは左右の比較を行う．
　(2) アドソン（Adson）テスト（図1-19-b）：両側橈骨動脈を触知しながら，頚椎を後屈し疼痛側に回旋して深呼吸を行わせると，脈拍が減弱，消失する（前斜角筋には鎖骨下動脈の圧迫テスト）．

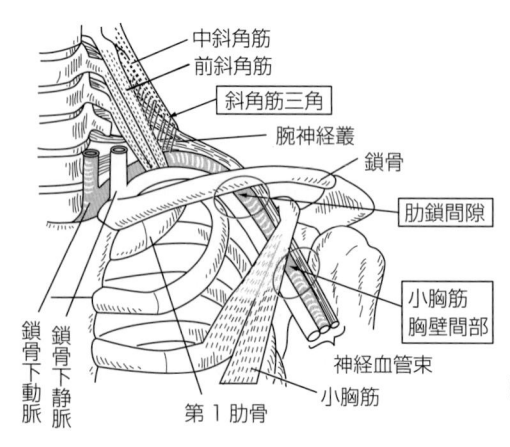

図1-18　胸郭出口症候群の症状発生部位[5]
（肩甲上神経障害の起こりやすい部位）

a：モーレイテスト	b：アドソンテスト　前斜角筋	c：アレンテスト
d：ライトテスト	e：エデンテスト	f：ルーステスト　こぶしの開閉

図 1-19　胸郭出口症候群の各種検査

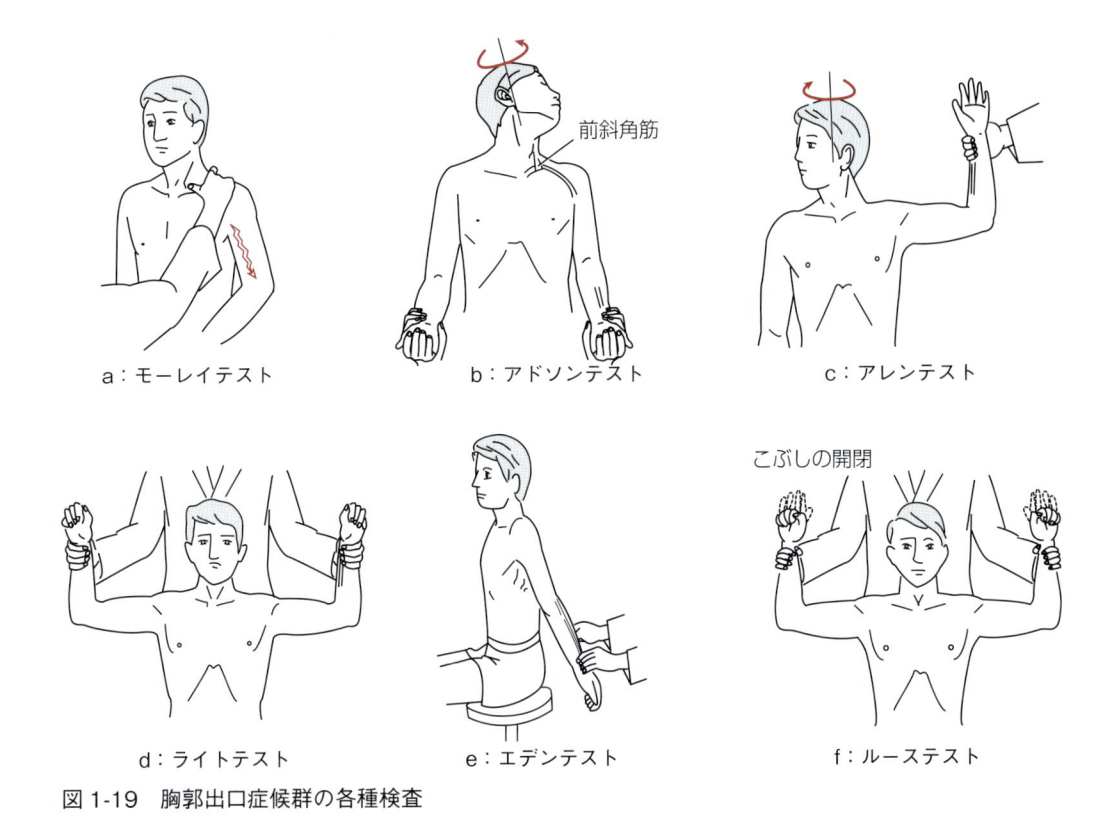

(3) アレン（Allen）テスト（図 1-19-c）：肩関節 90°外転・外旋，肘関節 90°屈曲位で頚を健側に回旋させる．橈骨動脈の拍動が触れなくなるか減弱すると陽性とする．斜角筋症候群の誘発テスト．

(4) ライト（Wright）テスト（過外転テスト，図 1-19-d）：両側橈骨動脈を触知しながら，両肩を外転 90°・肘関節 90°屈曲させる．患側の脈拍が減弱すれば陽性とする（肋鎖間隙，小胸筋での動脈圧迫テスト）．

(5) エデン（Eden）テスト（肋鎖圧迫テスト，図 1-19-e）：両側橈骨動脈を触知しながら，両上肢を後下方に牽引すると脈拍が減弱，消失する（肋鎖間隙での圧迫テスト）．

(6) ルース（Roos）テスト（3 分間挙上負荷テスト，図 1-19-f）：ライトテストの姿勢で手指の屈伸を 3 分間続けさせる．しびれ，だるさのため継続できない場合，陽性とする．

③頚椎椎間板ヘルニア，変形性頚椎症，腫瘍などとの鑑別を行う．

【治療】

整形外科

①姿勢の注意，上肢帯支持筋（肩挙上筋）の筋力トレーニングが原則である．
②消炎鎮痛剤投与，温熱療法，日常生活での思い当たる原因の除去，重量物を下げることを避ける．
③保存療法に抵抗性で，かつ高度の症状を伴うときには斜角筋切除術，頚肋切除術などの原因除去のための手術を行う．

現代鍼灸

①鍼灸治療が特に有効なものは，筋肉が神経を圧迫している①斜角筋症候群（斜角筋）や②過外転症候群（小胸筋）であり，これら原因筋にアプローチすることで筋緊張を取り除き，神経の圧迫を軽減させる．治療部位としては，斜角筋部では扶突や天鼎，小胸筋部では屋翳や烏口突起部といわれる部位であり，これらの部位に対して置鍼や鍼通電治療（1～5Hz 程度）を行う．また，肩背部周囲の筋緊張を軽減することでも症状が寛解することから，肩背部の筋肉である肩甲挙筋（天髎・肩外兪・肩中兪・附分など），僧帽筋（天柱・巨骨・肩井・天髎・肩外兪・肩中兪・曲垣・天宗など），菱形筋（大椎・身柱・大杼・風門・肺兪・心兪・附分など），傍脊柱筋などにアプローチする．

②腕神経叢の牽引型と判断された場合には，肩甲上肢帯の筋緊張が低下することで牽引がさらに増強し，症状が悪化することを多々経験する．そのため，牽引型と判断された患者では，筋緊張を低下させるような強刺激（鍼通電など）は極力避け，肩背部周囲の筋肉に置鍼や円皮鍼などの軽微な刺激のみとする．また，鍼治療と同時に筋力強化を目的とした運動療法（上肢のプッシュアップ運動など）を併せて処方する．なお，混合型の場合にはどちらの症状（圧迫か牽引か）が強いかを判断したうえで，肩背部周囲の筋緊張を緩めるのか，筋力強化を指示するのかを判断する．

③胸郭出口症候群の患者の中には，頭痛や全身倦怠感，さらにはバレー・リエウ（Barré-Liéou）徴候に代表される自律神経症状を訴える例がある．このような患者では強刺激は避け，肩背部への軽微な刺激を行うとともに，全身へのアプローチが必要となる．

伝統鍼灸

胸郭出口症候群は，風寒湿邪の外因，外傷，精神的ストレスや労働過度などの内因で生じる．

①痺証は，筋骨や肌肉，関節の痛みが特徴である（痺証の項，p215 参照）．

②外傷では，交通事故やスポーツによる外傷により，頚肩部や上肢の筋脈や経脈が損傷して，頚肩部や上肢に痛み，しびれが起こる．治療は経筋における頚部の項，p28 参照．

③気滞血瘀証は，抑鬱状態などの精神的ストレスにより，頚肩部の痛み，しびれ，つっぱり感などが生じる．このほかに喉の閉塞感，胸脇の脹悶感，脈は弦緊，渋を認める．女性は月経不調を伴うことが多い．治療には，合谷，外関，太衝，陽陵泉，三陰交，膈兪を用いる．局所に散鍼，また夾脊穴や肩甲間部に刺鍼する．不良姿勢，なで肩などの体型によっても起こる．

④肝陽上亢証は，精神的ストレスや飲食不摂生，労働過度，房事などの要因が重なって生じる．増悪因子は怒り・憂鬱な状態である．頚肩部の愁訴のほかに，頭痛や眼の脹痛，易怒，イライラ，めまい，耳鳴，視力減退，足腰がだるい，動悸，不眠，多夢などがみられ，紅舌，弦細数脈である．治療は太衝，曲池，復溜を用いる．

⑤気血両虚証は，長時間の労働による頚肩部の酷使により，痛み，しびれ，冷感，脱力感などが生じる．そのほか倦怠感，気力がない，自汗，不眠などの症状を伴う．淡舌で嫩，細弱脈

である．治療は，足三里，気海，三陰交，血海，懸鍾などを用いる．局所に浅く鍼を行う．
⑥肝血虚証は，デスクワークなどで頚肩・手や眼を酷使する，病後や産後などにより，頚肩部や上肢に痛みやしびれ，ひきつり，痙攣などが生じる．眼が乾き・かすみ，視力低下，めまい，耳鳴，不眠，多夢がみられる．女性では，月経量の減少（時に閉経），顔色や爪は艶がなく蒼白，毛髪に艶がない，淡白舌，白苔，細脈で弦である．治療は，太衝，三陰交，肝兪，膈兪，局所には浅い鍼と置鍼をする．

耳珠部の圧痛を用いた簡便経筋鑑別法

伝統鍼灸

耳珠の前には，耳門（三焦経：耳珠の前上方），聴宮（小腸経：耳珠の前方），聴会（胆経：耳珠の前下方）が位置している．これらの3穴は容易に触れることができ，同じ圧で圧迫して圧痛の強さを比較し，最も強い圧痛のある経筋の異常として判断する．

なお，聴会（胆経）の圧痛を強く訴える例が多く，精神的ストレスによる肝・胆の異常を背景として生じるものと考えられる．この場合に同名経である耳門（三焦経）にも同様な圧痛がみられることがあり，両方の経脈・経筋の異常を疑う．

第2章
肩関節

総 論

1. 肩関節

①肩は人類が直立したために，著しく形態を変えた関節である．解剖学的に構造を理解し，機能的に肩の動きを観察することが大切である（図2-1-a）．

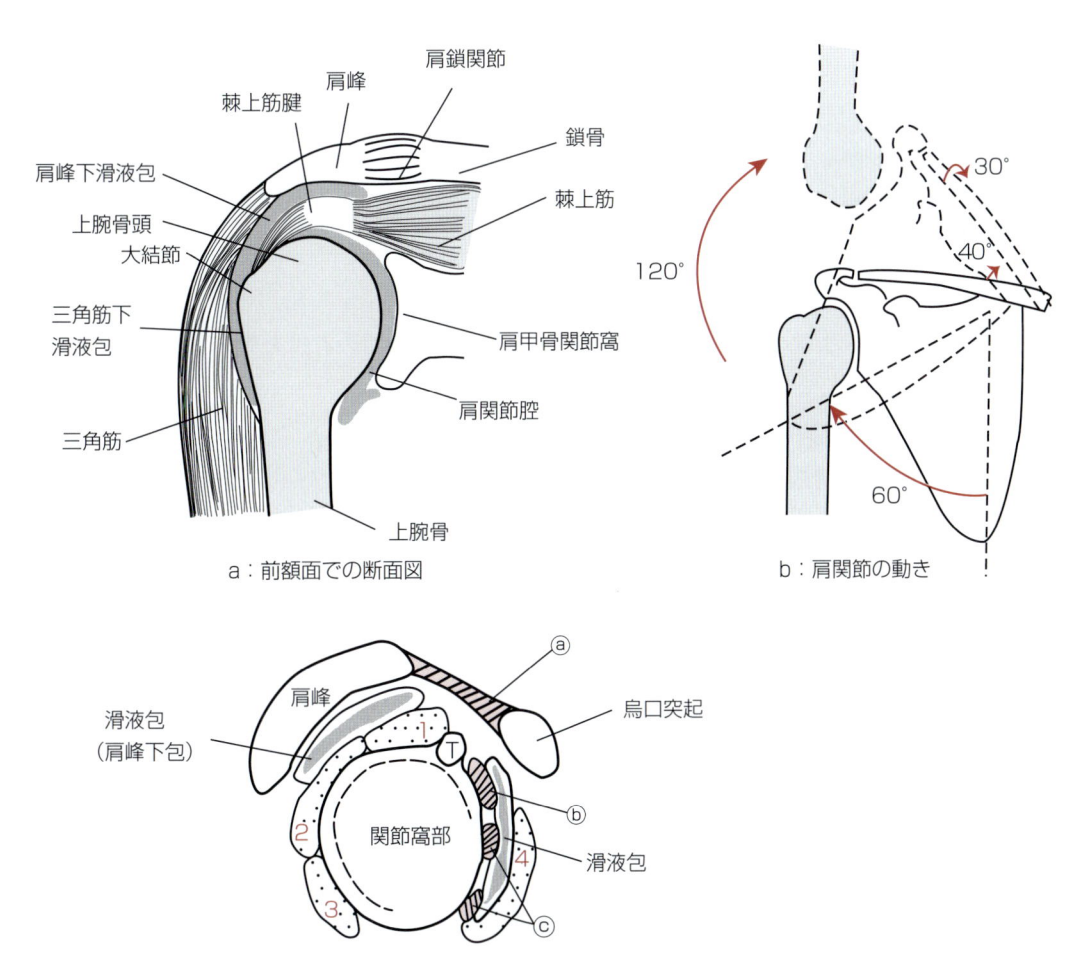

a：前額面での断面図

b：肩関節の動き

1. 棘上筋 　ⓐ. 烏口肩峰靱帯
2. 棘下筋 　ⓑ. 烏口上腕靱帯
3. 小円筋 　ⓒ. 関節上腕靱帯
4. 肩甲下筋 T. 上腕二頭筋長頭腱

c：矢状面での断面図

図2-1　肩関節

②肩関節は，肩甲骨臼蓋と上腕骨頭からなる第1肩関節（関節内）と，烏口肩峰アーチと上腕骨頭からなる第2肩関節（関節外）からなる．

③肩の運動は肩甲骨で約1/3，肩関節（肩甲上腕関節）で約2/3動き，この比率を肩甲上腕リズムと呼ぶ（図2-1-b）．肩関節の動きには，腱板（棘上筋，棘下筋，小円筋，肩甲下筋）が大切な役割をしている（図2-1-c）．

2. 肩関節疾患

1）理学的診断

①頸椎疾患による肩甲上部の痛みを除外する．
②視診：変形（骨折，脱臼），筋萎縮，腫脹の有無を左右で比較する．
③圧痛の部位：大結節の上方（腱板），結節間溝（二頭筋長頭腱炎）における圧痛の有無を調べる．
④関節の可動域の測定（自動と他動）を行う：屈曲（前挙），伸展（後挙），外転（側挙），外旋，内旋．
⑤肩峰下インピンジメント徴候：ニーア（Neer），ホーキンズ（Hawkins）の手技でインピンジメントの有無を調べる（図2-2）．

2）画像診断

①単純X線像：関節裂隙の狭小，前棘の形成の有無，さらに骨折の有無をチェックする．
②MRI：腱板断裂，関節唇損傷（肩関節前方脱臼）を観察する．
③超音波：腱板断裂，関節水腫の有無を調べる．
④CT，3D-CT：肩甲骨臼蓋の形態，骨折の精査を行う．
⑤肩関節造影：腱板断裂の有無を調べる．
⑥関節鏡：関節唇損傷，腱板不全断裂の確定診断を行い，適応があれば関節鏡視下手術を行う．

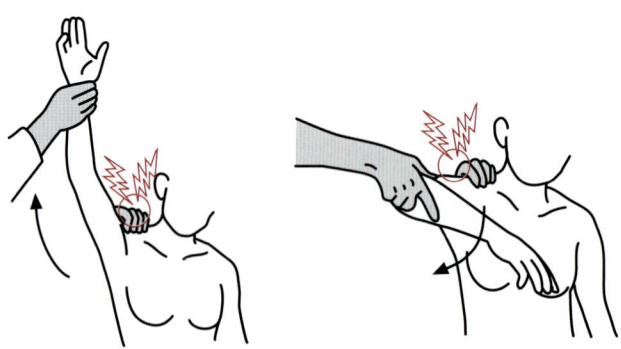

（左）ニーアの手技：肩甲骨を押さえ，内旋した上肢を他動的に前方挙上させると疼痛が生じる現象をいう．
（右）ホーキンズの手技：肩甲骨を押さえ前方挙上した上肢を他動的に内旋させると疼痛が生じる現象をいう．

図2-2　インピンジメント徴候

各 論

1. 腱板損傷　rotator cuff tear

概　念

①腱板は，棘上筋（肩関節上方），棘下筋（後方），小円筋（後方），肩甲下筋（前方）の4つの筋肉の腱から構成され，肩関節を袖口のように囲み，肩関節の動的な安定性に関与している．
②中年以後の腱板の年齢的な変性を基盤に，転倒して手をつく，重いものを持ち上げるなどの軽い外傷を契機にして，肩関節に疼痛や自動挙上障害を生じる．
③棘上筋腱の大結節付着部の断裂が多い．断裂が大きい場合は，後方の棘下筋腱や，前方の肩甲下筋腱に及ぶことがある．

診　断

①肩関節の疼痛と挙上障害を認める．大結節部の腱板付着部に圧痛を認め，インピンジメント徴候（impingement sign）を示す場合が多い．肩関節の他動運動は障害されない場合が多い．
②腱板の炎症と鑑別するためには，圧痛部（肩峰下滑液内包）に局所麻酔剤を注射し，自動運動を行わせる．腱板断裂が大きいと外転をはじめることができないが，腱板炎では外転可能となる．
③棘上筋腱断裂が最も多く，外転開始時の筋力低下（イニシャルアブダクション initial abduction テスト）を認める．上肢を徐々に降ろそうとすると外転90°前後で，疼痛あるいは筋力低下のため上肢を支持できず落としてしまう（ドロップアーム徴候 drop arm sign 陽性，図2-3-a）ことがある．
④一般に(1)腱板損傷に合併する肩峰下滑液包炎による症状と，(2)断裂した腱板に固有の症状に分

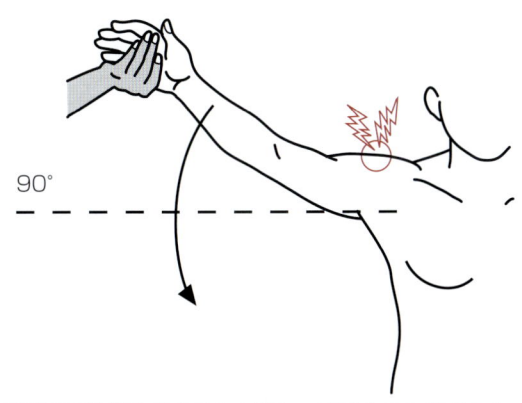

患側の肩関節を他動的に外転し，90°を少し超えたところで保持していた手を離すと，肩関節の疼痛が出現し，上肢が落下する現象をいう．
a：腕落下（drop arm）徴候

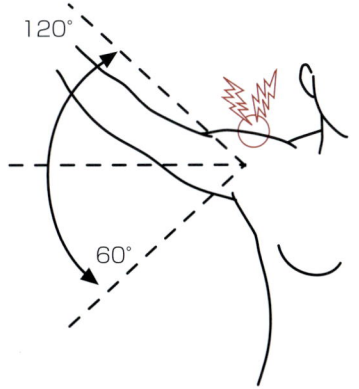

肩関節外転60°〜120°の間で疼痛が生じる現象をいう．
b：有痛弧（painful arc）徴候

図2-3　ドロップアーム徴候とペインフルアーク徴候

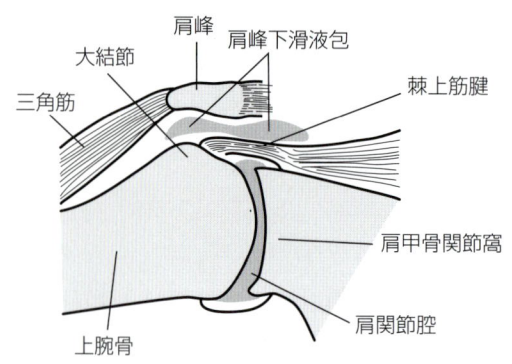

第2章 肩関節

図2-4 インピンジメント徴候の発生メカニズム
棘上筋腱と肩峰下滑液包とが肩峰（または烏口肩峰靱帯）と上腕骨の間に圧迫されて疼痛が発生する．

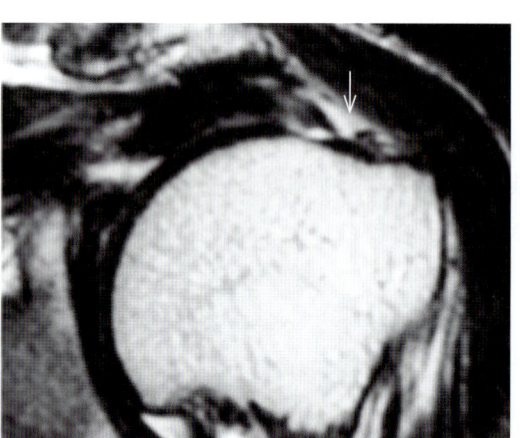

図2-5 左肩腱板断裂のMRI（T2強調）
腱板断裂部（矢印）に高信号を認める．

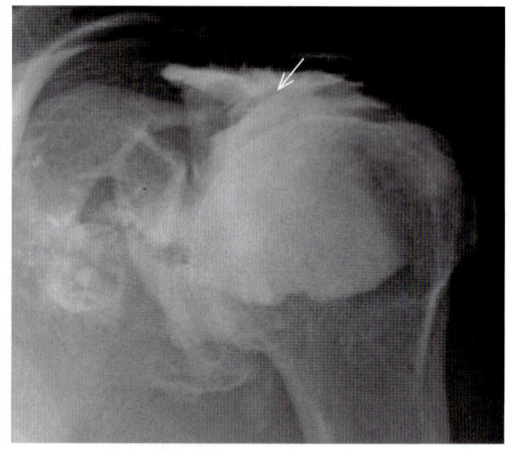

図2-6 左肩腱板断裂の肩関節造影
造影剤の漏出（矢印）を認める．

けられる．(1)には疼痛，特に夜間痛，外転60°〜120°で生じる疼痛（有痛弧徴候 painful arc sign）（図2-3-b），肩峰を下に押しながら他動的に上肢を挙上させたときに生じる疼痛（インピンジメント徴候）などがある（図2-4）．(2)としては肩の自・他動運動に伴う軋音，棘上・棘下筋の萎縮，ドッロプアーム徴候，外転，外旋力の低下などがある．

⑤画像診断：MRIのT2強調画像で，断裂部は高信号を呈する（図2-5）．超音波検査も有効であるが，手技の習熟が必要である．肩関節造影では断裂の場合，断裂部から造影剤が流出し，肩峰下滑液包が描出される（図2-6）．

治療

整形外科

①高齢者や断裂が小さい場合は，短期間の局所の安静の後，理学療法にて，肩関節可動域訓練と外旋筋力トレーニングを行う．

②若年者や，疼痛・筋力低下が残存する場合は手術を行う．手術は腱板断端を上腕骨大結節付着部に縫着するマックローリン（McLaughlin）法が一般的であるが，最近は小断裂には関節鏡視下縫合術も行われる．

現代鍼灸

①局所の刺鍼法として，鎮痛や消炎などを目的に圧痛が著明な部位に行う．座位または仰臥位で大結節部へは肩峰外端の下部から，小結節部へは烏口突起外側から刺入する．棘上筋腱部へは座位または側臥位にて，肩関節を軽度伸展位で肩峰の前から腱板部へ刺入する．棘上筋腱部や大・小結節部へは，関節内刺鍼となるので化膿性関節炎など感染症のリスクを十分に考慮して実施する必要がある．

②疼痛が強く，単刺や置鍼術で鎮痛が十分に得られない場合には，運動鍼を試みる．運動鍼は，座位で圧痛部や動作時痛を有する部位，トリガーポイントなどから腱板部へひびき感を得る深度まで刺入する．次に鍼を皮膚の近くまで抜き上げ，痛みを自覚する角度まで肩関節を挙上し，再度，ひびき感を得る深度まで刺入する．数回雀啄し，肩関節を戻してから抜鍼する．

③以上で効果の少ない症例は，同部位へのSSP（silver spike point）やTEAS（trans-cutaneous electrical acupuncture point stimulation）などの低周波を用いた経皮的な経穴刺激などを試みる．低周波療法は，筋の走行を考慮し，疼痛部に周波数30～50Hzで強い痛みと強縮を認めない至適強度で10分間程度施行する．

伝統鍼灸

①腱板断裂は外傷によって起こり，加齢を背景に外傷後の血瘀によって起こる場合が多い（肩関節周囲炎の血瘀の項，P42を参照）．

②肝腎陰虚や脾腎陽虚に対する治療を加える必要がある場合が多い．

肩峰下インピンジメント症候群

整形外科

①肩関節挙上を反復することで，腱板の棘上筋腱や肩峰下滑液包が，烏口肩峰アーチと上腕骨に挟まれて炎症を起こし，肩関節挙上時にひっかかりを起こす．肩関節内旋位で前方に挙上させると，肩峰下インピンジメント*を誘発する（図2-2，4）．

*インピンジimpingeとは「衝突する，突き当たる」という意味．

②肩外転60°から120°の間で疼痛が出現する．これを有痛弧（ペインフルアーク）徴候という（図2-3-b）．肩腱板断裂を伴っているかどうかの鑑別にはMRIが有効である．

③疼痛動作を控える．消炎鎮痛剤の内服，肩峰下滑液包に少量の副腎皮質ステロイドと局所麻酔剤を注射すると効果がある．

2. 石灰沈着性腱板炎　calcific tendinitis rotator cuff

概　念

①腱板，特に棘上筋腱の大結節付着部にハイドロキシアパタイト（hydroxyapatite）の沈着を生じる疾患である．
②結晶誘発性滑液包炎により，突然肩関節に激しい痛みを生じ，痛みのため肩関節がまったく動かせなくなる．

診　断

①肩関節痛のため自動運動は制限され，他動的にも関節可動域は制限される．
②単純X線像で腱板内あるいは肩峰下滑液包内に石灰沈着像を認める（図2-7）．
③急性期には血液検査で軽度の白血球増多や赤沈，CRPの亢進が認められる．

治　療

整形外科

①少量の副腎皮質ステロイドと局所麻酔剤を肩峰下滑液包内に注射すると劇的に効果がある．石灰化は数日で消失することもある．
②白色のチョーク様の貯留液を吸引できることもある．
③非ステロイド性消炎鎮痛剤の内服も効果がある．

現代鍼灸

　鍼灸治療でこの疾患に対応するのは，整形外科で局所麻酔剤注射を試み，その後，疼痛が残っている場合である．肩関節周囲炎に準じた治療を行う．

伝統鍼灸

①石灰沈着性腱板炎は痺証や血瘀によって起こる場合が多い．
②夜間痛を伴う場合が多い〔肩関節周囲炎の痺証（寒痺，湿痺），血瘀の項を参考に対処する〕．

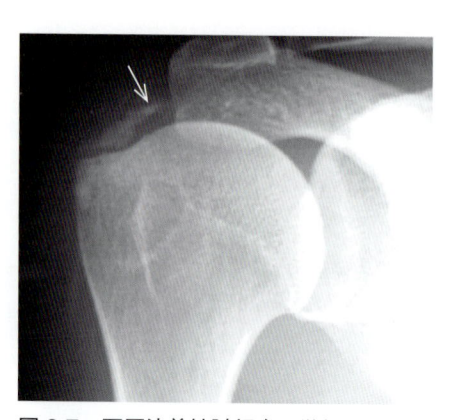

図2-7　石灰沈着性腱板炎；単純X線像

3. 肩関節周囲炎（五十肩）
frozen shoulder, periarthritis scapulohumeralis

概　念
①特に誘因なく，肩関節の痛みから始まり，関節の拘縮を生じる疾患である．狭義の肩関節周囲炎（いわゆる五十肩）は外傷などの原因がなく肩関節痛で発症し，同時に，あるいは引き続いて肩関節可動域制限を生ずる．多くは疼痛，可動域制限ともに，可逆的にほとんど元の状態で治癒するものと定義されている．
②この原因は肩峰下滑動機構あるいは上腕二頭筋長頭腱滑動機構の破綻によるものと考えられ，腱板の変性との関連が議論されている．

診　断
①40歳以降で，特に誘因なく運動時痛，安静時痛（夜間痛）を生ずる．同時あるいはやや遅れて肩関節可動域制限を生ずるが，徐々に疼痛は改善する．
②可動域制限は挙上のみではなく，内旋，外旋で著しく，結帯動作，結髪動作に障害を生ずることが多い．
③年齢（中年以降，50代に好発），発症の誘因がないこと．肩関節痛に引き続いて肩関節可動域制限を生じたもので，X線像では骨萎縮以外に異常所見が認められない場合，本疾患と診断される．圧痛は大結節あるいは結節間溝に認められる場合が多いが，明らかな圧痛がない場合もある．
④MRI検査で腱板およびその周囲の状態を観察する．
⑤関節造影で腱板断裂像がなく，関節包，特に腋窩陥凹の縮小を認める場合に診断が確定する．

治　療

整形外科

①初期の疼痛を主体にする時期では，消炎鎮痛剤または外用薬を用いた薬物療法，あるいはヒアルロン酸やステロイドの関節内，肩峰下滑液包内注射を行う．
②疼痛の軽減が得られたら，積極的に運動療法を指示する．しばしば理学療法を併用することで効果をあげることができる．
③自宅での運動療法が重要で，振り子体操や棒を用いた介助運動が有効である．可動域訓練の一つとして，臥位で健側の手で患側の手首を持ち，頭上に伸ばす（図2-8-a）．前屈位で上肢の重みで疼痛のない範囲を徐々に広げていく（図2-8-b）．

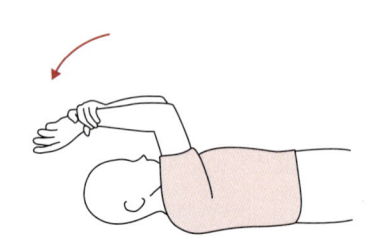

a：健側の手で患側の手首を持ち，頭上に伸ばす．
b：患肢の重さを利用して，円を描くように回して可動域を増やす．

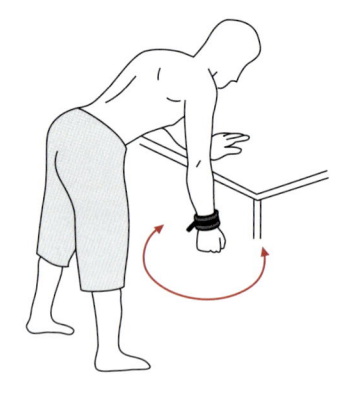

図2-8　肩関節周囲炎（五十肩）の運動療法

現代鍼灸

肩関節の炎症所見が「急性期」か「慢性期」かの違いにより治療方針を考慮する．

1）急性期（炎症期）での治療の考え方

①他動運動範囲で抵抗感がなく急激な疼痛出現によって可動域制限を伴う場合は，関節内の軟部組織の炎症や損傷が重症と考える．このときは積極的な運動は避け，炎症の軽減を目的とした安静を指示する．
②鍼灸治療は強刺激は避け，細めの鍼（16号鍼か14号鍼）を用い置鍼を行う．

2）慢性期（運動制限が伴う時期）での治療の考え方

①運動制限が出現し，他動運動範囲で抵抗を伴う場合は肩の運動療法を併用する．
②鍼灸治療は目的組織の緊張をよく触診し，圧痛や硬結などの反応点を狙い的確に刺入することが重要となる．

3）現代医学的鍼灸の実際

（1）肩関節周囲の軟部組織への基本治療のポイント

①鍼灸治療の効果として，疼痛の緩和，血行の改善，筋緊張や筋疲労の緩和，癒着の予防などがある．肩関節から上肢にかけての圧痛や硬結の反応を確認し，その反応点を狙い的確に刺入する．
②ポイントとしては肩井，天宗，秉風，肩髃，曲垣，臑兪，侠白，天髎，曲池などに反応が出現しやすく，ここを治療点として用いる（図2-9）．鍼の太さは細めの16号鍼を使用し，約10分間の置鍼を行う．

（2）烏口突起部への治療のポイント

①肩関節周囲炎全般の病態で，圧痛反応が出現しやすい．

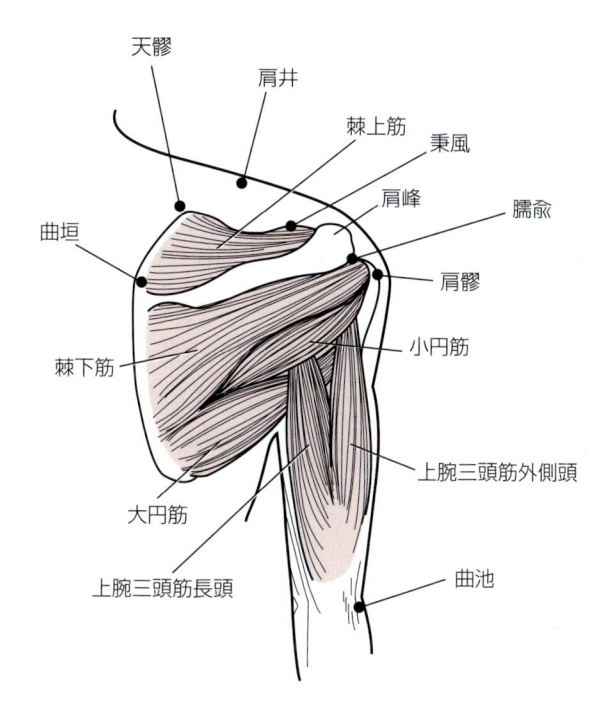

図2-9 肩関節周囲炎（五十肩）の治療ポイント

②刺鍼部位は，鎖骨中外1/3の直下，肩関節直内側の骨の突出部にとる．烏口突起部は上腕二頭筋短頭の起始部であり，上腕二頭筋長頭腱炎のときにも反応が出現しやすい．手技としては烏口突起の突出部に対して直刺し，刺鍼深度5〜8mm程度で約10分の置鍼を行うとよい．
③烏口突起部に反応が出現した場合は，天泉穴にも同様の反応が出現しやすいのでこの部の選穴を行う．

（3）肩関節裂隙部への治療のポイント

①いわゆる五十肩の反応点としてよく用いる．刺鍼部位は鎖骨中外1/3の直下の烏口突起の突出部と上腕骨頭の膨隆との間の陥凹部にとる．
②手技としては，陥凹部に対して直刺で深さ10〜15mm程度とする．

伝統鍼灸

肩関節周囲炎（五十肩）は，肩周辺部の疼痛を示し，痺証として捉えることが多い．他に捻挫や打撲による瘀血，労働の過度，生活習慣による筋脈の損傷，飲食不摂生による痰湿，虚弱体質や慢性病による脾胃虚損などがあげられる．

1) 痺証について

痺証（ひしょう）は，外邪である風邪（ふうじゃ）・寒邪（かんじゃ）・湿邪（しつじゃ）が合わさって生じる病で，筋骨や肌肉，関節の痛みが特徴である（痺証の項，p215を参照）．
(1) **風痺**：外関，曲池，血海，肩髃（けんぐう），風池，膈兪（かくゆ）などに鍼を用いる．
(2) **寒痺**：陰陵泉に鍼を行い，関元，命門，腎兪などに温灸を行う．

(3)湿痹：陰陵泉，足三里，外関，風市，風府などに鍼を行う．
(4)熱痹：合谷，曲池，内庭，大椎などを用いる．
肩部への刺鍼を必要とする場合は圧痛部に鍼を行う．

2）血瘀

①捻挫や打撲などの外傷後に生じ，肩痛は刺痛で，肩関節の運動障害を伴うことが特徴である．局所の圧痛や腫脹，夜間痛も伴うことが多く，慢性では腫脹や明瞭な圧痛点はない．慢性では暗紅舌，瘀点・瘀斑，舌下静脈怒張，渋・細脈などを伴うことがある．
②治療は合谷，曲池，足三里，三陰交，陰陵泉に鍼を行う．局所配穴も用いる．慢性の場合は，局部硬結を入浴後に軽くもみほぐして，血行をよくするとよい．また長時間，同じ姿勢をしないこと，適度な運動も必要である．

3）気血両虚

①虚弱体質や慢性病などにより肩部を滋養できなくて肩痛が生じる．肩部がだるく痛む，しびれる，肩に力が入らない，皮膚に艶がない，ほかに疲労感，脱力感，食欲不振，ふらつき，眩暈がある．淡舌・薄苔で，細弱脈などを呈する．
②治療は気血を補うために，足三里，三陰交，気海，百会，脾兪に鍼を行い，経脈の異常への局所配穴も用いる（表2-1）．

4）経筋病

本症に関する経筋病はいくつかあり，その代表例を示す（表2-2）．

(1) 手陽明経筋病証
①肩の痛みが肩甲間部にあり，こり感も伴うのが特徴で，前腕後面橈側部の痛みが関係する．
②治療：患側・反対側の二間，三間，合谷に緊張・硬結・圧痛を認め，その部に浅鍼を行う．

表2-1 肩痛と局所配穴

疼痛部位	経脈の異常	配穴
肩の前面部	手陽明大腸経	合谷，列欠，肩髃
肩の外側部	手少陽三焦経	外関，肩髎
肩の後面部	手太陽小腸経	後渓，小海，肩貞
肩の前内側部	手太陰肺経	太淵，尺沢

表2-2 肩痛と主な経筋病

疼痛部位	関連する筋	関連する経筋病	診断点・治療点
肩の前面部	三角筋前部線維，上腕二頭筋	手陽明経筋	二間，三間，合谷
肩の外側部	棘上筋，僧帽筋上部線維	手少陽経筋	液門，中渚，外関
	広背筋，大・小円筋，肩甲挙筋，頸半棘筋	足太陽経筋	足通谷，束骨，京骨
肩の後面部	三角筋後部線維，棘下筋，肩甲挙筋，頭半棘筋	手太陽経筋	前谷，後渓
肩の前内側部	上腕・前腕前面で上腕二頭筋	手太陰経筋	魚際

> ### 🍀 腎気の虚損
> #### 伝統鍼灸
> 50歳代前後になると，腎気の虚損が生じやすく，腎が虚すると，経絡の子午関係から，大腸経が実証を呈しやすい．したがって，大腸経に生じた五十肩は，局所治療だけで治し難く，腎虚の治療に主眼をおいて治療すると，むしろ簡単に肩関節痛の消失することが少なくない．

　上肢痛もある場合は手三里，曲池にも行う．
(2) 手少陽経筋病証
①肩関節外側の痛みと関連する．脾虚を伴う場合が多い．肩甲上部のこり・ひきつれ・つっぱりがある．腱板炎で認められることが多い．
②治療：患側・反対側の液門，中渚，外関に緊張・硬結・圧痛を認め，その部に浅鍼を行う．脾虚の治療も加えるとよい．
(3) 手太陽経筋病証
①肩関節後面に痛みがあり，精神的ストレスが強くある，あるいは閉経前後である場合は本病が多い．
②治療：まず肝の病証を治療して，患側・反対側の後渓，前谷に緊張・硬結・圧痛を認める場合は，その部に浅鍼を行う．

4. 上腕二頭筋長頭腱炎

概　念
①上腕二頭筋長頭腱あるいはその周囲にある腱鞘の炎症性疾患である．
②上腕二頭筋は肘関節の屈曲作用をもち，オーバーユースによって上腕二頭筋長頭腱炎を起こす．
③野球肩の前方障害の中で最も多い．

診　断
①肩前方の疼痛を呈し，ことに肩関節外転・外旋時痛を訴える．
②二頭筋腱溝に圧痛がある．
③ヤーガソン（Yergason）テスト（肘関節屈曲位で前腕を回外すると疼痛を生じる）やスピード（Speed）テスト（肘伸展，前腕回外位で肩を挙上させると肩前方に疼痛が誘発される）が陽性となる．

治　療

整形外科

安静の指示，副腎皮質ステロイド剤と局所麻酔剤の腱鞘内注射が効果的である．

第 2 章　肩関節

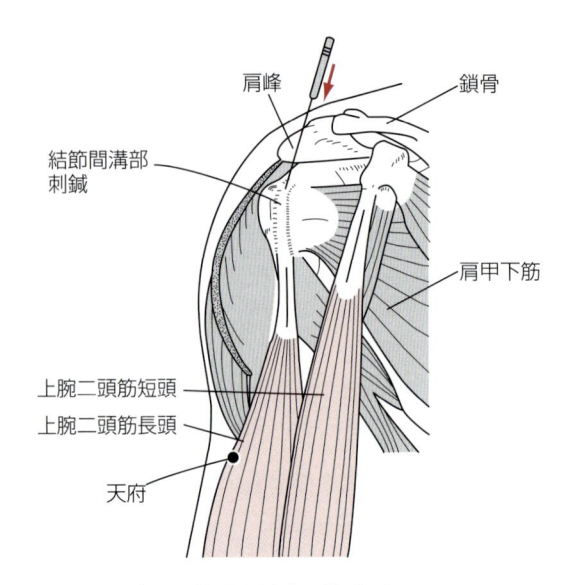

図 2-10　上腕二頭筋長頭腱炎の治療ポイント

現代鍼灸

① 刺鍼部位は肩関節外旋位にて，肩関節前面部の結節間溝部に，上腕二頭筋長頭腱の圧痛の反応をよく確認しポイントを狙う．
② 手技としては結節間溝部に対して上方部から斜刺または横刺する．刺入深度は斜刺で 20 〜 25mm 程度を行う．使用鍼は細めの鍼（16 号鍼か 14 号鍼）で，腱鞘を傷つけないように注意をしながら刺入する．上腕二頭筋長頭腱部に反応が出現した場合は天府にも同様の反応が出現しやすいのでこの部の選穴も行う（図 2-10）．

伝統鍼灸

① 本症は，経筋病に属しており，手太陰経筋病証や手陽明経筋病証（五十肩の経筋病，p42 参照）が関係する．特に手太陰経筋病が圧倒的に多い．したがって，母指球部の魚際が診断・治療穴となり，索状硬結とともに強い圧痛点が存在する．その圧痛点に軽微な鍼刺激を与えると効果的である．
② 肺の臓腑病あるいは肺経の経脈病から発展して，手太陰経筋病として，肩前面の痛みを発症する場合がある．この場合には，合穴，経穴，背兪穴，募穴，あるいは原穴などの圧痛点への刺鍼を行った後に，経筋病の治療を併用すると効果的である．
③ 春先や秋口に肩関節を冷やし，ある朝突然，肩関節の挙上困難を訴える場合，ほとんどが上腕二頭筋長頭腱の炎症であり，魚際が第一選択となる．

第3章
肘・手

I. 肘

総 論

1. 肘関節

①肘関節の機能は屈伸運動に加えて前腕の回内・回外という回旋運動であり，形態的には蝶番・球・車軸を含む複合関節である．
②上腕骨に対し，橈骨と尺骨がそれぞれ腕橈関節と腕尺関節を形成しており，橈骨・尺骨間には橈尺関節を形成し，肘関節における近位橈尺関節と手根関節における遠位橈尺関節を形成する．
③橈骨と尺骨とは両関節以外のところでは骨間膜によってしなやか（フレキシブル）に連結され，回内・回外運動は近位および遠位橈尺関節と前腕骨骨間膜の三者が一体となった運動と考えられる．
④近位橈尺関節では，橈骨頭の側面に形成されている関節環状面が尺骨の橈骨切痕にはまっており，この橈骨頭が橈骨切痕に接して回旋運動を行っている．また，橈骨頭の周囲を橈骨輪状靭帯で取り巻いて脱臼を防いでいる．
⑤近位橈尺関節の関節包は側副靭帯によって直接的に補強され，さらにその周囲の筋によって間接的に補強されている．

2. 肘関節疾患

1）視 診

①診療にあたって，家族歴，症状の経過，外傷の有無などを聴取する．
②患者の両肘を伸展させ，左右の比較を行う．肘関節に腫脹，発赤，変形，筋萎縮などがあるかどうかを調べる．
③肘関節周囲に限局性の膨隆，び漫性の腫脹や筋萎縮の有無を調べる．
④両肘関節伸展位で肘外偏角（外反角 carrying angle）を測定して，外反肘・内反肘の有無を調べる（図3-1）．

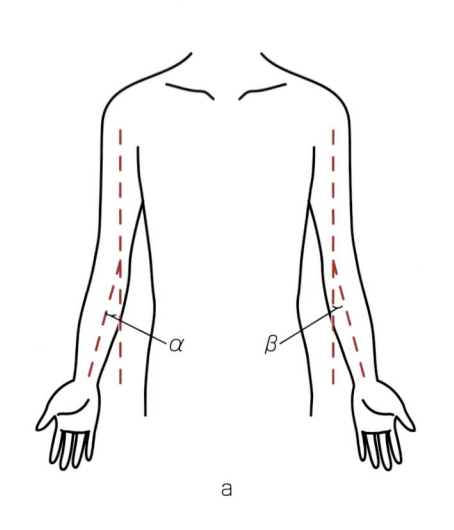

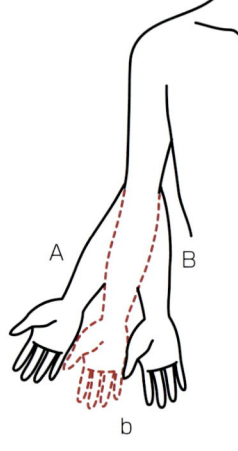

a：上肢下垂位で肘関節伸展，前腕回
　外位で肘外偏角（carring angle：
　CA 角）α，β を比較する
b：肘外偏角の増大した状態を外反肘
　（cubitus valgus）という（A）
　肘外偏角の減少した状態を内反肘
　（cubitus varus）という（B）

図 3-1　肘関節の内・外反変形
（McRae より）

2）触診，その他の診察法

①患者が苦痛を訴えないように慎重に触診を行う．
②上腕骨外側上顆は前腕の伸筋群の起始部であり，限局性の圧痛があり，かつ手を固定して手関節の背屈に抵抗を加えて疼痛が増強すれば，外側上顆炎を疑う．
③上腕骨内側上顆部には前腕の屈筋群が起始しており，野球肘やゴルフ肘，あるいは尺側側副靱帯損傷などで圧痛を呈する．
④肘頭部の圧痛を調べる．滑液包炎，骨折，遊離体などで圧痛を呈する．
⑤橈骨頭と上腕骨の間を，前腕を回外・回内しつつ，母指で圧迫して圧痛の有無を調べる．変形性関節症，離断性骨軟骨炎などで，圧痛がみられることがある．
⑥肘関節前面にて上腕二頭筋を触診し，腫瘤の有無を調べる．このような腫瘤は骨化性筋炎の場合がある．ときに上腕二頭筋腱の断裂が生じていることもある．
⑦尺骨神経溝の触診を行う．変形性肘関節症・外反肘などにおいて，この部に圧痛や叩打による放散痛を認める場合は，肘部管症候群を疑う．
⑧肘関節に可動域の制限がある場合は，変形性関節症，骨折・脱臼あるいは陳旧性骨折，種々の関節炎や遊離体などを考慮し，異常可動性に対しては，偽関節，側副靱帯損傷，関節弛緩症などを鑑別する．

3）画像診断

①上肢の外傷，骨・関節の疾患に対しては X 線検査を行い，左右の所見の比較を行う．
②硬組織の精査には CT，軟部組織の精査には MRI 検査を行う．
③腫瘍の鑑別診断には CT と MRI が不可欠である．
④腱などの軟部組織や腫瘍に対しては，外来検査として超音波診断を併用する．

各　論

1. 変形性肘関節症　osteoarthritis of the elbow joint

概　念

①男性高齢者，ことに肉体労働を長期間続けた労働者に多く，ときに野球肘の末期像として現れることがある．

②肘の一次性変形性関節症は手をよく使う労働者にみられる．陳旧性の関節内骨折のために二次的に生じることもある．また離断性骨軟骨炎に続発することもある．

③肘の変形性関節症が膝の次に多く発生する．

症　状

①肘関節可動域制限を生じる．

②運動時痛を訴え，肘関節の屈曲と伸展が障害される．

③骨棘形成のため肘部管を狭窄して肘部管症候群をきたすことがある．

診　断

①農業従事者，筋肉労働者，ことに振動工具を使用する労働者に多い．

②肘関節の屈曲拘縮，運動痛，関節液貯留，骨棘（こっきょく）による可動域制限，ときに遊離体による運動障害やロッキング（locking）をきたす．

③X線上，関節裂隙の狭小化，骨硬化，関節面の変形・破壊，辺縁部の骨棘形成，遊離体などを認める（図 3-2）．

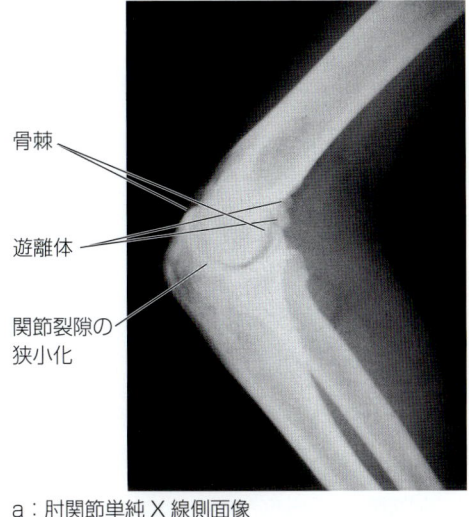

a：肘関節単純X線側面像　　b：肘屈曲制限を示す

図 3-2　柔道選手における変形性肘関節症

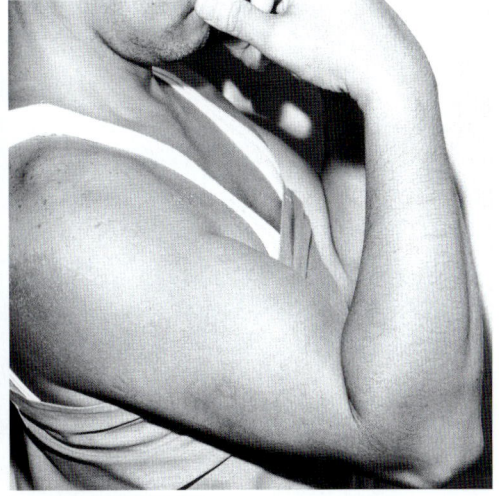

治療

整形外科

①装具使用，局所の安静，鎮痛消炎剤，運動量の調節などの保存療法を試みる．
②関節遊離体によってロッキングが生じた場合には遊離体の除去術を行う．また，可動域制限，疼痛が著しい場合，尺骨神経麻痺を合併するときには，尺骨神経前方移動術や肘関節形成術を行う．

合併症と予後

①合併症として肘部管症候群がある．
②荷重関節と異なり，予後は比較的良好である．

現代鍼灸

①腕尺関節に対しては肘頭両外側からの刺入，腕橈・上橈尺関節に関しては，それらの関節包周辺部への刺鍼が有効である（図3-3-a）．
②肘頭・肘頭窩部，尺骨鉤状突起・鉤突窩部での骨棘形成により，肘の完全伸展・屈曲が制限され，同肢位で痛みが出現する．鉤突窩は深部にあり正確な刺鍼は難しいが，肘頭窩は比較的表在部に存在し刺鍼は可能である．この部への刺鍼は，肘関節90°屈曲位で，Hüter線（上腕骨内側上顆と外側上顆を結ぶ線）の中点より行う（図3-3-b）．
③肘関節の可動域制限により，肘関節の屈曲・伸展筋群の伸長性が低下，あるいは手関節の可動筋群にも異常緊張が出現する．この場合，これらの筋群の起始・停止・腱移行部，あるいは筋腹部での緊張・硬結・トリガーポイントへの刺鍼は，肘可動時の痛みや違和感の軽減に有効である．また，刺鍼目的部位が比較的表在に位置する場合は，温灸や糸状灸も効果的である．
④遅発性尺骨神経麻痺や関節遊離体による嵌頓症状がみられる場合には専門医に紹介する．

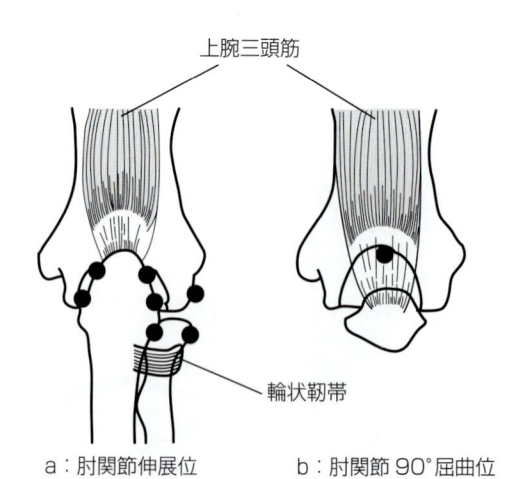

図3-3 肘関節の伸展位と屈曲位の刺鍼ポイント
a：肘関節伸展位　　b：肘関節90°屈曲位

表 3-1 肘関節における経脈・経筋の異常と治療穴

疼痛部位	経脈・経筋の異常	治療の配穴
肘関節の前面・橈側部 （上肢前外・橈側）	手陽明大腸経 手陽明経筋	合谷，手三里，曲池，肘髎，手五里， 二間，三間．
肘関節の尺側部 （上肢後面中央）	手少陽三焦経 手少陽経筋	外関，四瀆，天井，消濼， 液門，中渚．
肘関節の後面部 （上肢尺側）	手太陽小腸経 手太陽経筋	後渓，小海，支正， 前谷，後渓．
肘関節の手背・橈側部 （上肢前面橈側）	手太陰肺経 手太陰経筋	孔最，尺沢， 魚際，太淵．

伝統鍼灸

本症は，いくつかの病証が単独あるいは合わさって起こる（表 3-1）．

①関節の痛み・だるさ・腫脹を呈する（痺証の基本的診察・治療は痺証の項，p215 参照）．さらに必要に応じて局所治療として，曲池，尺沢，天井，小海などを加える．

②肘部の打撲や骨折後，あるいは労働による肘の使いすぎなどにより，上肢の疼痛・腫脹を認め，薄苔・弦脈を呈する〔血瘀，p213 参照〕．慢性化して気虚血瘀となると，局部皮膚の知覚麻痺・筋肉の萎縮が生じ，薄膩苔・舌辺の瘀点・脈は細弦・細渋などがみられる．鍼治療は気血を巡らすために曲池，肘髎，陽陵泉，膈兪に瀉法，圧痛部にも加える

③肘疾患の既往，加齢などにより，上肢がだるく痛む，だるくしびれる，手足の無力感，皮膚に艶がない，ふらつき・めまい・疲労感・食欲不振があり，淡舌・薄苔・細弱脈などを伴う〔気血両虚証，p213 参照〕．鍼治療は気血を補うために気海，足三里，三陰交，懸鍾，膈兪，脾兪を用い，局所治療も加える．

④肘や上肢が重く痛み，むくみがあり，寒がる・手足の冷え・めまい・軟便・口渇がない，淡白舌で胖大・白膩苔，沈濡脈などを呈する（痰湿証）．濡れて体を冷やす，湿度の高い所に長くいる，過食するなどによって起こる．内関，陰陵泉，足三里に鍼を行い，脾兪，三焦兪に温灸を用いる．また局所治療も加える．

⑤経脈の異常によって経脈上の肘周辺部に痛みやだるさが生じる．経脈への治療を行う．

⑥経筋の異常は肘関節の可動域制限により，前腕や手関節に関連する経筋の異常を伴うことがある．異常部位と関連する経筋の反応部位（滎穴・兪穴）が診断・治療点となる．

2. 上腕骨外側上顆炎（テニス肘）
lateral epicondylitis of the humerus（tennis elbow）

概 念

①中年女性に多い．短橈側手根伸筋を中心とした伸筋付着部の変性や微小な断裂が原因と考えられ，テニスに限らず腕の使いすぎで生じる．

②原因は，上腕骨外側上顆に起始をもつ長・短橈側手根伸筋，回外筋による繰り返しの牽引外力

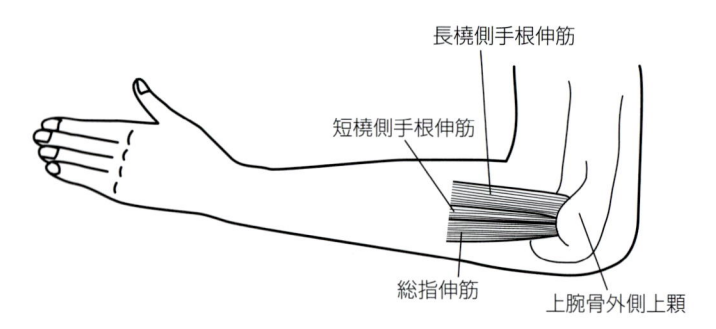

図3-4 上腕骨外側上顆炎と関与する筋（このほか，回外筋も関与する）

による骨膜刺激，あるいは外傷性骨膜炎と考えられている（図3-4）. 好発年齢は40歳代であり，腱（靱帯）付着部症（enthesopathy）との関連も考えられる．
③テニスなどのスポーツによくみられるのでテニス肘ともいわれる．また家事などで前腕の回内・回外を繰り返し行う主婦などにもよくみられる．

症 状
①タオルを絞る，前腕回内位で重い物を持ちあげる，戸の開閉などの動作で，肘や前腕橈側に疼痛が生じる．
②テニスでは，バックハンド・ストロークやサービスなどで同様の疼痛が生じる．

診 断
①橈骨手根伸筋群の付着部，すなわち上腕骨外側上顆に著しい圧痛がある．また前腕伸側の伸筋群にも圧痛を認め，手を握ると疼痛は増強する．握力は低下する．
②手関節背屈や前腕回外，手指伸展に抵抗を加えると疼痛は増強する．
③以下のようなテストを中心に症状の把握を行って，治療へと進める．
　(1) ADLによる評価：タオル絞り，ドアのノブ回し，筆記，ポットを持つなど．
　(2) 理学所見による評価（図3-5）：中指伸展テスト，チェアー（chair）テスト，手関節伸展テスト，トムゼン（Thomsen）テスト，外側上顆の圧痛，握力・ピンチ力．
　(3) 痛みの評価：VAS（100mm），数値評価（0，1…10），カテゴリカルスケール（ない，弱い，中等度，強い）．

治 療

整形外科

①運動前後での入念なストレッチングが大切である．
②テニス肘用バンドが有効なことがある．
③手関節背屈位での安静，理学療法，局所抗炎症剤の使用などが行われる．
④難治例には，伸筋腱付着部を上腕骨外側上顆から切離する手術を行うこともある．

各論―2．上腕骨外側上顆炎（テニス肘）

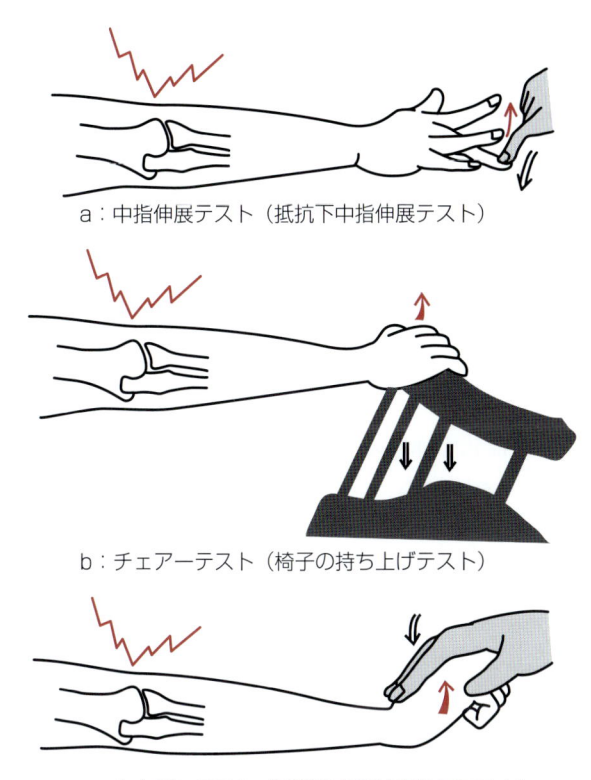

a：中指伸展テスト（抵抗下中指伸展テスト）

b：チェアーテスト（椅子の持ち上げテスト）

c：トムゼンテスト（手関節の抵抗下伸展テスト）

図 3-5　上腕骨外側上顆炎における疼痛誘発テスト

現代鍼灸

①上腕骨外側上顆部以外の部位へは鍼のひびき感を与え，数回雀啄の後，5〜10分間の置鍼を行う．鍼は40mm，16号以下の細い鍼を使用し，筋付着部の貫通，シャーピー（Sharpey）線維の損傷を避けるため，上腕骨外側上顆部への強い刺激や雀啄法は行わない．

②熱感・腫脹・発赤，圧痛などの炎症所見が強い場合，病態の局所である上腕骨外側上顆部への施術を避け，合谷，手三里など病態と経絡を考慮し，手の陽明大腸経上の要穴を使用する．治療間隔があく場合には，円皮鍼や皮内鍼を用いてもよい．

③灸は，図3-6に示す各部位に糸状〜半米粒大の焼灼灸を1〜3壮，または温灸を行う．鍼と同様に炎症所見が強いときは，上腕骨外側上顆部への焼灼灸や多壮灸は避ける．

④併用療法として，低周波ツボ刺激（TEAS）やTENS，SSPなどがある．周波数は2Hzと15Hzのmix wave（疎密波）を用いる．疼痛が強くなく，肘のコンディショニングとして用いる場合は，筋疲労を与えないように20Hz以下（1〜2Hz）で10分間，軽い単収縮で心地良い程度とする．

⑤治療効果の根拠については，疼痛閾値の上昇による鎮痛作用，短橈側手根伸筋の疼痛に由来する筋緊張（張力）の緩和，筋・腱付着部の血流改善による自己修復能力の改善，低周波療法による筋ポンプ作用による発痛物質の軽減・除去などが考えられる．

伝統鍼灸

本症は，東洋医学的にも労働・運動の過度によるとしている．特に壮年・老年者では東洋医学における肝腎の虚損による筋骨の衰えにより，生じると捉えている．

①労働・運動の過度により慢性化している場合，加齢によって起こるのは，肘の症状以外の全身症状を伴うことが多い〔肝腎陰虚の項，p212〕．鍼治療は，全身症状を調える（肝腎を滋養する）ために，太衝，照海，三陰交，肝兪，腎兪に行い，肘部に刺鍼する．
②炎症が強い場合に，痹証が関係する場合も多い（痹証の項，p215参照）．
③経脈や経筋の異常を改善するために，気血の流れをよくする．手の陽明大腸経の異常では合谷・肘髎・曲池，手の少陽三焦経の異常では四瀆，天井などを用いる．
④手陽明経筋の異常では二間（滎穴）・三間（兪穴），手少陽経筋の異常では液門（滎穴）・中渚（兪穴），ならびにそれぞれの経筋上の最圧痛点を用いる．
⑤臓腑病の大腸の異常から，大腸経，手陽明経筋病としての外側上顆炎をきたす場合があり，このときは上巨虚，上廉などの瀉法を併用する（表3-1）．

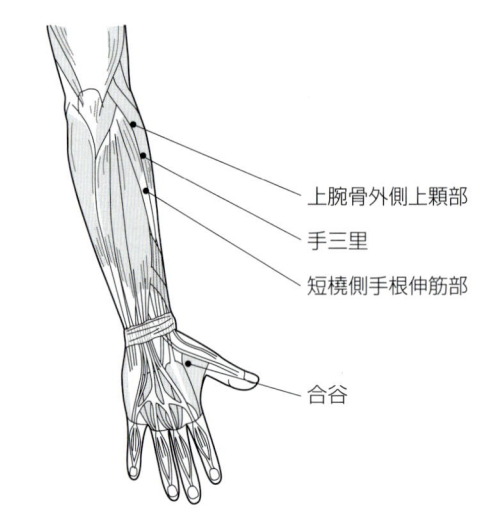

図3-6　上腕骨外側上顆炎の治療部位（右前腕部）

3. 野球肘　baseball elbow

概念

①少年野球のピッチャーやキャッチャーに，無理な投球動作の繰り返しによって起こることが多い．ときに little leaguer's elbow ともいわれる．
②成長軟骨でできている内側上顆は，大きく重いボールを使った投球動作の繰り返しによって，引っ張りの力に耐えきれずに剥がれたり，炎症を起こして崩れたりする．
③外側には圧迫力や回旋力が加わり，この部分の軟骨が壊死を起こして剥離してしまい，ときに関節内で動き回って関節の損傷をきたす．
④投球の繰り返しによって生じる肘部の骨，軟骨，靱帯や筋腱付着部の障害の総称である．
⑤発育期に起こる発生機転は，(1) 投球動作の加速期に生じる肘内側への牽引力（内側障害；内側上顆炎，図3-7-a）(2) 肘外側への回旋・圧迫力（外側障害；離断性骨軟骨炎，b）であり，またフォロースルー期に生じる (3) 肘の伸展（後方障害；遊離体，c）が中心となる．
⑥内側上顆炎は，テニスのフォアハンドやゴルフ（ゴルフ肘）によって生じることもある．

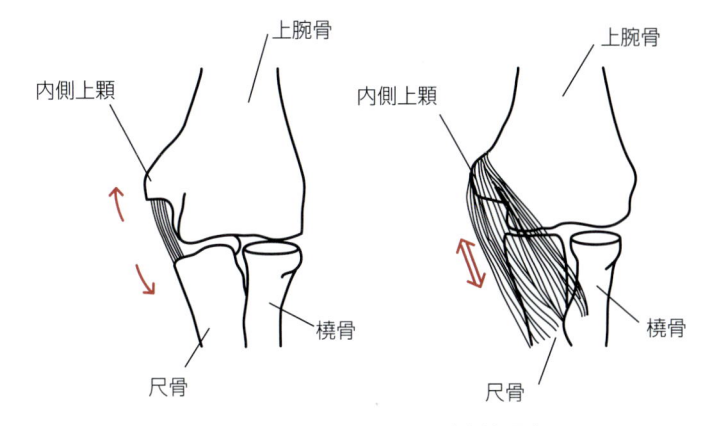

a：肘内側への牽引力：内側上顆炎

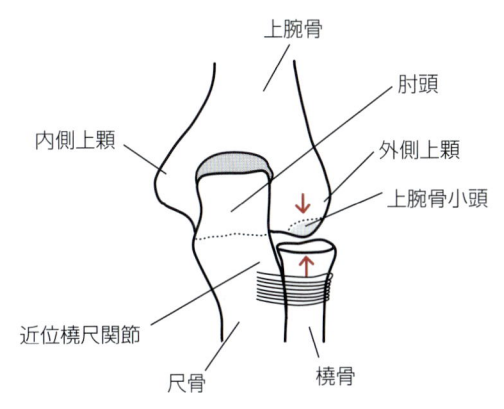

b：肘外側への回旋・圧迫力：離断性骨軟骨炎

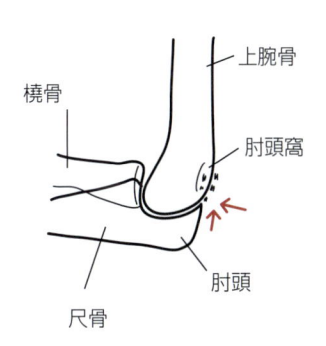

c：後方への肘頭の衝突：遊離体

図3-7　野球肘の代表的な3つの障害

症　状
①投球時あるいは投球後に肘の疼痛が生じる．投球を休むと軽快する．
②進行例では日常生活動作でも疼痛を自覚し，疼痛が持続する．
③さらに進行すると，軋轢音や関節遊離体の嵌頓によるロッキングが生じる．

診　断
①以下のような理学的診断を行って，障害部位のポイントをしぼって画像診断へと進む．
　(1)内側上顆部の限局性圧痛では，内側の靭帯や筋腱付着部での骨軟骨障害が推察される．
　(2)上腕骨小頭，橈骨頭の骨軟骨障害と滑膜炎による外側部の圧痛を認める．
　(3)肘頭の骨軟骨障害による後方の圧痛を認める．
　(4)内外反ストレスによる疼痛を認める．
　(5)内・外・後方障害ともに屈伸制限がみられる．
②単純X線・CT・MRI検査などで病巣部位や進行状態を判断する．

治療

整形外科

①保存療法が中心である．初期には約3週間の投球禁止が必要である．それでも症状が軽快しない場合，ボールを使うすべての動作を禁止するとともに，日常生活で疼痛が生じる動作を避けるようにさせ，精査を行う．
②症状を考慮しながらできる限り早期よりストレッチングを開始する．
③急性期が過ぎたら，徐々に筋力強化として等尺性運動（isometric exercise）から始め，症状の緩和に応じて負荷を加えた等尺性運動を開始する．
④スポーツ医，監督，コーチ，トレーナー，両親を含めたチームアプローチが必要であり，投球禁止期間やチーム参加時期について検討を行う．
⑤遊離体による障害が生じた場合には，関節鏡視下手術が適応となる．
⑥予防方法としては次の点が重要である．
　(1)筋柔軟性の向上と筋力強化，
　(2)ウォーミングアップとクールダウン，
　(3)1週間の投球数を年齢差や個人差を含めて決定，
　(4)投球フォームの向上，など．

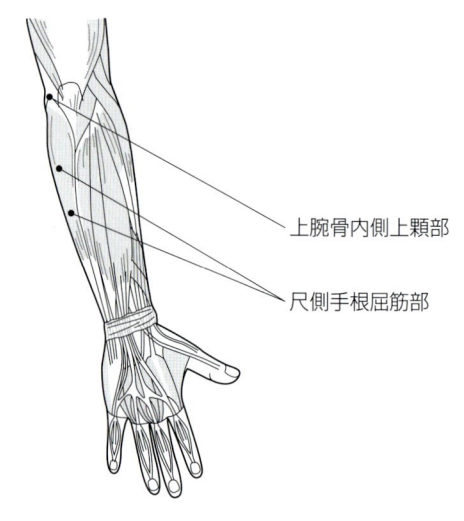

図 3-8　野球肘：上腕骨内側上顆炎の治療部位（右前腕部）
・上腕骨内側上顆部
・尺側手根屈筋部

現代鍼灸

鍼灸治療は図 3-8 を参考にする．局所の安静により炎症を抑えることが最重要である．

伝統鍼灸

病態は前述の上腕外側上顆炎に類似し，経脈や経筋の異常，肝腎の虚損が多い．
①慢性化や加齢に伴う場合は，肝腎陰虚証（p212 参照），炎症が強い場合は痺証として捉える（p215 参照）．
②経脈の異常では，上肢尺側をめぐる経脈上の異常〔手太陽小腸経病〕には，陽谷，小海．上肢内側前面をめぐる経脈上の異常〔手少陰心経病〕には，少海を用いる．
③経筋の異常では，上肢内側前面を通る経筋〔手少陰経筋病〕には，少府（滎穴）・神門（兪穴），上肢内側から上腕後面を通る経筋〔手太陽経筋病〕には前谷（滎穴）・後溪（兪穴）を用いる．それぞれ経筋上の最圧痛点を用いる．

II. 手関節, 手・手指

総　論

1. 手関節, 手・手指

1) 手関節

①手には日常生活動作に大切な対立（対向）運動があり，人類の進化によって備えられた機能と考えられている．これによって巧緻運動が可能となり，「ピンチ（つまみ）」や「にぎり」の動作ができるようになった．加えて手の5本の指には体の中で最も鋭敏かつ繊細な二点識別能（感覚機能）がある．

②上腕の筋として，筋皮神経C5～C7支配の屈筋群と橈骨神経支配の伸筋群がある．前腕の屈筋には浅層と深層の筋がある．浅層には円回内筋，橈側手根屈筋，長掌筋，尺側手根屈筋，浅指屈筋があり，深層には深指屈筋，長母指屈筋，方形回内筋がある．尺側手根屈筋と深指屈筋の一部は，尺骨神経支配．他は正中神経支配である．前腕の伸筋として，浅層に腕橈骨筋，長橈側手根伸筋，短橈側手根伸筋，総指伸筋，小指伸筋，尺側手根伸筋があり，深層に回外筋，長母指外転筋，短母指伸筋，長母指伸筋，示指伸筋がある．これらはすべて橈骨神経支配である（図3-9, 10）．

2) 手・手指

①手の筋には母指球筋，小指球筋，内在筋の筋群がある．ヒトと高等霊長類の一部において，母

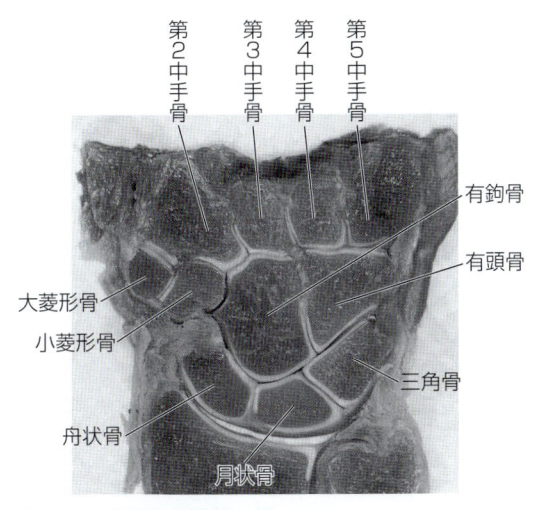

図3-9　手関節の解剖．骨

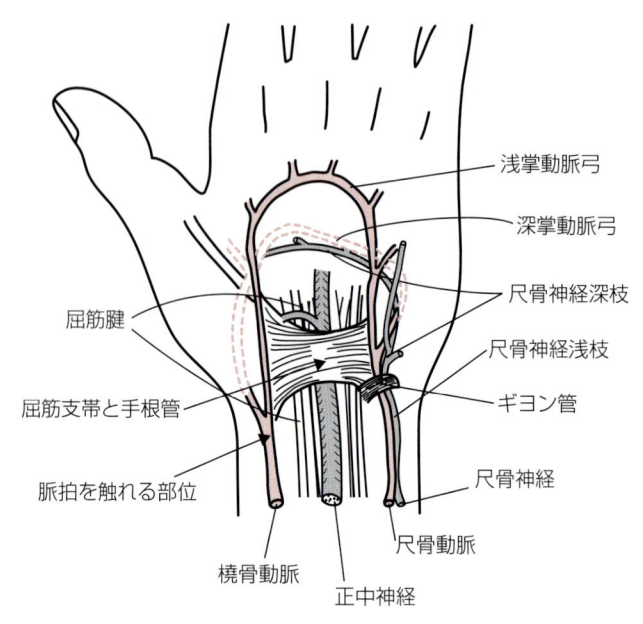

図3-10 手関節部の解剖．血管・神経

指対立筋を持ち，残りの4指，すなわち示指から小指までと母指とは対向することができる．
②さらに手指を力強くも弱くも制御して，物をつかみ，字を書いたりできるのは，前腕の筋が多関節筋として加わり，手の筋がそれらの筋腱を詳細に制御しているからである．

2. 手関節の疾患

1) 視　診

①疼痛，圧痛，運動時痛やしびれ感の有無と部位を聴取し，視診の参考にする．
②手関節の橈側偏位・尺側偏位について調べる．
③手関節背側で腫瘤の有無を調べる．
④手関節掌側の腫脹，ことに屈筋支帯の中枢側と末梢側での腫脹の有無を調べる．

2) 触診，その他の診察法

①自動運動を行わせ，握りやつまみ動作を確認する．
②手関節の背側の圧痛の有無を調べる．
③手根管部の圧痛や放散痛の有無を調べる．圧痛がある場合，さらに両手の背側をぴったり接触させ，前腕を水平位に保持させる．次第に手指の正中神経支配域にしびれ感の増強する場合には，手根管症候群を疑う．
④橈骨茎状突起部にて，長母指外転筋腱と短母指伸筋腱に沿って圧痛の有無を調べる．圧痛があり，さらに手関節の尺屈強制により激痛を訴えれば，狭窄性腱鞘炎を疑う．
⑤短母指伸筋腱と長母指伸筋腱との間でできるくぼみ（snuff box）の圧痛の有無を調べる．圧

3. 手・手指の疾患

1）視　診

①疼痛の部位，運動時痛や圧痛の有無を聴取する．
②手全体の形・大きさ，指の長さ・太さなどについて観察し，左右を比較する．
③手指の変形について観察する．
④手および手指の腫脹の有無を観察する．色調の異常の有無を確認する．
⑤DIP関節の屈曲変形の有無を観察する．
⑥母指球，小指球，骨間筋の萎縮の有無を観察する．

2）触診，その他の診察法

①両側の橈骨動脈を触れ，さらに手掌部の温度や発汗状態を調べ，左右を比較する（図3-10）．
②手および手指の浮腫，圧痛，局所熱感の有無を調べる．しびれや感覚障害の有無を調べる．
③母指の屈曲・伸展・内外転・対立運動，そして手指の各関節の自動運動と他動運動による屈曲・伸展運動を行わせ，関節可動域について計測する．

3）手関節，手・手指の画像診断

①骨・関節疾患の鑑別にはまずX線検査を行い，左右の比較を行う．
②骨・軟部腫瘍，不顕性骨折，靭帯損傷に対してはMRI検査が有用である．
③関節内の液体貯留などの観察にも，MRI検査は有用である．
④腱・神経の損傷，靭帯損傷の確認は，超音波断層法を併用する．
⑤軟部腫瘍の観察や異物の確認にも超音波検査は適応となる．

各　論

1. ドゥケルヴァン病　de Quervain disease

概　念

①長母指外転筋と短母指伸筋の腱が橈骨茎状突起の上，手関節伸筋支帯の第1区画内を通過するところで生じる狭窄性腱鞘炎で，慢性の機械的刺激によって生じる滑膜性腱鞘炎である（図3-11）．
②手をよく使う中年女性に好発する．

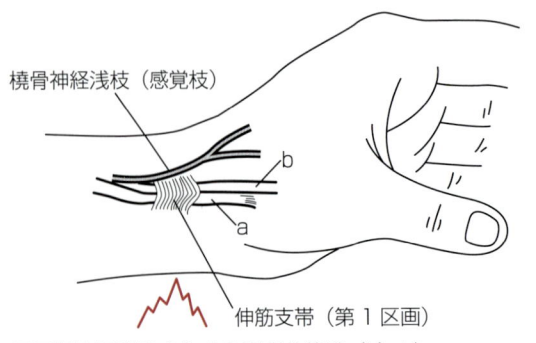

図3-11 ドゥケルヴァン病

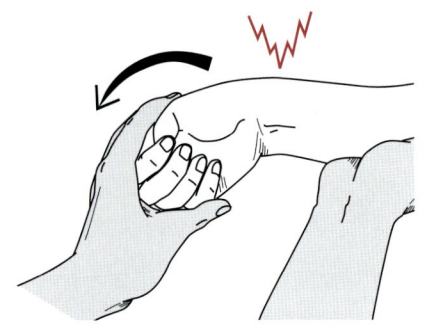

橈骨神経浅枝（感覚枝）
伸筋支帯（第1区画）
長母指外転筋腱（a）と短母指伸筋腱（b）が，橈骨茎状突起部の上を通過する部分で生じる狭窄性腱鞘炎

図3-12 ドゥケルヴァン病におけるアイヒホッフテスト

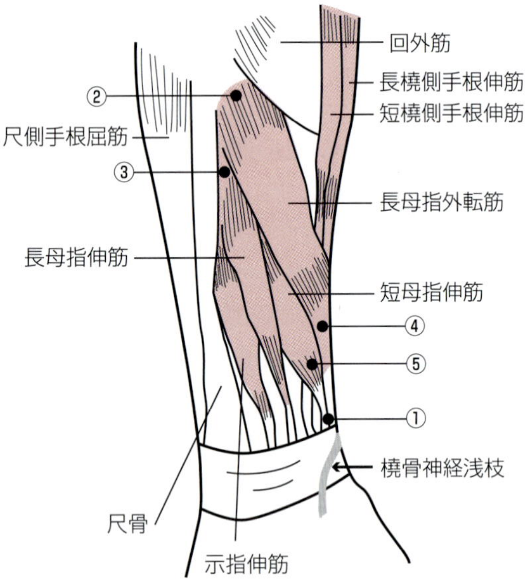

症　状
①母指基部から手関節橈側にかけての疼痛を訴える．
②橈骨茎状突起部の圧痛，腫脹，腫瘤形成を認める．

診　断
①橈骨茎状突起部の圧痛がある．
②母指の屈伸による疼痛の増加を認める．
③アイヒホッフ（Eichhoff）テスト（母指を握らせ，他動的に手関節を尺側偏位させると激痛を訴える）にて陽性所見を認める（図3-12）．

治　療

図3-13 ドゥケルヴァン病の鍼灸治療部位
（総指伸筋，小指伸筋，尺側手根伸筋を取り除いた図）

回外筋／長橈側手根伸筋／短橈側手根伸筋／尺側手根屈筋／長母指外転筋／長母指伸筋／短母指伸筋／尺骨／示指伸筋／橈骨神経浅枝

整形外科
①母指と手関節の外固定による安静固定とステロイド剤の局所注射が行われる．
②難治例では肥厚した靱帯，腱鞘の切開術を行う．

現代鍼灸
①図3-13に主な刺鍼ポイントを示す．
②まずは母指の伸展・外転を自動および他動で行い，これらの腱の通過部位を確認することが重要である．確認後，橈骨茎状突起部の橈側を通過する長母指外転筋，短母指伸筋腱の両筋腱の間に腱の走行に沿って横刺する（①）．なるべく直径の細い鍼で愛護的に鍼を刺入し，

痛みを自覚させないように努める．横刺の際，骨に接触し，それ以上の刺入が困難な場合にはむやみに刺鍼転向等を行わず，橈骨茎状突起部の腱部全長に鍼が刺入されるように複数の鍼を使用しても問題はない．
③加えて，橈骨茎状突起部周囲は皮枝（感覚枝）の走行部位であり橈骨神経の支配領域であるため，障害部より近位部の神経走行上に鍼を刺入する（橈骨神経の絞扼神経障害の項を参照）．この治療は橈骨茎状突起部周囲の循環に影響を与えるとともに，痛みを抑制することを目的としている．長母指外転筋，短母指伸筋腱の起始部（前腕の伸側中央深部，長母指外転筋：尺骨の後面で回外筋稜の下方，骨間膜，橈骨の後面，短母指伸筋腱：尺骨の長母指外転筋起始部の下方，骨間膜，橈骨の後面），腱移行部へ刺鍼する．この治療は当該筋の緊張を緩和する目的で行う（②〜⑤）．
④さらに，長母指外転筋と短母指伸筋腱は橈骨茎状突起部では皮下表層を通過するため，当該部位への温灸も効果的である．

伝統鍼灸

本症の軽度のものは経筋病が多い．母指CM関節の腫脹や圧痛，母指の伸展が難しい場合は，経脈に影響している（経脈病）．慢性で母指の関節の変形が生じた場合は，臓腑経絡病（加齢による肝腎虚損など）や痺証（痺証の項，p215参照）として扱う．
①手陽明経筋病は二間，三間，合谷．
②手太陰経筋病は，魚際，太淵の最も圧痛がある経穴に，細い鍼で中枢側に向けて置鍼する．もしくは皮内鍼を行う．
③経脈病では，経筋病の経穴に加えて大腸経病では陽渓，手三里，曲池，肺経病では列欠，尺沢などのツボ反応をみて治療する．
④臓腑経脈病や痺証の場合は経筋や経脈上の治療を行う前に，本治法を行うと効果が期待できる．

2. レイノー病　Raynaud disease

概念

①2年以上にわたりレイノー現象を生じる疾患をいう．男女比は1：5と女性に多く，40歳以下で発病し，四肢末端に左右対称性に発症を認める．
②レイノー現象（Raynaud's phenomenon）とは以下のものをいう．
　(1)四肢末端の発作的血流障害により，蒼白からチアノーゼ（cyanosis），発赤と，一連の色調変化を示す現象である．
　(2)動脈の攣縮により血流が減少した状態が"蒼白"であり，毛細血管，小静脈の拡張，うっ血状態が"チアノーゼ"であり，反応性の充血状態が"発赤"という現象である．
　(3)色調の変化とともに蟻走感，冷感，疼痛などが発現することが多い．
③原疾患があってレイノー現象を起こす場合をレイノー症候群といい，原疾患が明確でない場合

をレイノー病という．
④レイノー症候群とは，原疾患があって生じる二次性レイノー現象をいう．原因疾患としては，(1)職業病：振動病（チェーンソーなどによる），キーパンチャーなど，(2)閉塞性動脈疾患：バージャー病など，(3)膠原病：強皮症など，(4)神経疾患：脊髄損傷，胸郭出口症候群など，(5)重金属中毒，(6)血液疾患：多血症，クリオグロブリン血症などに分けられる．

症状
①四肢の微小血管が発作的に攣縮するために，間欠的なチアノーゼの状態が発生する．
②前述のレイノー現象を認める．

診断
①若い女性の上肢に両側性対称性に寒冷による手指の蒼白化を認める．
②交感神経ブロックによるスパスムスの軽減を認める．
③脈波検査，動脈造影剤により，血管閉塞性疾患，胸郭出口症候群などと鑑別する．

治療

整形外科

①指導によって，寒冷やストレスを避け，過労，精神不安の除去を行う．
②末梢血管拡張剤，アドレナリン遮断薬など，薬物療法が行われる．
③星状神経節ブロックが有効なことがある．
④交感神経節摘出術などが行われる．

現代鍼灸

①鍼灸治療としては，手背中手骨間部（特に第2指から第5指の各間：八邪穴）や前腕（手三里・曲池・合谷）に刺鍼を行う．症状が強い場合には，手背中手骨間部（最も症状が強い部位）と前腕の経穴（手三里・曲池）をつなぎ，通電（1～2Hz程度）を行う．
②冷感を伴うことから自覚症状の強い部位に施灸を行うこともある．ただし，しびれに伴い感覚鈍麻が生じていることもあるため，施灸にあたっては熱傷などに配慮する．
③レイノー徴候を起こす基礎疾患が存在する場合には，上記の治療に加えて，基礎疾患に対する治療が必要となる．

伝統鍼灸

①寒凝血瘀*（かんぎょうけつお）の場合，温経散寒を目的とし，手の症状には陽池，内関を用い，足の症状には太渓，衝陽を用いる（*寒邪が凝集して，血の流れを停滞させる病証のこと）．
②気滞血瘀の場合，行気活血を目的とし，手の症状には合谷や会宗，足の症状には太衝や足臨泣を用いる．
③血瘀証には三陰交，血海といった配穴も加える．
④臓腑で脾胃の虚寒がある場合には建里または中脘，足三里への治療を加える．
⑤心脾ともに虚する場合には巨闕（こけつ），百会への治療，および神闕（しんけつ）への隔塩灸を加える．

3. 母指 CM 関節症　thumb-base arthrosis

概　念
①第1中手骨と大菱形骨との間の関節症である．
②閉経後の女性に生じることが多い．母指の基部の疼痛である．
③変形性関節症であり，つまみ動作によって疼痛の出現することが多い．
④ヘーベルデン（Heberden）結節と並んで，高齢者に多い．

診　断
①母指 CM 関節の圧痛と運動痛が中心である．
②母指 CM 関節の長軸に沿って圧迫（軸圧）を加え，分回し（回旋）運動をすると強い疼痛を訴える（grind test 陽性）
③進行すると中手骨が CM 関節で亜脱臼し，外転が障害され内転位拘縮を示す．

治　療

整形外科

①熱療法やステロイド剤の関節内注入および装具を用いた保存療法を行う（図3-14）．
②高度になると関節固定などの手術療法を行う．

現代鍼灸

①鍼治療は指伸筋腱腱鞘の第1区画を通過した長母指外転筋腱と短母指伸筋腱が，母指 CM 関節橈側部を通る所で，これらの腱の掌側および背側に施術する．温灸や糸状灸も効果的である（図3-15）．
②この領域は橈骨神経支配領域であることから，障害部よりも中枢側の橈骨神経走行部が治療

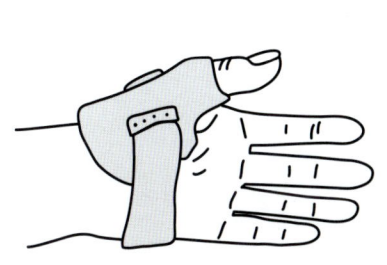

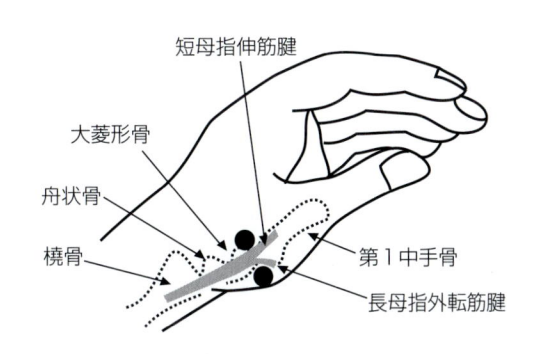

図3-14　母指腱鞘炎用装具　　図3-15　母指 CM 関節症の治療ポイント

ポイントとなる（橈骨神経障害の現代鍼灸の項を参照，p79, 80）．
③本疾患は母指軸圧迫試験，母指回旋圧迫負荷試験が陽性となることが多い．アイヒホッフ（Eichhoff）テストが陽性となるドゥケルヴァン（de Quervain）病との鑑別が重要である．

伝統鍼灸

　本症は母指の使いすぎによって母指の気血の流れが悪くなる，あるいは加齢による腎精虚損によって生じる．また風寒湿邪が，母指部の経絡に侵襲し，気血を阻滞して起こる（指痺）．
①手太陰経脈病：魚際付近や関節周囲の経穴反応に刺鍼する．肺や腎の病証があれば同時に治療を行う．
②寒冷刺激で痛みが増強すれば，灸治療（温灸）などの温熱治療を加えて，局所の気血の流れを改善させる．

4．ばね指 trigger finger（弾発指 snapping finger）

概　念
①手指 MP 関節掌側部に発生する指屈筋腱腱鞘炎であり，指の A1 プーリー（pulley，輪状腱鞘）部での浅指屈筋腱の滑走障害が主体と考えられる（図 3-16）．中年婦人に多い．
②特殊な例として，乳幼児のばね母指がある．先天性の要因が考えられ，強直母指といわれる．以下，成人のばね指について述べる．

症　状
①母指・中指・環指を中心に，手指のこわばり感や弾発現象を訴える．
② MP 関節の掌側皮下に圧痛を伴う小結節を触知する．

診　断
① MP 関節掌側部に圧痛がある．腱性の腫瘤を触れる．
②患指の屈伸に際し疼痛を訴え，弾発現象を認める．指屈伸時の疼痛は PIP 関節付近に訴えることが多い．

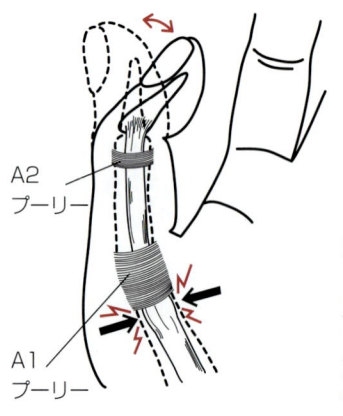

図 3-16　ばね指（母指）の発生機序
屈筋腱の滑膜性腱鞘が肥厚して，A1 プーリー（靱帯性腱鞘：MP 関節部）で腱の滑走が障害されて発症する．

治療

整形外科

①局所の安静とステロイド剤の腱鞘内注入などの保存療法が行われる．
②難治例には腱鞘切開を行う．

現代鍼灸

①図 3-17 に主な刺鍼ポイントを示す．
②鍼治療は A1 プーリー部の浅指屈筋腱，深指屈筋腱の内外側部に鍼を直刺で刺入する．A1 プーリーは MP 関節高位の掌側に位置し，その部の触診において，A1 プーリーの肥厚と圧痛，指屈伸時の弾発現象を触知した場合には，その部の浅・深指屈筋腱の内外側部が刺入ポイントとなる．
③症状（痛み，弾発現象）が寛解しない場合には，浅・深指屈筋腱の内外側部に刺入した 2 本の鍼を電極として低周波鍼通電治療を試みる．
④上記の治療で効果を示さない場合には，母指〜環指の障害であれば正中神経，環指，小指の障害であれば尺骨神経をそれぞれ手関節あるいは前腕部から狙い刺鍼を加える．これらは障害部支配領域の循環動態に変化を与えるための治療手技である（絞扼神経障害の現代医学的鍼灸の項を参照，p66）．
⑤これらの治療により痛み症状，弾発現象が寛解する症例は比較的多い．痛みに対しては，鍼刺激による痛みの抑制系の賦活が関与する．弾発現象の抑制に関しては，靭帯性腱鞘の変性・肥厚に影響するとは考え難く，腱鞘周囲の循環動態に影響を与え，屈筋腱鞘滑膜の炎症性の腫脹に対し効果を示すものと考えている．

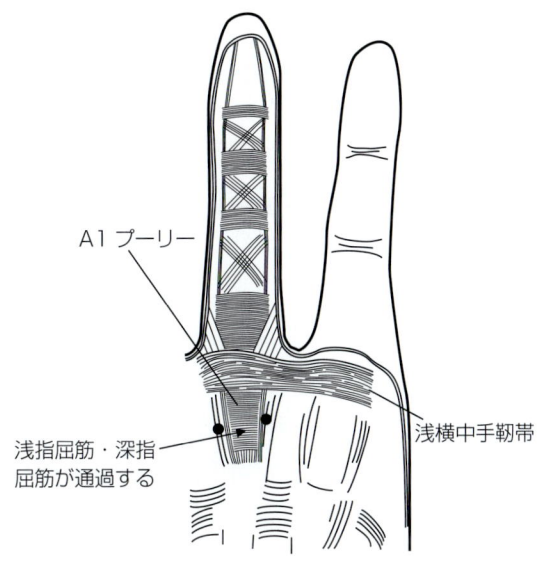

図 3-17　ばね指の鍼灸治療
（A1 プーリーの内側・外側に刺鍼する）

⑥ A1プーリーは皮膚表層に近い部位に存在することから，障害部への温灸も周囲循環に影響を与え効果的である．

伝統鍼灸

本症の東洋医学的病態は肝腎の虚損や風寒湿の侵襲などであり，治療は腱鞘炎と同様である．
①症状が強く，指が屈曲できないときは瘀血や痰湿が関係することも多く，罹患した指に関連する経脈病や経筋病だけでなく，病因に対する治療を行うことが必要である．
②臨床的に，肩甲骨内側縁から膈兪付近に緊張や硬結がある場合は灸を行う（多壮灸）．

腱鞘炎

伝統鍼灸

痺証の範囲に含まれ，指痺ともいわれる．多くは壮年期に生じ，加齢によって肝腎の虚損が進み，筋や骨を滋養できない状態で指を使いすぎて，急に指に力を加えることにより起こる．また，外傷や風寒湿の外邪が局所を侵襲し，筋や骨への気血のめぐりが悪くなって起こる．また痰湿が停滞すれば症状は重くなる．いずれも経筋の損傷が関与しており，症状が進めば経脈も影響を受ける．また炎症症状が強くなれば臓腑経脈病と指痺（痺証）として捉える．病因は母指CM関節症を参照．

治療として，経筋病では病状に関連する経筋の滎穴と兪穴の反応をみて，最も圧痛がある経穴に，中枢側に向けて細い鍼で置鍼する，もしくは皮内鍼を行う．経脈病では経筋病に加えて，絡穴や合穴などの経穴反応をみる．なお臓腑経脈病や痺証の場合は経筋や経脈上の治療を行う前に，本治法を行う．

III. 絞扼神経障害

1. 肘部管症候群　cubital tunnel syndrome

概　念

①尺骨神経は第8頸神経と第1胸神経からなり，腕神経叢（内側神経束）から下行し，上腕では上腕動脈と正中神経の内側で内側二頭筋溝を走行する．上腕中央部で内側筋間中隔を貫き，筋間中隔と上腕三頭筋内側頭の間を走行する．肘関節部で伸側より前腕の屈側へ回る際，上腕骨内側上顆後方に位置する尺骨神経溝を通過し，尺側手根屈筋の上腕頭と尺骨頭の2頭間を通る．この2頭間を結ぶ靱帯を弓状靱帯オズボーン（Osborne）バンドという．肘関節内側の骨と靱帯で形成されるトンネルを肘部管という．
②肘部管症候群は，この肘部管での神経圧迫（狭義の肘部管症候群），または肘関節部において

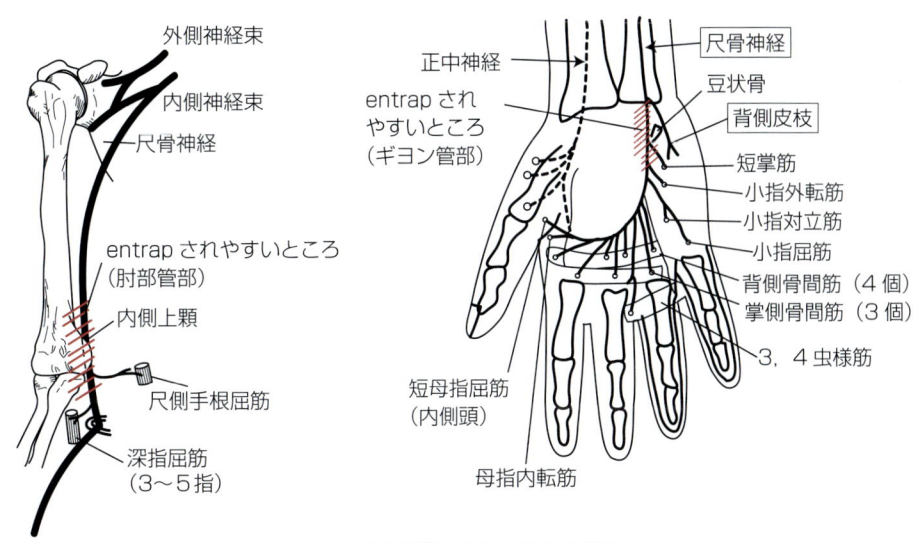

a：尺骨神経の走行と神経支配[6]

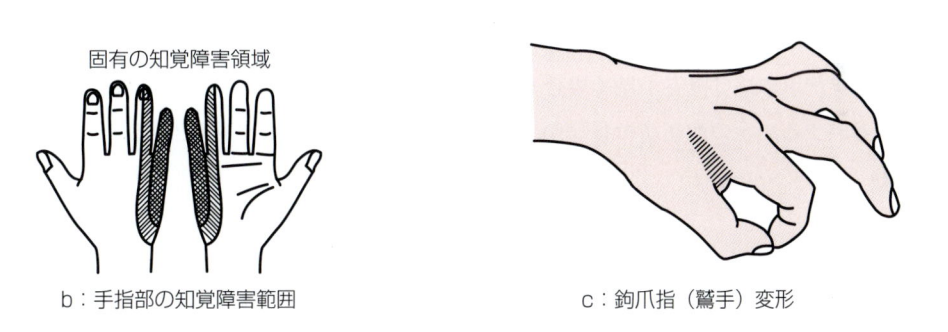

b：手指部の知覚障害範囲

c：鉤爪指（鷲手）変形

図3-18　尺骨神経の走行，神経支配と鉤爪指（鷲手）変形

何らかの原因によって生じた尺骨神経損傷（広義の肘部管症候群）のことをいう（図3-18）．
③変形性肘関節症，上腕骨外顆骨折後の外反肘変形，ガングリオン，関節リウマチなどに生じることが多い．

症　状

①初期症状は疼痛であるが，進行とともに小指，環指のしびれ感や，手の脱力感を訴える．
②進行すると，箸が使いづらい，服のボタンかけが困難といった手指の巧緻運動障害が生じる．
③母指内転筋，小指球筋の萎縮へと進行する．
④肘部管部の圧痛，チネル（Tinel）様徴候，尺骨神経支配域の知覚鈍麻，手内在筋の萎縮，握力低下を認める．

診　断

①フローマン（Froment）徴候：患者に母指と示指の間で薄い紙をつまむように指示しつつ，検者が引き抜こうとすると，麻痺のある場合には母指のIP関節を大きく屈曲させて指先の先端部でピンチしようとする．これは尺骨神経支配の母指内転筋によって把持することができず，

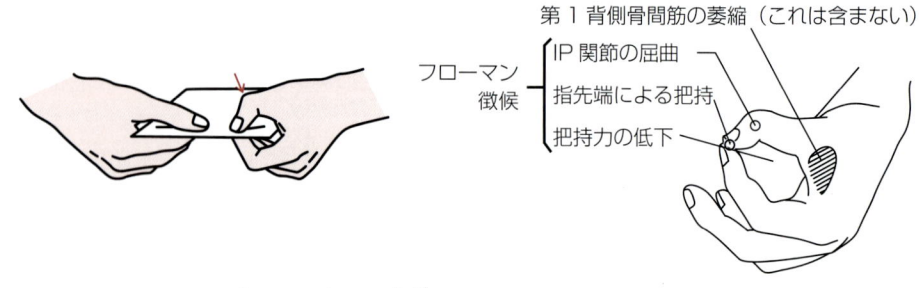

図3-19 フローマン（Froment）徴候[7,8]

代償的に正中神経支配の長母指屈筋が働くためである（図3-19）.
②肘関節屈曲テスト：前腕回外位で肘関節を屈曲させて5分間保持すると，弓状靱帯オズボーンバンドの緊張により患側の環・小指の疼痛やしびれを生じる.
③示指・中指交差テストやチネル様徴候が陽性となる.
④筋電図検査によって，(1)非変性型，(2)中間型，(3)変性型に分けられ，手術療法の適応のための参考になる.
⑤尺骨神経支配域の感覚障害が続く場合や，神経伝導速度の低下が認められる場合には，早期に手術を考慮する．手の内在筋の萎縮が生じる前に手術を行う方が予後は比較的良好である.

治　療

整形外科

①いわゆる非変性型，すなわち筋萎縮を認めない軽症例では，局所の安静，肘関節屈曲位をとらせないための装具の使用，ビタミンB_{12}の投与，非ステロイド性抗炎症鎮痛剤の外用や内服などを行う.
②変性型は手術適応となり，尺骨神経周囲の絞扼や圧迫の原因除去を行う．尺骨神経の前方移動術を併用することが多い（図3-20）.

予　後
①早期発見が大切である.
②筋萎縮が進行すると予後不良となる.

現代鍼灸

①図3-21に主な刺鍼ポイントを示す.
②尺骨神経溝から尺側手根屈筋の両頭間を通過する部位で，チネル様徴候が出現している神経走行上に刺鍼する（①②）．なお，神経本幹への刺鍼は慎重かつ丁寧に行う必要があり，接触する程度に留める.
③尺側手根屈筋の起始部（上腕頭，尺骨頭のそれぞれ），あるいは停止部である豆状骨の近位部や前腕中央の筋腱移行部へ刺鍼する（③④⑤）.
④痛みを強く訴える場合には，痛みを抑制する目的で，絞扼部よりも近位の神経走行部（筋間

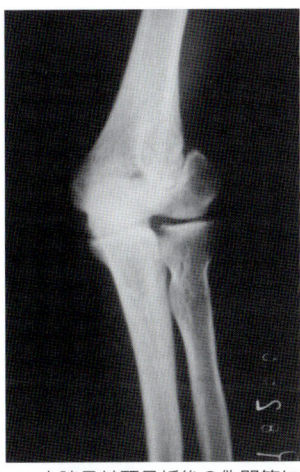

a：上腕骨外顆骨折後の偽関節による外反肘．遅発性尺骨神経麻痺を合併した例．
b：外反肘変形による尺骨神経の圧迫と絞扼所見（矢印）

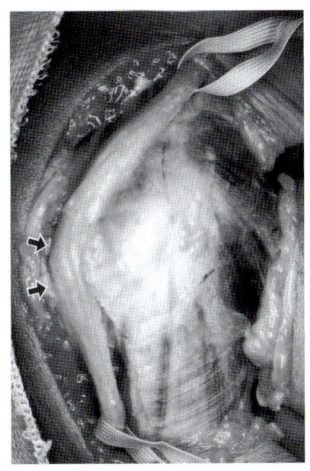

図3-20 外反肘変形と尺骨神経の所見

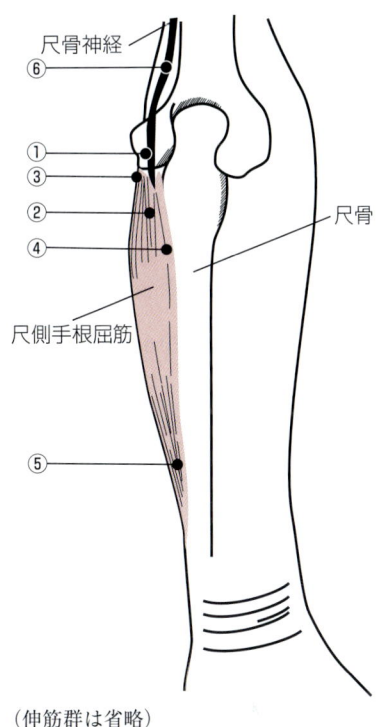

（伸筋群は省略）
図3-21 肘部管症候群の鍼灸治療部位

中隔と上腕三頭筋の間）に刺鍼することもある（⑥）．
⑤当該神経に関わる脊髄神経の後枝支配領域への刺激も反射性に影響することから，C7，8，T1高位の傍脊柱部への刺鍼も有効である（傍脊柱部刺鍼の項参照）．
⑥症状が強い場合，上述した神経走行部に鍼を2本刺鍼し，低周波鍼通電刺激を行う．これらの治療で効果を示さない場合には，鍼施術部と同様の部位に温灸を行う．

伝統鍼灸

本症は気血不足，肝腎の虚損，瘀血，痰湿などの病態で起こる．
①気血不足は，もともと気虚証や血虚証である者に起こりやすい．労働過度によって肘関節に負担が生じると，慢性的に指のしびれがあって力が入らない，倦怠感，淡舌で嫩，細弱脈を呈する．治療は変形性肘関節症を参照．
②肝腎の虚損は，加齢により筋骨が滋養されず，手のしびれや骨の変形が生じ，頭のふらつき，めまい，細脈を呈する．長く続くと陰虚となり，口や喉が乾く，尿が濃く少ない，悪化すれば筋萎縮が生じる．肝腎を滋養するために，太衝，然谷，三陰交，足三里，肝兪，腎兪に刺鍼する．また，肘部の小海（尺骨神経幹の走行部）と天井（肘頭部）を用いる．
③血瘀証は，肘の使い過ぎにより，気血の流れが悪くなって瘀血が生じて起こる．肘の痛みとしびれ，環指と小指に刺痛があり，痛む部位を按じると痛みとしびれがある．慢性になればガングリオンを形成し，痛みが増す．悪化すれば環指と小指の筋力低下や萎縮を認める．治療は変形性肘関節症を参照．

④痰湿証は労働や運動の過度による．肘に痰湿が阻滞し，気血が停滞して上肢が痛んで重くなる，むくみが生じる，寒がる・四肢の冷え・眩暈・悪心・胸苦しい・軟便・淡舌で胖・白膩苔・沈濡脈などを呈する．慢性的になるとガングリオンを形成して症状が悪化する．治療は変形性肘関節症の痰湿を参照．
⑤経脈病は，小腸経の熱として生じることがあり，治療は前谷や後渓を用いる．
⑥養生法は労働による肘への負担を軽減あるいは避けることが重要である．

2. ギヨン管症候群　ulnar tunnel（Guyon canal）syndrome

概　念
①尺骨神経は肘部管を下行し，尺側手根屈筋の下を走行し，屈筋支帯の表層から手部に達する．手根部掌側の尺骨神経管の入口は掌側が横手根靱帯，豆状有鉤靱帯により形成され，背側は尺側手根屈筋と掌側手根靱帯，尺側は豆状骨の一部に，橈側は有鉤骨によって形成される．出口は内側の豆状骨，外側の有鉤骨鉤から起始する小指球筋の腱性アーケードがあり，ここを尺骨神経の深枝が通る．また，浅枝（知覚枝）は有鉤骨，豆状骨より起始する筋腱アーチ（musculotendinous arch）の掌側を下行する．
②ギヨン（Guyon）管（尺骨神経管）症候群とは，手根部掌側の尺骨神経管で尺骨神経が何らかの原因により障害されて生じる絞扼性神経障害である．尺骨神経は手関節より近位で背側感覚枝を分枝し，ゆえにギヨン管症候群では，手背尺側に感覚障害は生じない．
③占拠性病変（ことにガングリオン）や，手根骨骨折など外傷時の血腫，関節リウマチによる増殖性滑膜などによる圧迫などが発生要因となる．動的因子としては，手を酷使する職業での慢性小外傷，自転車のハンドルなどによる手の圧迫，ロッククライミング，野球やテニスなどのスポーツ外傷などがあり，比較的まれな疾患である．

症　状
①物がつまめない．箸が上手に使えないといった巧緻運動障害や，環指・小指にしびれ感を訴えることが主である．
②浅枝のみの障害であれば，尺骨神経支配領域（ことに掌側のみ）に生じる感覚障害が主となる．
③深枝のみの障害になると，小指球筋群，骨間筋群，母指内転筋に障害がでるため，それぞれの筋力低下に伴う脱力，易疲労感，疼痛が主訴となる．症状が進行すると筋萎縮を認めピンチ動作ができないといった巧緻運動障害や鷲手変形が認められる（図3-18-b）．

診　断
①絞扼部に局所の圧痛，チネル様徴候を認める．しかし，深枝の単独障害ではチネル様徴候は出現しないため注意を要する．また，深枝の単独障害ではフローマン徴候や指交差テスト（cross finger test）が陽性となる．
②有鉤骨鉤骨折など，同部の外傷の有無を確認する．
③本症はガングリオンが起因となることが多いため，超音波検査は有効である．
④尺骨神経の絞扼神経障害はギヨン管症候群より肘部管症候群の方が頻度が高いため注意を要す

る．神経伝導検査で，速度の遅延部位を確認する必要がある．
⑤手背側の知覚の有無，チネル様徴候の部位，環指・小指の深指屈筋や尺側手根屈筋の機能低下の有無が鑑別のポイントとなる．

治療

整形外科

①急性発症例では局所の安静が有効なため，保存療法では装具などを使用し安静固定を促す．また手の過度の使用を禁ずる．
②占拠性病変が原因となる場合が多いため，神経の除圧，絞扼部を開放する目的で神経剥離術の適応となる例がある．

現代鍼灸

①図 3-22 に主な刺鍼ポイントを示す．
②ギヨン管部で，チネル様徴候が出現している神経走行上に刺鍼する（①）．痛みを強く訴える場合には，痛みを抑制する目的で，ギヨン管部より近位の神経走行上に刺鍼する（②③）．
③効果のない場合には，上述した神経走行部に鍼を 2 本刺鍼し，低周波鍼通電刺激を行う．
④肘部管症候群と同様，当該神経にかかわる脊髄神経の後枝支配領域への刺激（C7，8，T1 高位の傍脊柱部への刺鍼）も有効である．後枝支配領域への施術方法およびその理論に関しては傍脊柱部刺鍼の項を参照されたい（p86，87）．
⑤これらの治療で効果を示さない場合には，鍼施術部と同様の部位に温灸を行う．

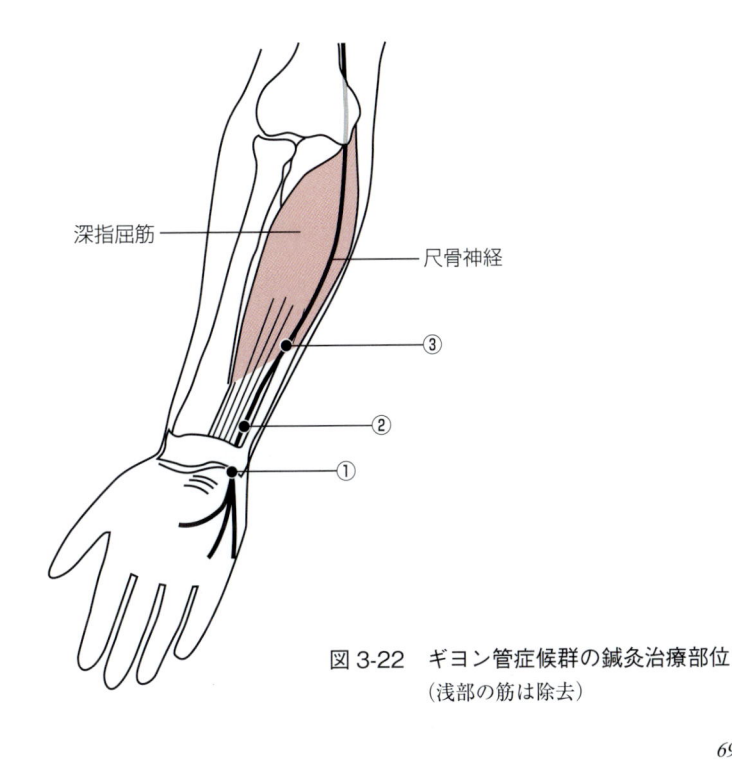

図 3-22 ギヨン管症候群の鍼灸治療部位
（浅部の筋は除去）

伝統鍼灸

本症は「腕痺(わんひ)」の範囲で痺証と捉えられる．外傷は患部に瘀血が生じて起こり，外感は風寒湿邪の侵襲によって生じる（痺証）．手の反復動作によって経筋や経脈に影響を与え，気血の流れが悪くなって痰湿や瘀血を生じる．また，飲食の不摂生によって痰湿が生じて二次的に起こる．壮年者や高齢者では，加齢により肝腎が虚損して筋骨が衰えて生じる場合もある．
① 手少陰経筋病では神門，少府を用い，手少陰心経の経脈病では神門，陽谷，養老を用いる．
② 尺側手根屈筋の疼痛には養老や陽池，腕骨，支正を用いる．
③ 瘀血や痰湿，痺証がある場合は，経筋病と経脈病の治療に加える．

なお鍼灸治療を5回継続して症状の改善がみられない場合は，痰湿や瘀血の程度が重く，治療法の変更や専門医の受診を勧める．

3．円回内筋症候群　pronator teres syndrome

概念
① 正中神経は第6，7，8頚神経と第1胸神経による外側および内側神経束からなり，上腕部では上腕二頭筋と上腕動脈の内側を下降する．肘部で上腕二頭筋腱膜下を通過し，円回内筋浅頭，深頭間を通過して，浅指屈筋腱弓に入る（図3-23）．この過程で，正中神経の絞扼部位は3カ所あり，上腕二頭筋腱膜部，円回内筋部，浅指屈筋筋アーチ部である．
② 動的因子としてはオーバーユースがある．肘，手関節の屈伸運動や前腕の回旋運動を過度に行う労働者に多く，また女性に多い傾向がある．
③ 静的因子は解剖学的破格があげられ，代表的な例では，円回内筋深頭が尺側で線維アーチを形成する場合，円回内筋浅頭が線維アーチを形成する場合，浅指屈筋が浅頭と深頭の連結部で線維アーチを形成する場合，前骨間神経の神経線維束に砂時計様のくびれを呈する場合などがある．

症状
① 前腕屈側に生じる鈍痛，手指のしびれ感が主訴となる．
② 正中神経支配領域（母指球部も含む）の感覚障害，まれに母指球部の萎縮もみられ，局所の（絞扼部位）圧痛も認める．
③ 円回内筋を中心にチネル様徴候が認められる．

診断
① 円回内筋部の圧迫例では，手関節屈曲，前腕回内で抵抗下のもとに運動を行わせ，疼痛が増強すれば陽性と考えられる．
② 上腕二頭筋腱膜部の圧迫例では，肘屈曲，前腕回外で抵抗下のもとに運動を行わせ，疼痛が増強すれば陽性と判断する．
③ 浅指屈筋腱起始部の圧迫例では，中指PIP関節屈曲で，抵抗下のもとに運動を行わせ，疼痛が増強すれば陽性と考える．

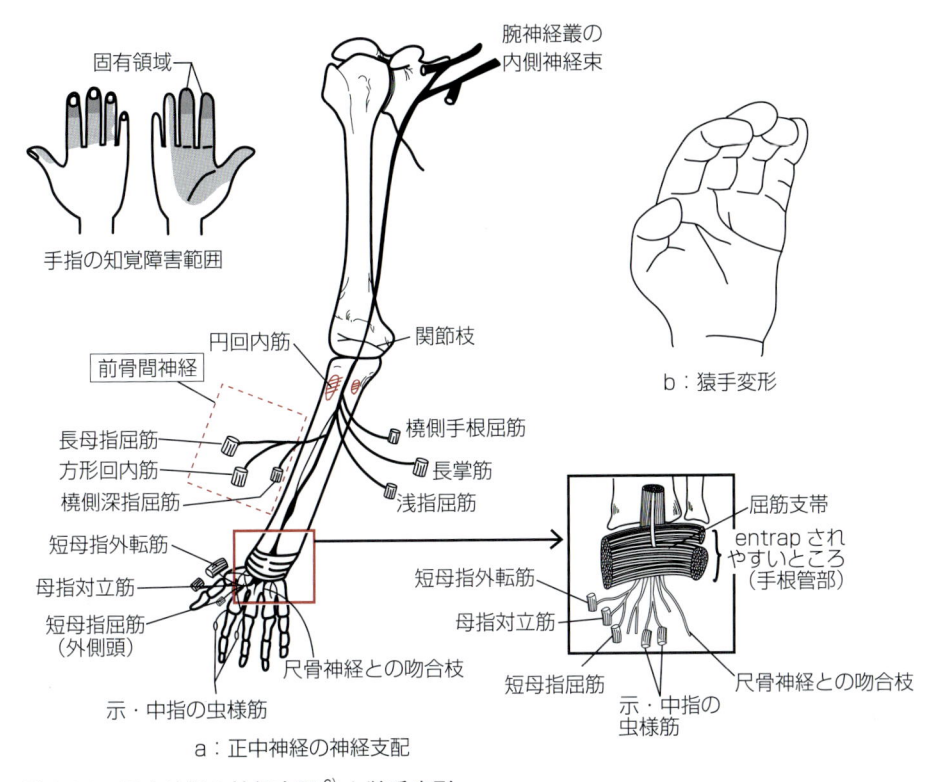

図 3-23 正中神経の神経支配[6]と猿手変形
(猿手変形は長母指屈筋の麻痺で,母指 IP 関節と示指の深指屈筋が麻痺し,示指 DIP 関節の屈曲が不可能)

④徒手検査による診断率は低く,指標の一つと考える.比較的頻度の高い絞扼部位は円回内筋部である.
⑤絞扼部位の確定には電気生理学的診断が最も有用である.
⑥腫瘍による圧迫が起因となる場合があるため,MRI や CT 検査も行う.
⑦頸椎疾患や運動ニューロン疾患との鑑別には筋電図が有用である.本症は合併症として生じることがあるため,肘関節周辺の骨折など先行する外傷の有無を確認する.
⑧前骨間神経が損傷している場合もあり,電気生理学的な診断などで鑑別する.
⑨症状は多種多様である.局所の症状のみにとらわれず,上肢全体の疾患として捉えることが重視される.

治療

整形外科

①手のオーバーユースを禁止し,患肢の安静固定を図る.
②多くは保存療法によって寛解するが,2〜3 カ月経過しても症状が改善しない場合,または再発を繰り返す症例は絞扼や圧迫除去を中心とした手術療法の適応となる.

現代鍼灸

①鍼灸治療では，絞扼部位を見極める必要がある．
②図3-24に主な刺鍼ポイントを示す．
③障害部が上腕二頭筋の線維性腱膜下（前腕を回外し肘関節を屈曲する動作に検者が抵抗を加えた場合に症状は増悪する）か，円回内筋の両頭間（前腕を回内し手関節を屈曲する動作に抵抗を加えれば症状が増悪する）か，あるいは浅指屈筋の腱弓部（中指PIPを屈曲する動作に検者が抵抗を加えれば症状が増悪する）かを，徒手検査により特定し，それらの筋の起始・停止部，筋腹に刺鍼する（①〜⑦）．
④上腕二頭筋の線維性腱膜下から浅指屈筋の腱弓に至る神経走行部に直接刺鍼する（⑧⑨）．この場合，粗暴な鍼の操作は慎み，神経に接触する程度に留める．
⑤痛みを強く訴える場合は，絞扼部より近位の正中神経走行上に刺鍼すると，痛みの抑制にはさらに効果的である．
⑥症状が強く，効果を示さない場合には，神経走行部や絞扼に関わる筋に鍼を2本刺入し，低周波鍼通電療法を試みる．
⑦鍼治療で効果を示さない場合には，障害高位皮膚への温灸も効果的である．上腕二頭筋の線維性腱膜下が主因の場合は，特に効果的である．
⑧当該神経に関わる脊髄神経の後枝支配領域への刺激（C6〜8，T1高位の傍脊柱部への刺鍼）も有効である．後枝支配領域への施術方法および理論に関しては傍脊柱部刺鍼の項（p86, 87）を参照されたい．

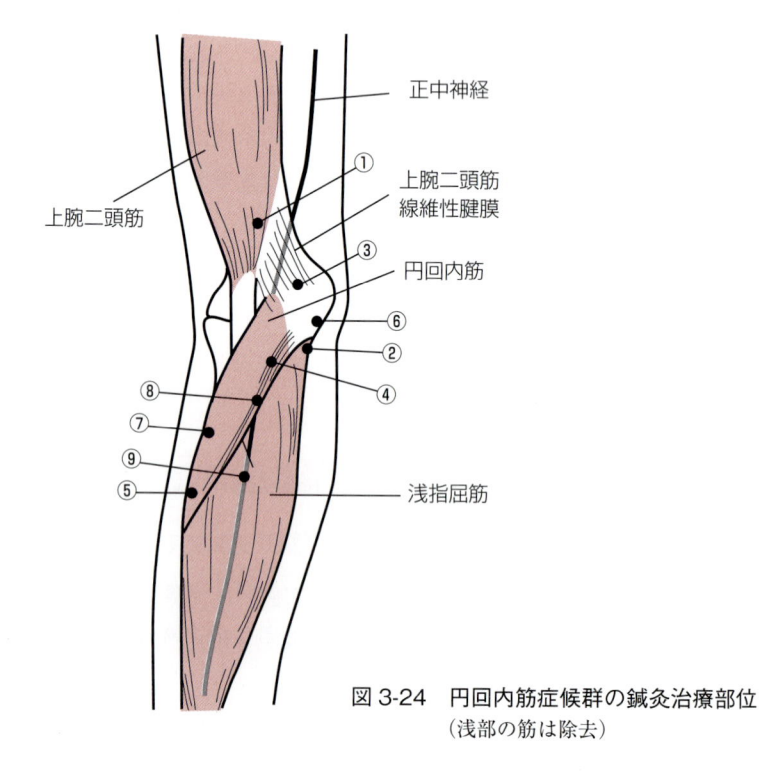

図3-24 円回内筋症候群の鍼灸治療部位
（浅部の筋は除去）

伝統鍼灸

　手関節の屈伸，前腕の回旋を過度に行う運動や労働の負荷によって，肘部の経筋や経脈が損傷して起こる．また，風寒湿邪の侵襲により痺証（肘痺）となって生じる．女性では気血不足や血瘀，気滞のために気血の運行が悪くなり，加えて体質的に筋力が弱くて，過度の運動や労働によって生じやすい．なお壮年者や高齢者は加齢で肝腎が虚損して，筋骨が弱って生じる場合もある．

①手少陰経筋，厥陰経筋，太陰経筋，手太陽経筋における滎穴・兪穴の反応をみて，経筋病を判断する．

②経筋走行上の圧痛部を按じて運動時の痛みが軽減するなら，その経筋に異常があり，それらの部位に刺鍼する．

③運動時痛以外に，安静時に鈍痛や手のしびれがある場合は手少陰心経・厥陰心包経・手太陰肺経，手太陽小腸経などの経脈病であるため，曲沢，少海，孔最，小海に刺鍼する．局所以外の配穴を考慮し，背部兪穴などにも施術する．

④気血不足，血瘀，気滞がある場合は，気血の運行を改善するための治療を加える．また，筋会である陽陵泉も加える．

4. 前骨間神経症候群　anterior interosseous nerve syndrome

概　念

①正中神経本幹は円回内筋の2頭間を通過し，浅指屈筋腱アーチに入る．正中神経はこの部位で前骨間神経を分岐し，示・中指の深枝屈筋，長母指屈筋，方形回内筋を支配する．

②前骨間神経麻痺とは，正中神経の枝である前骨間神経が何らかの原因により絞扼され，その支配領域に運動障害が生じた状態である．発生原因としては，（1）上腕骨顆上骨折など肘周辺部の外傷に合併し発症する場合，（2）ガングリオン，浮腫，また外傷に伴って生じる場合，（3）上腕二頭筋長頭腱膜，円回内筋部，浅指屈筋近位部での圧迫による場合，（4）神経炎により，生じることがあるが，その原因は不明である．

症　状

①本症は発症する数時間〜数日間前に疼痛，灼熱感が先行し，それらが消失すると麻痺が出現することが多い．

②前骨間神経は純運動神経のため感覚障害は認めない．

③病態が進行すると母指IP関節と示指DIP関節の屈曲が不能となるため，つまみ動作が障害される．

診　断

①患者に母指と示指を用いて正円を作らせるよう指示（perfect O test）すると，長母指屈筋の麻痺のため母指IP関節の屈曲不能および，示指の深指屈筋の麻痺のため示指DIP関節の屈曲が不能となる（図3-25）．この場合，涙のしずくのような形を呈するため特有なつまみ動作を

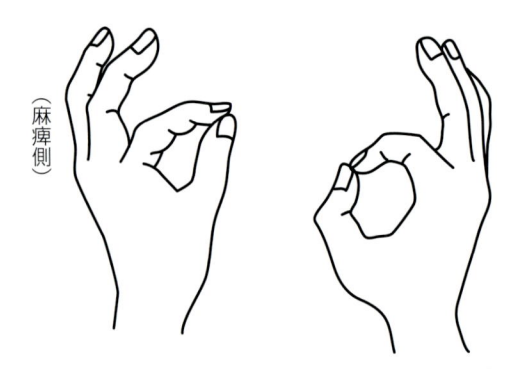

図 3-25　前骨間神経麻痺の母指・示指のつまみ動作
(perfect O テスト)

示す．また，本症は純運動神経障害のため他の絞扼神経障害とは異なり，チネル様徴候は認めない．
②ガングリオンなど空間占拠病変の特定に MRI が有用である．また本症は外傷に起因する場合があるため，単純 X 線写真を用いる．
③不全麻痺では前記の症状が明確に出現していないこともあり，確定診断を得るには筋電図検査によって長母指屈筋，示指深指屈筋，方形回内筋の脱神経電位を証明し，正中神経本幹に障害がないことを神経伝導速度検査から確認することが必要となる．

治　療

整形外科

①前骨間神経麻痺の多くは保存療法で改善する．局所の安静と拘縮予防のための他動運動を主とし，約 6 カ月間は経過観察を行う．
②保存療法で回復が見込めない症例に関しては，圧迫や絞扼除去のための手術の適応となる．

現代鍼灸

円回内筋症候群に対する鍼灸治療に準ずる（p72）．

5. 手根管症候群　carpal tunnel syndrome

概　念

①手根管内屈筋腱の滑膜炎，ガングリオン，コーレス（Colles）骨折，血液透析後のアミロイドの沈着などによって手根管内が狭くなり発症することが多い（図 3-26）．
②ときに直達外力による血腫形成，あるいは骨折による神経の牽引などにより生じることもある．

症　状

①中年女性に多く，ときに関節リウマチなどと合併することがある．
②疼痛，ことに夜間痛，しびれなどの感覚異常，進行すると短母指外転筋や母指対立筋の筋力低下と萎縮が生じる．

図 3-26 手根管部の解剖

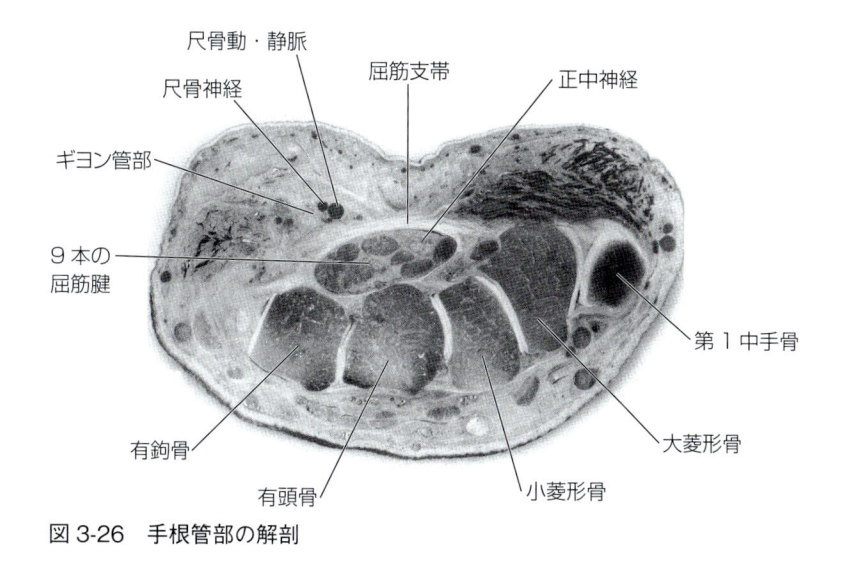

③手根管部で圧痛と叩打によるしびれ感や放散痛を認める．

診 断

①手関節の掌側の叩打による放散痛（チネル様徴候）が認められる．
②ファーレン（Phalen）テスト（手関節掌屈位を約1分間保持すると正中神経支配域に知覚障害が増強する）が陽性となる（図 3-27）．
③筋電図所見，神経伝導速度検査を行い確定診断する．下位運動ニューロン疾患，重複神経障害（頚椎部など），内分泌異常などを鑑別する．
④X線手関節2方向と手根管撮影により骨性因子を検索する．また頚椎X線所見により頚部からの症状を除外する．

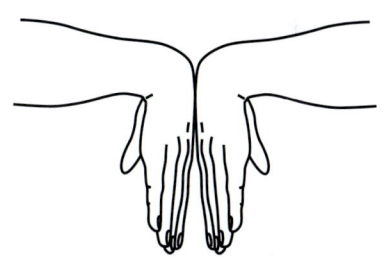

図 3-27 手根管症候群とファーレンテスト（wrist flexion）

治 療

整形外科

①手関節中間位の夜間副子を使用する．
②ステロイド剤の局所注射．注射針はごく細いものを用い，神経の損傷を防止する．
③筋萎縮や知覚障害の改善されないものは，手術により屈筋支帯を十分に切開して絞扼部の除圧を図る．

現代鍼灸

①図 3-28 に主な刺鍼ポイントを示す．
②手関節掌側横紋から5～6mm末梢部に刺鍼する（①）．この部位は手根管部の中で最も絞扼されやすくチネル様徴候が出現することが多い．あるいは，絞扼部よりも近位（橈側手根

屈筋と長掌筋の間）から鍼を刺入し，正中神経に接触させる（②）．
③手根管部の計9本の腱・腱鞘の炎症・浮腫が症状を増悪させている場合がある．この場合には，前腕屈筋群の起始部である上腕骨内側上顆や尺骨掌側面，それらの筋腹，筋腱移行部への刺鍼が効果を示す（③〜⑥）．
④効果を示さない場合には，さらに手根管部や手根管近位部の神経走行上，あるいは手根管部を通過する腱に該当する筋部へ鍼を2本刺入し低周波鍼通電療法を試みる．手根管部への温灸も試みる価値がある．また，当該神経に関わる脊髄神経の後枝支配領域への刺激（C6〜8，T1高位の傍脊柱部への刺鍼）が効果を示す場合もある．後枝支配領域への施術方法および理論に関しては傍脊柱部刺鍼の項（p86，87）を参照されたい．

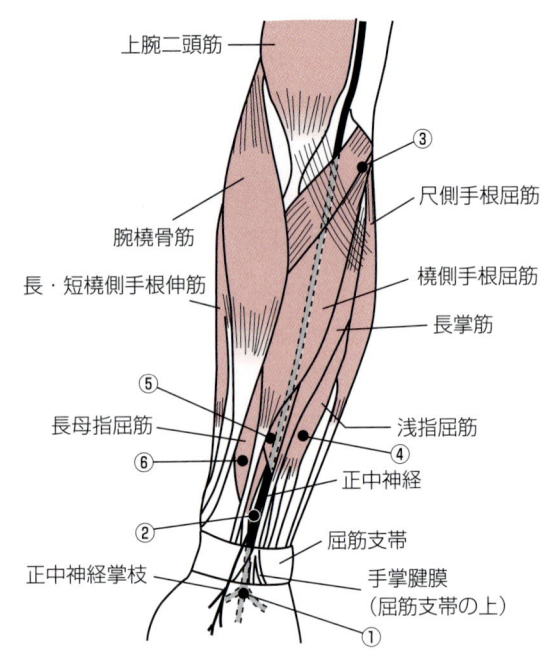

図 3-28　手根管症候群の鍼灸治療部位

伝統鍼灸

本症は瘀血や痰飲が関与して生じる．これらに労働過度や加齢，外傷や風寒湿邪などの要因が合わさって，経脈病や経筋病などが起こる．
①手厥陰心包経や手厥陰経筋の病証には，大陵，内関，間使，労宮，走行上の阿是穴（最も圧痛がある経穴）などを用いる．
②肺経病や手太陰経筋病は，太淵，魚際を用いる．
③大腸経病や手陽明経筋病は，二間，三間，合谷などを用いる．また環指のしびれや痛みには神門，少府などを用いてもよい．細い鍼で置鍼する．もしくは皮内鍼を行う．
④慢性に移行した場合は，経脈病や経筋病の治療を行う前に，血瘀証や痰飲証への治療が必要となる．

6. 橈骨神経障害　radial nerve neuropathy

概　念

①橈骨神経は腕神経叢の後神経束（第5，6，7，8頚神経，第1胸神経）から鎖骨下部で腋窩神経とともに起始し，腋窩神経と分かれた後，後上腕皮神経と上腕三頭筋枝を出して，上腕深動脈とともに内側から外後方へと回り，上腕骨の神経溝に沿ってラセン状に下降する．すなわち，橈骨神経は上腕三頭筋の外側頭および内側頭の付着部の間にある橈骨神経溝において上腕

骨と接している．橈骨神経はさらに下降して上腕骨の外側に至り，前方へ回旋して外側筋間中隔の中を通り，上腕筋と腕橈骨筋の間に入り，これに筋枝を送り，さらに長橈側手根伸筋と肘筋とに筋枝を出し，上腕骨外側上顆の高さで感覚枝の浅枝と運動枝の深枝（後背間神経）に分かれる．分枝後，深枝は短橈側手根伸筋の起始部の下を通る．浅枝は腕橈骨筋の内面に沿って走り，橈骨動脈の外側を下降して，前腕の中枢 2/3 付近で背側皮下に出て手背に達する．深枝は短橈側手根伸筋と回外筋に分枝を送った後，さらに下降して回外筋の筋縁の線維性腱（膜）弓（フローゼ（Frohse）のアーケード）に入る．深枝はこの部を通り抜け前腕背側に至り，骨間膜部に達する．深枝はここでさらに2つの枝に分かれ，1枝は尺側手根伸筋，固有小指伸筋，総指伸筋に分枝を送る．他の枝は骨間膜の背側を下り，長・短母指伸筋，長母指外転筋，固有示指伸筋に分枝を送る（図 3-29）．

②橈骨神経麻痺は非開放性損傷によって生じることが多く，その代表的なものには，(1)上腕骨骨幹部骨折に合併するもの，(2)睡眠時における上腕部の圧迫によるもの，(3)上腕部への薬剤注射によるもの，(4)絞扼神経障害による後骨間神経麻痺などがある．

③橈骨神経の障害は，肘より近位の損傷を高位麻痺，遠位の損傷を低位麻痺という．

症　状

①高位麻痺では，母指・示指間の背側にしびれを訴える．上腕三頭筋，肘筋，腕橈骨筋，長橈側手根伸筋およびそれ以下の筋の機能障害が生じるため，症状が重度の場合は手関節の背屈，指の伸展，母指の外転が不能となり，いわゆる下垂手（drop hand）を呈する．

②低位神経麻痺では，母指の伸展・外転および他指のMP関節の伸展が不能となるが，手関節の背屈は可能であり下垂指（drop finger）を呈する．しかし尺側手根伸筋が麻痺し，橈側手根伸筋の機能は残存するため手関節は橈側に背屈する．また，後骨間神経は運動枝のため感覚障害やしびれ感を認めることはない．症状が進行すると後骨間神経支配筋の筋萎縮が生じる．このフローゼのアーケードでの神経絞扼は回外筋症候群や後骨間筋麻痺ともいわれる．

診　断

①チネル様徴候が陽性となるため，神経絞扼部位を叩くことによって橈骨神経支配領域に放散痛が出現する．また本症は下垂手または下垂指を呈するが，虫様筋，骨間筋の作用により指IP関節の伸展が可能となるため留意する．

②骨折や脱臼などが起因となる場合はX線像を確認する．ガングリオンなど占拠性病変が疑われる際は，MRI，超音波検査を行う．

③筋電図検査を用いることにより神経障害のレベルや程度を確認する．

第3章　肘・手，Ⅲ．絞扼神経障害

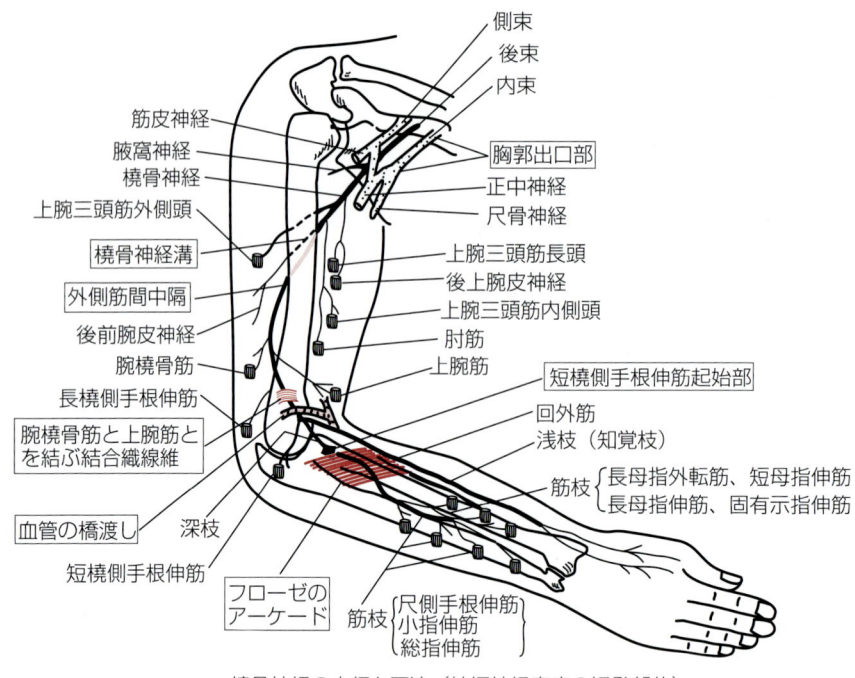

a：橈骨神経の走行と圧迫（絞扼神経麻痺の好発部位）

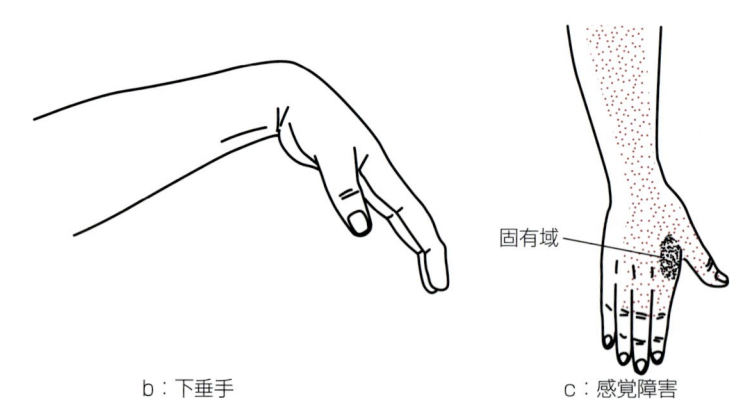

b：下垂手

c：感覚障害

図 3-29　橈骨神経の走行（a）と下垂手（b）

治　療

整形外科

①圧迫性の神経障害の場合，大半は自然回復が見込めるため保存療法が原則となる．関節可動域（ROM）訓練，物理療法を用いて拘縮予防，筋萎縮予防を図る．また下垂手（指）が著明な場合では良肢位を保持するため装具を活用する（図 3-30）．

②約3カ月経過観察をし，改善がみられない場合は手術療法を考慮する．

③開放性損傷や占拠性病変によるものは，それぞれの病態に準じて神経縫合術，神経移植術，腱移行術などが選択される．

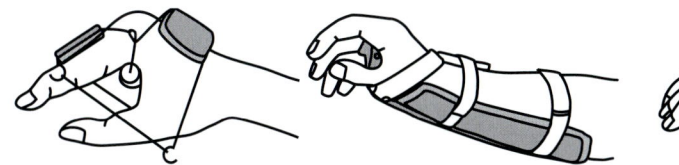

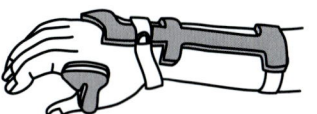

a：MP関節を屈曲位に矯正する knuckle bender 装具　b：橈骨神経（高位型）麻痺用の手背屈装具　c：正中神経高位麻痺用の長対立装具

図 3-30　手部の装具

現代鍼灸

橈骨神経深枝障害（後骨間神経麻痺）の刺鍼ポイントを図 3-31 に示す．
橈骨神経浅枝障害の刺鍼ポイントを図 3-32 に示す．

1）橈骨神経深枝障害（後骨間神経麻痺）

①回外筋の起始・停止部，あるいは筋腹の硬結部や圧痛部に行うと効果的である（①〜③）．また，回外筋の浅層と深層の間で丁寧に刺鍼転向を行い，橈骨神経の深枝に接触させることも重要な治療となる（④）．

②効果のみられない場合には，フローゼのアーケード通過部よりも近位の神経走行上に刺鍼を試みる．あるいは，橈骨神経走行上や回外筋部に鍼を2本刺入し，低周波鍼通電療法を行う．

③上記の治療で効果を示さない場合には，回外筋部への温灸も試みる価値がある．また，当該神経に関わる脊髄神経の後枝支配領域への刺激（C5〜8，T1高位の傍脊柱部への刺鍼）が

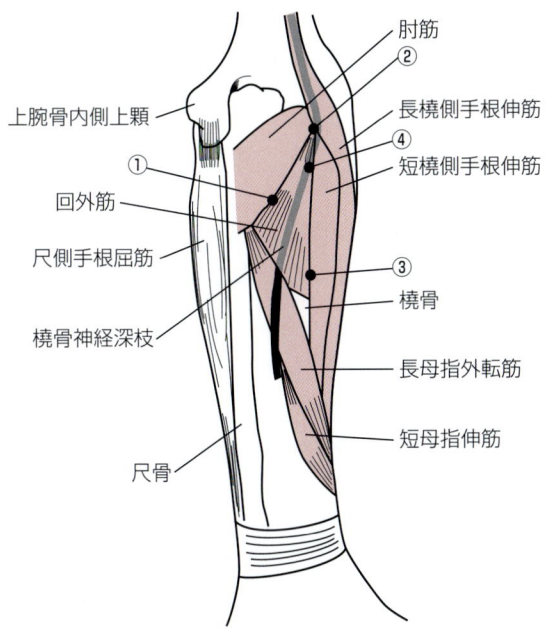

図 3-31　橈骨神経深枝障害に対する鍼灸治療部位

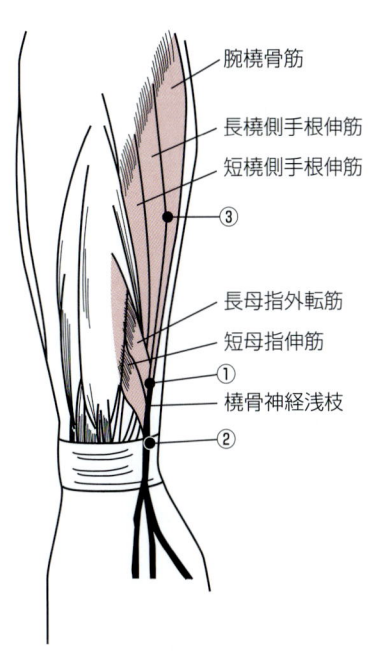

図 3-32　橈骨神経浅枝障害に対する鍼灸治療部位

効果を示す場合もある．後枝支配領域への施術方法および理論に関しては傍脊柱部刺鍼の項を参照されたい．

2) 橈骨神経浅枝障害

①チネル様徴候の出現部へ刺鍼するが，感覚神経本幹は鍼が接触すると皮膚表面に鋭い痛みを自覚するため，症状が軽度の場合には神経幹に接触させず，近くまでの刺入に留める．症状が強い場合には神経幹に接触させた方が効果を得ることが多い（①②）．

②橈骨神経浅枝障害と関わりの深い腕橈骨筋は，上腕骨外側顆上稜から起始し橈骨茎状突起に停止する．したがって，この筋の起始・停止，筋腱移行部，筋腹の硬結・圧痛部への刺鍼が効果を示すこともある（③）．

③上記治療で効果の得られない場合に，障害部よりも近位の橈骨神経走行上への刺鍼や，腕橈骨筋部への低周波鍼通電療法を試みる．

④橈骨神経浅枝は表層に位置するため，絞扼部等への温灸も効果的である．また，当該神経に関わる脊髄神経の後枝支配領域への刺激（C5～8，T1高位の傍脊柱部への刺鍼）が効果を示す場合もある．後枝支配領域への施術方法および理論に関しては傍脊柱部刺鍼の項を参照されたい．

伝統鍼灸

主にしびれを伴うために経筋病単独でなく，経脈病と複合した病証となる．外傷では上腕部の打撲や骨折により瘀血として起こり，睡眠時の上腕部の圧迫は気血の阻滞によって起こる．

①血瘀証は気血の運行を良くするために，合谷，三陰交，膈兪に置鍼する．抜鍼時に瀉法し，厥陰兪から膈兪までの硬結・緊張を細い鍼で浅く刺鍼する．また，肩背部の硬結・緊張がとれない場合は温灸を行う．

②痰湿証は肺脾の調和を調えるために，足三里，陰陵泉，中脘，肺兪，脾兪に刺鍼する．

③高位麻痺であれば，手陽明大腸経病は合谷，曲池，手五里，手少陽三焦経病は外関，天井，清冷淵，消濼などに刺鍼する．

④低位麻痺であれば，手太陰肺経病は列欠と孔最，手陽明大腸経病は合谷，偏歴，温溜，手三里，手少陽三焦経病は外関，天井，清冷淵，消濼などを用いる．

⑤他指のMP関節の伸展不能は大腸経病と三焦経病と考え，上記の配穴を用いる．

⑥睡眠中の腕の圧迫による発症では，過度の疲労や頚肩部のこりなどを伴うこともある．発症前から気血の運行が悪くて，罹患しやすい状態であった可能性もあるため，気血津液や臓腑の病証をふまえた治療が必要である．また，飲酒後や寒冷環境における睡眠中の圧迫は痰湿証や痺証を考慮に入れて治療する．なお症状の程度によって予後が異なる．

第4章
腰部・体幹

総 論

1. 腰部・体幹

　脊椎は頚椎7・胸椎12・腰椎5・仙骨・尾骨から構成され，生理的に頚椎前弯，胸椎後弯，腰椎前弯を認める．

①脊柱管内には，硬膜に包まれた脊髄神経が通り，硬膜内は脊髄液で満たされている．脊髄神経は腰椎上縁で脊髄円錐となり，馬尾神経に変化する．各椎間からは，対称性に神経根が出ていく（図1-1参照）．

②問診を丁寧に行い，内臓疾患との鑑別診断が重要である．運動器である脊椎の退行性変性によ

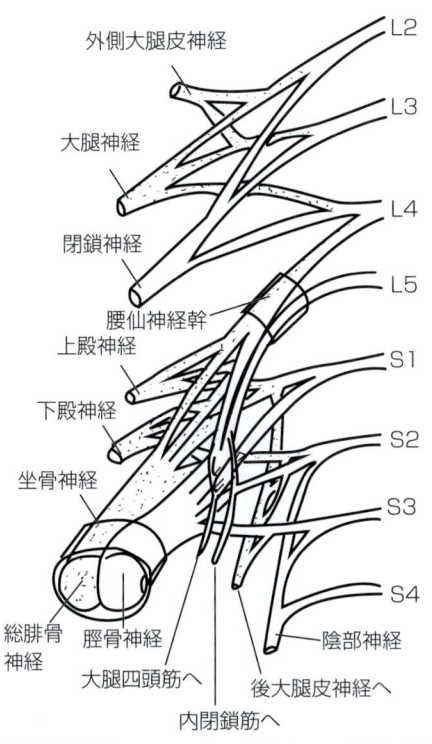

網目の部分は，posterior division，あるいはそれに由来する神経．
a：腰仙神経叢の解剖と神経支配[9]

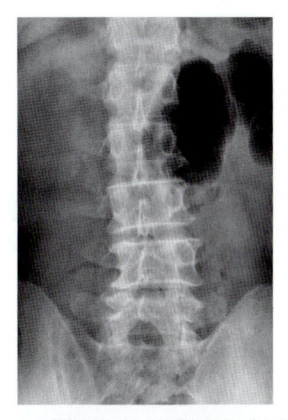

b：腰椎単純X線正面像（正常）

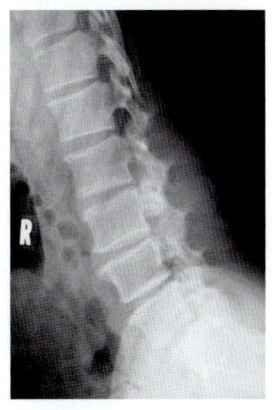

c：腰椎単純X線側面像（正常）

図4-1　腰仙神経叢と腰椎X線像

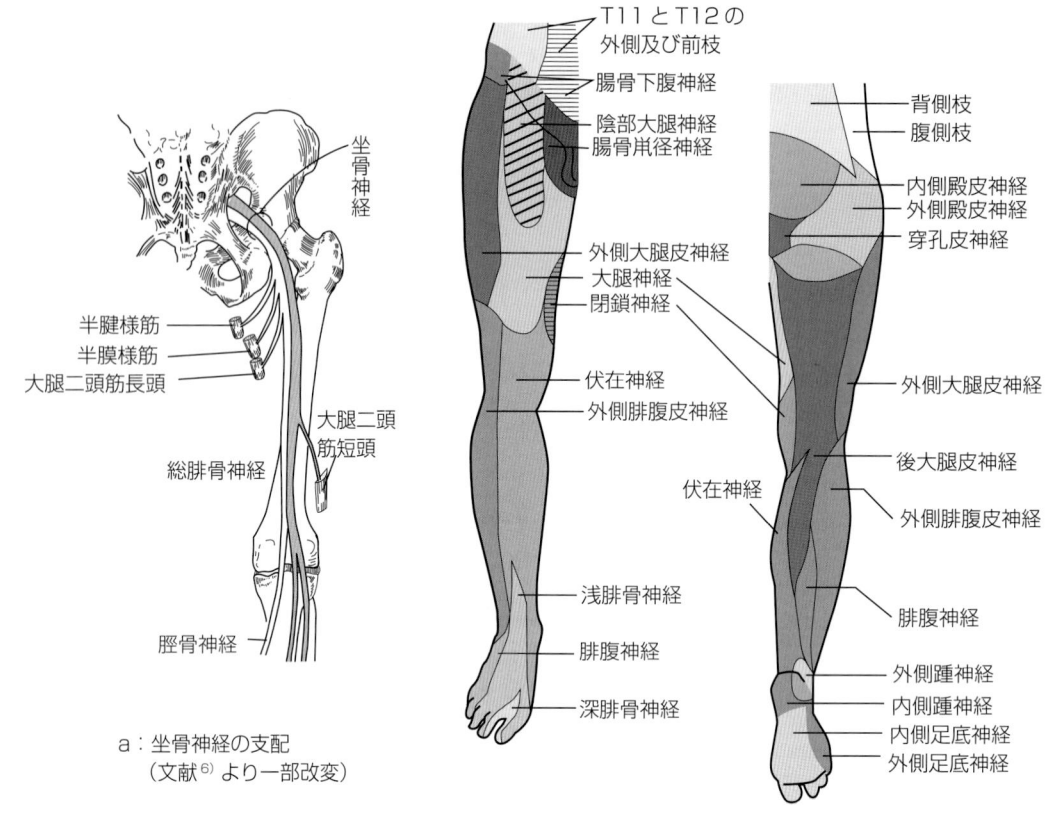

第4章　腰部・体幹

a：坐骨神経の支配
（文献6）より一部改変）

b：下肢の感覚神経支配9）

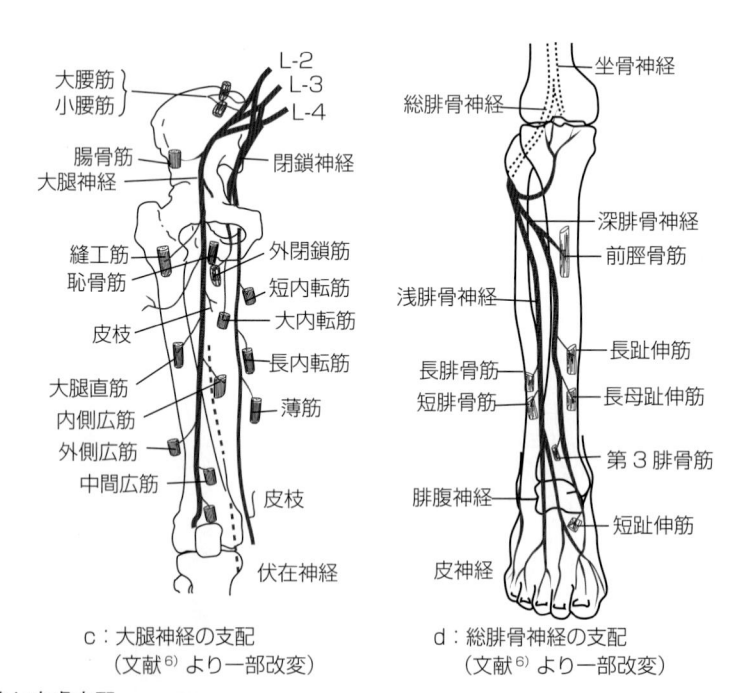

c：大腿神経の支配
（文献6）より一部改変）

d：総腓骨神経の支配
（文献6）より一部改変）

図4-2　神経の筋と皮膚支配

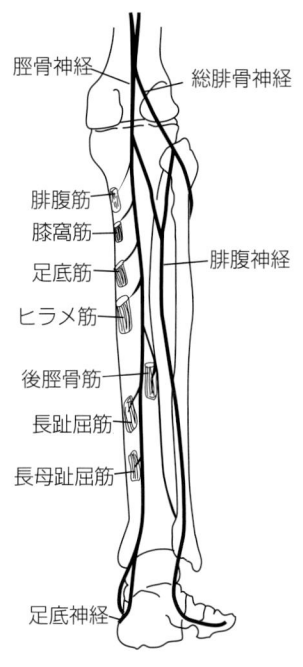

e：脛骨神経の支配
（文献6）より一部改変）

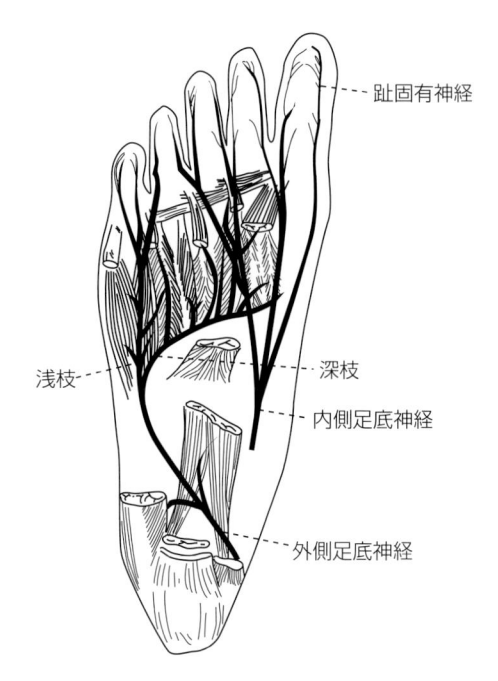

f：足底神経（内側および外側足底神経）の支配
（文献9）より一部改変）

図4-2　（つづき）

る疾患では，動作時に痛みが増強し，安静時には軽快，消失する．内臓からの痛みの場合は，安静時にも軽減せず，姿勢と関係しない．腰背部痛では尿管結石，解離性大動脈瘤，肺癌，胃潰瘍の放散痛などを，まず除外診断することが肝要である．

③脊椎の疾患で，疼痛が軽快せず，長期間持続・増悪する場合は，感染による炎症や腫瘍などの重篤な疾患を疑い，精密検査が必要である．

④診断には，理学的所見から神経症状を把握する（図4-1-a, 2）．画像診断（図4-1-b, c）に加えて，疾患により血液検査も重要である．

2. 腰部・体幹の疾患

1) 理学的診断

①患者の立位の姿勢と歩容を観察する．腰の前屈，後屈，側屈，回旋運動の可動域を計測する．

②患者を仰臥位にし，下肢伸展挙上（SLR：straight-leg raising）テストを行う（図4-3）．挙上時に大腿後面への疼痛を誘発したら陽性である．

③反射（膝蓋腱反射，アキレス腱反射）を調べる．低下・消失で，腰髄神経根の障害を，亢進の場合は中枢（頸髄，胸髄）での障害を考える．

④両下肢の知覚を調べる．

⑤筋力テスト（母趾の背屈，底屈）を行う．神経根障害の場合は，各々の神経が支配する知覚領

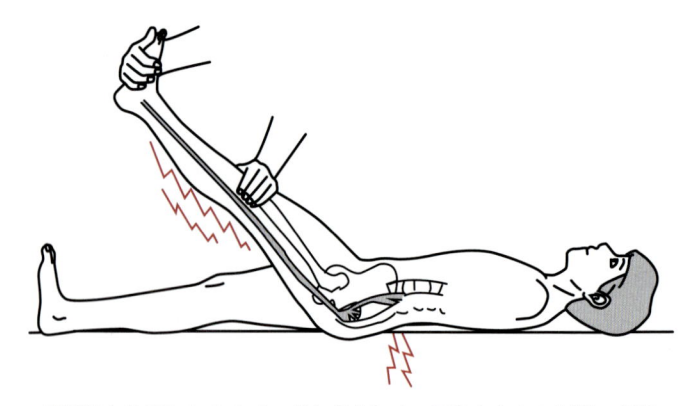

膝関節を伸展したままベッドから少しずつ下肢をもちあげる．根性坐骨神経痛が誘発される（陽性の場合は下位腰椎椎間板ヘルニアが疑われる）．

図 4-3　下肢伸展挙上（SLR）テスト

域と運動領域に麻痺が起こる（図 4-4）．
⑥両足背動脈の触知を確認する（血管障害との鑑別）．
⑦股関節を開排し，股関節に疼痛がないことを確認しておく〔パトリック（Patrick）テスト〕．
⑧患者を腹臥位にし，棘突起の圧痛をみる．圧痛がある場合，同部での新鮮圧迫骨折や骨，椎間板病変を考える．両側の傍脊柱筋の圧痛をみる．
⑨坐骨神経に沿って殿部，大腿後面，下腿の圧痛をみる．
⑩腹臥位で膝関節を十分屈曲し，大腿前面への放散痛をみる〔大腿神経伸展（FNS：femoral nerve stretch）テスト：図 4-5〕．陽性の場合，上位腰椎の神経根圧迫所見である．

2）画像診断

①単純 X 線像（図 4-1-b, c）：正面，側面，両斜位，最大前屈・後屈位側面の 6 方向を撮影する．正面，側面像で骨折の有無や椎間板変性の程度を，両斜位で分離の有無を，最大前屈・後屈側面で脊椎不安定性をみる．
②MRI：椎間板ヘルニア，脊髄神経圧迫の程度，新鮮圧迫骨折，早期の転移性骨腫瘍，感染による炎症の診断に有用である．
③CT：骨折，後縦靱帯骨化，黄色靱帯骨化，骨腫瘍に有用である．脊髄造影後にも用いる．
④脊髄造影：腰椎麻酔の要領で，硬膜内に専用の造影剤（水溶性ヨード剤）を注入し，狭窄の状態を動的にみる．立位前屈位で造影剤が通過しない場合は強度の狭窄を示す．造影後 CT と併用する．
⑤椎間板造影：後側方から椎間板に針を刺して造影剤を注入し，疼痛の再現性を確かめ，病巣の高位診断を行う．造影後 CT と併用する．MRI の普及により，頻度が低くなっている．

総論—2. 腰部・体幹の疾患

図4-4 椎間板ヘルニアの発生高位と症状

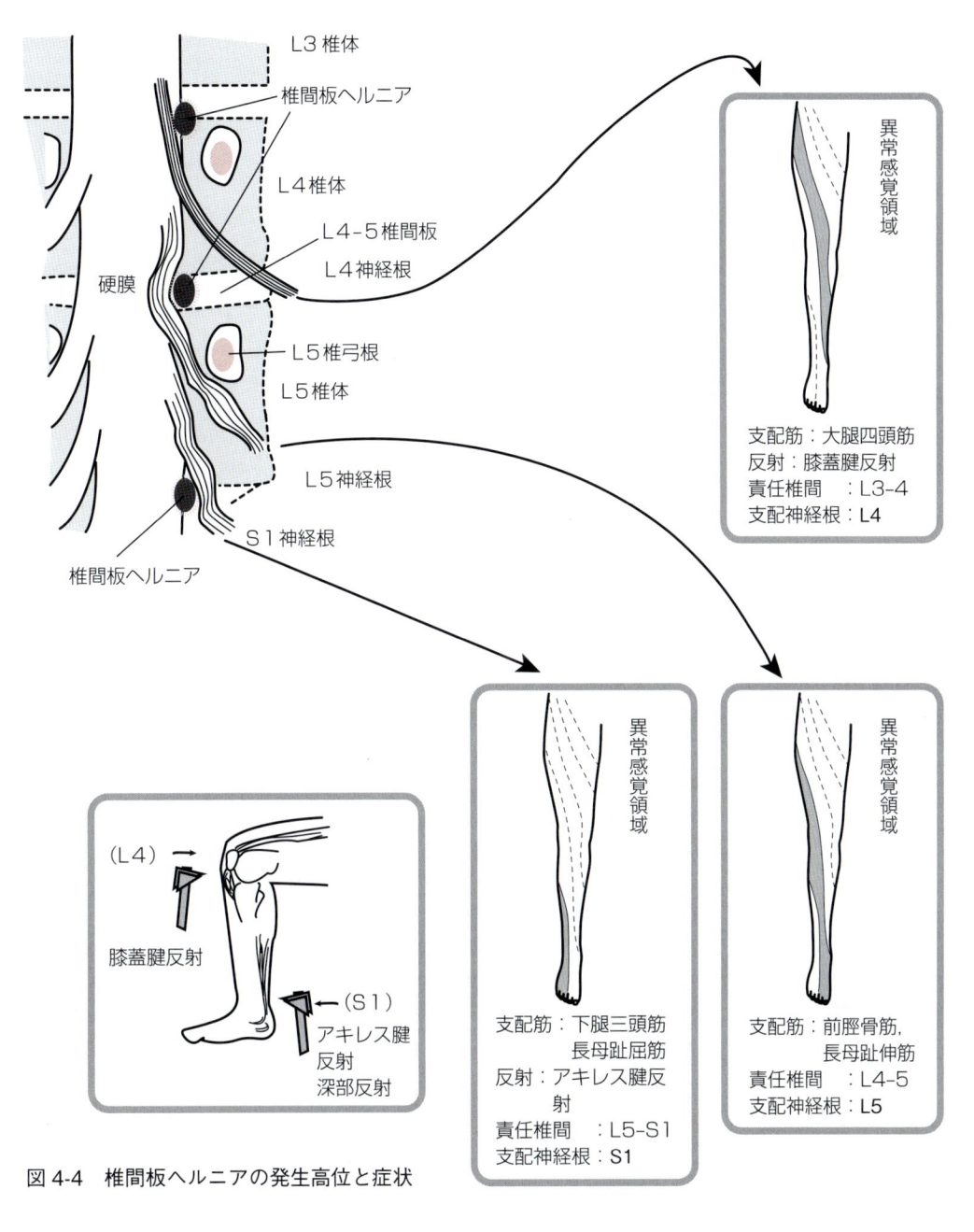

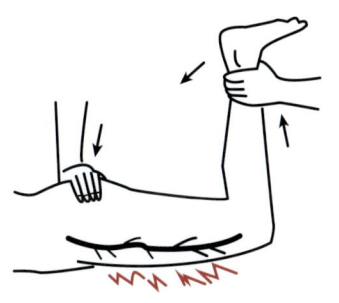

異常感覚領域
支配筋：大腿四頭筋
反射：膝蓋腱反射
責任椎間：L3-4
支配神経根：L4

異常感覚領域
支配筋：下腿三頭筋，長母趾屈筋
反射：アキレス腱反射
責任椎間：L5-S1
支配神経根：S1

異常感覚領域
支配筋：前脛骨筋，長母趾伸筋
責任椎間：L4-5
支配神経根：L5

(L4) 膝蓋腱反射
(S1) アキレス腱反射
深部反射

図4-5 FNSテスト

患者の骨盤を固定し，患肢の股関節を伸展させる．もしくは膝を屈曲させると大腿神経の刺激で大腿前面に放散痛を生じる．陽性の場合，上位腰椎椎間板ヘルニアを疑う．

3）血液検査

①感染ではCRP，血沈が亢進する．
②アルカリフォスファターゼが高値の場合，骨融解（転移性骨腫瘍など）を疑う．
③高齢者の腰痛では，多発性骨髄腫（multiple myeloma）にも注意を要する（貧血，赤沈亢進，γグロブリン上昇）．

現代鍼灸

　腰痛に対する現代鍼灸のアプローチの総論では，腰痛と腰部障害に伴う下肢症状に大別し，それぞれの症候に対する鍼灸治療法について解説する．

1）腰痛に対する鍼灸治療

（1）障害高位傍脊柱部への刺鍼

　最初に症状，理学所見，画像所見から「障害高位の特定（障害されている脊椎・神経根レベル）」を行い，次に「棘突起の触診」を行う．それらの情報を踏まえて最終的に「障害高位傍脊柱筋部の触診」を行い，治療部位を決定する．

① X線，MRI等の画像診断，患者の訴える症状部位，反射所見・徒手筋力検査（MMT）・知覚検査等の神経学的異常所見，棘突起の圧痛・叩打痛，階段状変形の有無等から，障害高位を特定する．
②棘突起の不整を触診する（上下に連続する棘突起の「並び」について，不整な高位の有無を触察する）．できるだけ広範囲に行う．この触察は腰椎の生理的前弯の状況を知ることはもちろんであるが，微妙な棘突起の前後・左右方向への変位を知ることを目的としている．
③棘突起から外方4cm程度までの傍脊柱筋（脊柱起立筋）の触診を行う．棘突起の触察と同様に広範囲に行う．特に，特定した障害高位，また，不整を認識した高位について入念に行う．触診によって求める反応は，主には硬結・緊張である．しかし，軟弱・陥凹・弛緩といった所見も見逃してはならない．コツは，最初は大まかに軽く擦るように触診し，指の圧力を徐々に変化させ強弱をつけながら，疑わしい箇所は入念に行うことである．これらの過程で捉えた反応部位は治療点となるので，触診時に反応部の深度，および硬結・緊張を捉えた触診時の指圧方向を記憶しておく．
④鍼の刺入は，触診により確認した反応部（硬結，緊張など）まで到達させる．したがって，触診時に捉えた反応部位，深度，指圧方向が非常に重要であり，正確に刺鍼するには「押し手」の安定が大切となる．10分程度の置鍼の後に再度触診を行い，反応の変化がみられない場合には，同一部に鍼を再度刺入し，雀啄術等を行う．反応部位は置鍼後に変化することがある．
⑤灸治療に関しては，鍼と異なり反応部の深度，指圧方向を注意する必要はなく，反応部に相当する皮膚部に行う．鍼治療で難渋する患者に対して効果を示す場合も多い．
⑥脊椎周囲の神経支配を理解することが重要である（図4-6）．傍脊柱筋部への鍼は，脊柱起

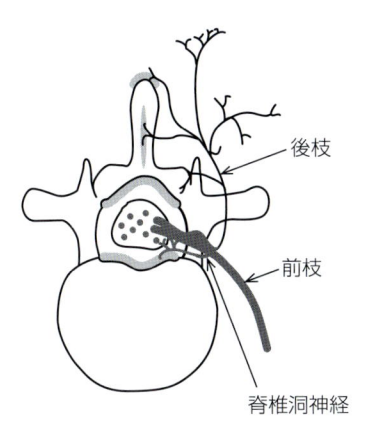

図 4-6　脊椎周囲の神経支配　　　図 4-7　椎間関節刺鍼部（○印）

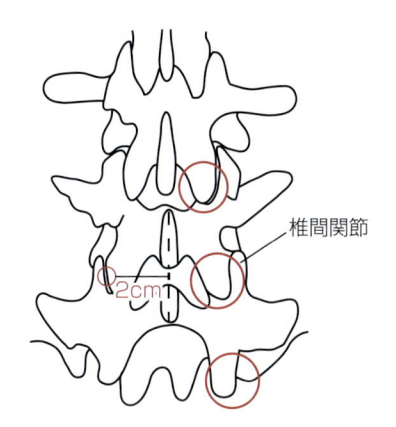

立筋（回旋筋，多裂筋等）に刺入されることが多く，これらの刺激は筋への直接刺激はもちろんのこと，結局は脊髄神経の後枝を刺激していることになる．この後枝への刺激は，同高位で分枝した後枝の他の支配領域，脊椎洞神経，前枝の支配領域に反射性の影響を与える可能性が高い．その結果，同一高位に支配されている椎間板周囲，椎間関節，靱帯，神経根周囲，前枝支配領域の痛み，循環等に影響を与え，症状の改善に関与すると考えられている．

(2) 椎間関節部への刺鍼

①椎間関節は解剖学的には，上下棘突起間の外方 2cm 程度の深部に存在する．深さは一般的には 3〜4cm 程度である．また，椎骨の大きさは，L5 と比較すると L1 は小さく，椎間関節の位置も L5〜S1 間と比較してより上位の椎間関節は内側に変位する（図 4-7）．

②上記の刺鍼部位に直刺で刺入する方法が最も簡便である．椎間関節まで鍼を刺入することが目的であるため，直刺による刺入点よりも外側から内側に向けた斜刺など，方法は変化させることができる．痛みが軽度，あるいは刺激に敏感な患者に対しては単刺や置鍼術を行う．痛みの程度が強い場合には雀啄術，場合によっては，同一部に鍼を2本刺入し，それらを電極として低周波鍼通電刺激を行うと効果が高い．しかし，急性炎症期にはあまり強い刺激にならないように注意する．

③椎間関節は脊髄神経後枝の支配領域であるが，椎間関節部への刺鍼は障害部を直接刺激することから，同一神経支配である障害高位傍脊柱筋部への刺鍼よりも高い効果が望める．しかし，その一方で椎間関節は滑膜性関節であることから，刺鍼による感染のリスクがある．このことから，まずは障害高位傍脊柱筋部への治療を優先し，効果のない場合に椎間関節刺鍼を試みる．

(3) 傍脊柱部以外の筋部への刺鍼

腰部には脊柱起立筋のみではなく，殿部を含めて多くの重要な筋が存在する．そのため，傍脊柱部以外の筋部に関連する腰痛も存在する．

①腰殿部筋を支配する神経が，腰椎部の障害により直接刺激され，筋痛として現れる．あるいは支配神経が直接刺激されなくても，関連痛として筋部に症状が出現する．

②腰椎のアライメントの変化等が腰殿部筋への負担を増加させ，筋疲労等により筋痛が出現する．
③筋自身が何らかの外力により損傷し，痛み等の症状が出現する．

　いずれの原因にしろ，それぞれの筋の神経支配，起始・停止，空間的位置関係，その筋の収縮による関節の可動方向を熟知した上で，圧痛，硬結，あるいはトリガーポイント等を検索する．筋の位置，収縮時の運動方向を考慮しながら，他動運動，自動収縮運動を行わせ，痛みに起因する筋を同定する必要がある．ある程度，原因筋を同定した後に，触診により，圧痛，硬結，トリガーポイント等を検索する．

（4）腸腰筋部への刺鍼

①腸腰筋は股関節および体幹の屈筋であると同時に腰椎を前方から安定化させる重要な筋であり，刺鍼部位が特殊である．
②この筋はL1～L4神経支配を受ける．このことから，これらの高位の神経根障害により緊張状態に異常をきたすことがある．また，腰痛・腰下肢痛が遷延すると，痛みを回避するために体幹を軽度屈曲させ，必然的に腸腰筋（特に大腰筋）を短縮・緊張させる．腰椎を安定化する筋である腸腰筋の異常は，腰痛をさらに増悪させる．
③特に慢性の腰痛を有し，トーマス（Thomas）テスト（図5-3参照）が陽性の症例には，その他の腰部への鍼治療に併せて腸腰筋への刺鍼を行うと有効なことが多い．
④腸腰筋部へ鍼が刺入できる部位は限られており，鼠径靭帯，縫工筋，内転筋群に囲まれた大腿三角部である．その中でも最も簡便でリスクの少ない刺入部位は鼠径靭帯の下で，大腿動脈外側である（大腿動脈内側は，大腿静脈が存在するため避けた方が無難である）．
⑤その他，腰部から腰椎の肋骨突起付近まで鍼を刺入する，あるいは大腿部内側で小転子部へ刺入する方法もあるが，深部まで鍼を刺入する必要があり，効果とリスクのバランスを考慮すると積極的に行う治療法ではない．

2）腰部障害に伴う下肢症状に対する鍼灸治療

　腰部障害に起因する下肢症状に対しては，上述の腰部への刺鍼に加えて，以下に示す下肢への治療を加えると効果的である．

（1）下肢末梢神経走行部への鍼灸治療

①患者の訴える症状，神経学的所見，画像所見（X線，MRI）等から，責任神経根，障害末梢神経を特定する．障害末梢神経が特定されれば，その神経の走行部はすべて治療点となり得る．
②基本的には，症状領域を支配する神経を特定し，症状出現部位よりも中枢側から刺激する．刺鍼方法は，症状が軽度な場合には必ずしも神経に接触する必要はなく，目標とする神経幹の近傍への刺鍼で十分な効果が得られる．慢性の経過を辿り，他の治療法でまったく効果が得られない症例に対しては，直接神経幹に接触した方がよい場合が多い．
③刺鍼のみで効果が得られない症例に対して，症状発現部位よりも中枢側の神経幹部に鍼を2本刺入し，それらを電極として低周波鍼通電刺激を行う方法もある．この場合，刺激量には

総論—2. 腰部・体幹の疾患

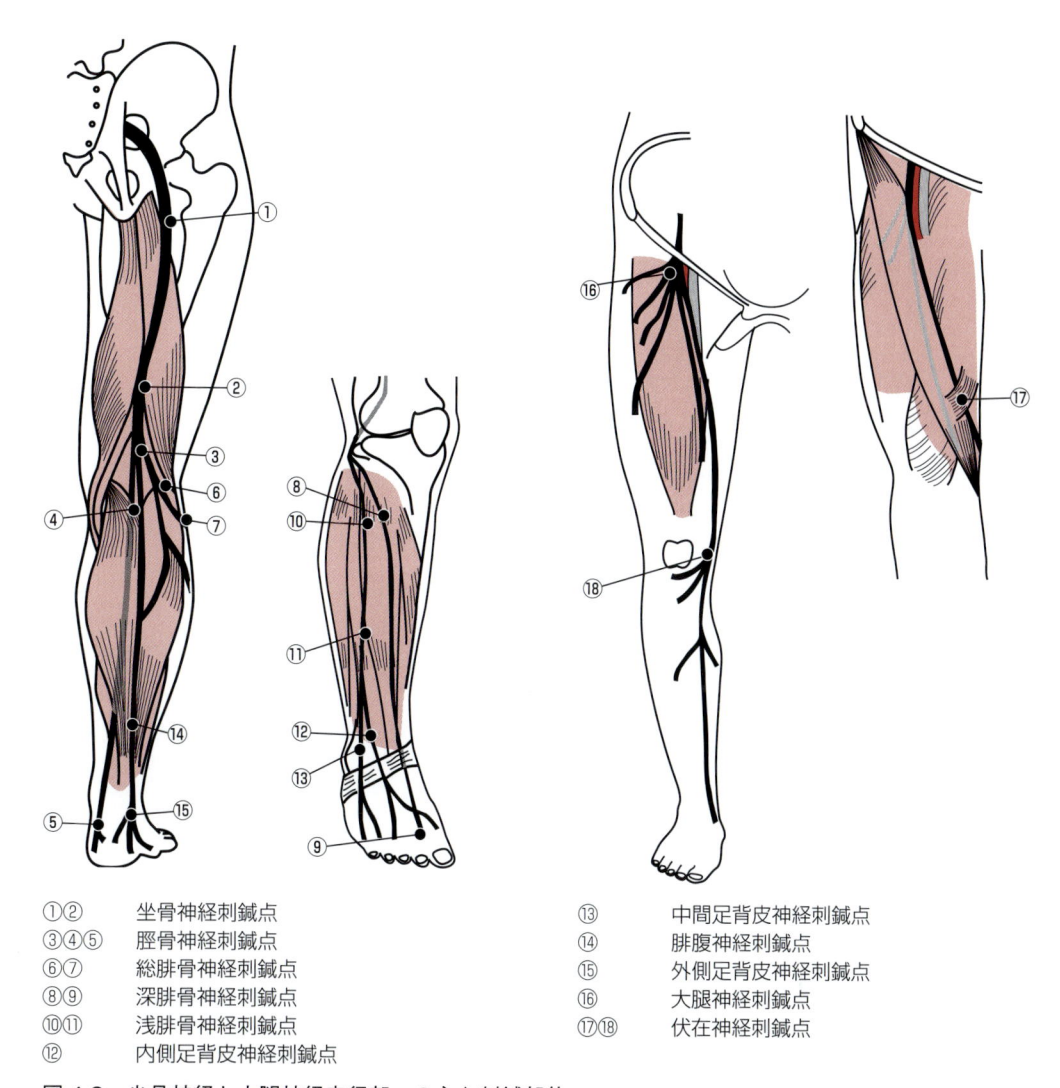

①② 坐骨神経刺鍼点	⑬ 中間足背皮神経刺鍼点
③④⑤ 脛骨神経刺鍼点	⑭ 腓腹神経刺鍼点
⑥⑦ 総腓骨神経刺鍼点	⑮ 外側足背皮神経刺鍼点
⑧⑨ 深腓骨神経刺鍼点	⑯ 大腿神経刺鍼点
⑩⑪ 浅腓骨神経刺鍼点	⑰⑱ 伏在神経刺鍼点
⑫ 内側足背皮神経刺鍼点	

図4-8 坐骨神経と大腿神経走行部への主な刺鍼部位

　十分な注意が必要である．これらの刺鍼部位で，特に表皮に近い神経走行部に関しては知熱灸や透熱灸も効果的である．

④神経走行部の中でも治療点として使用頻度の高い部位を図示する（図4-8）．

(2) 下肢筋群に対する鍼灸治療

①患者の訴える症状，神経学的所見，画像所見（X線，MRI）等から，責任神経根，障害末梢神経を特定し，基本的には，その支配筋が治療目標となる．目標とする筋の緊張，圧痛，硬結，あるいはそれらを含めたトリガーポイントを触診，および触診による患者の反応を指標に治療部位を決定する．

②また，筋に問題がある場合，目標とした筋が関連する関節を自動，他動で可動させ，触診を併せて行うと，治療点が絞り込みやすい．

③加えて，緊張筋を弛緩させたい場合，その筋の起始，停止部，あるいは腱移行部への刺激，または，拮抗筋への強刺激は有効に作用する．

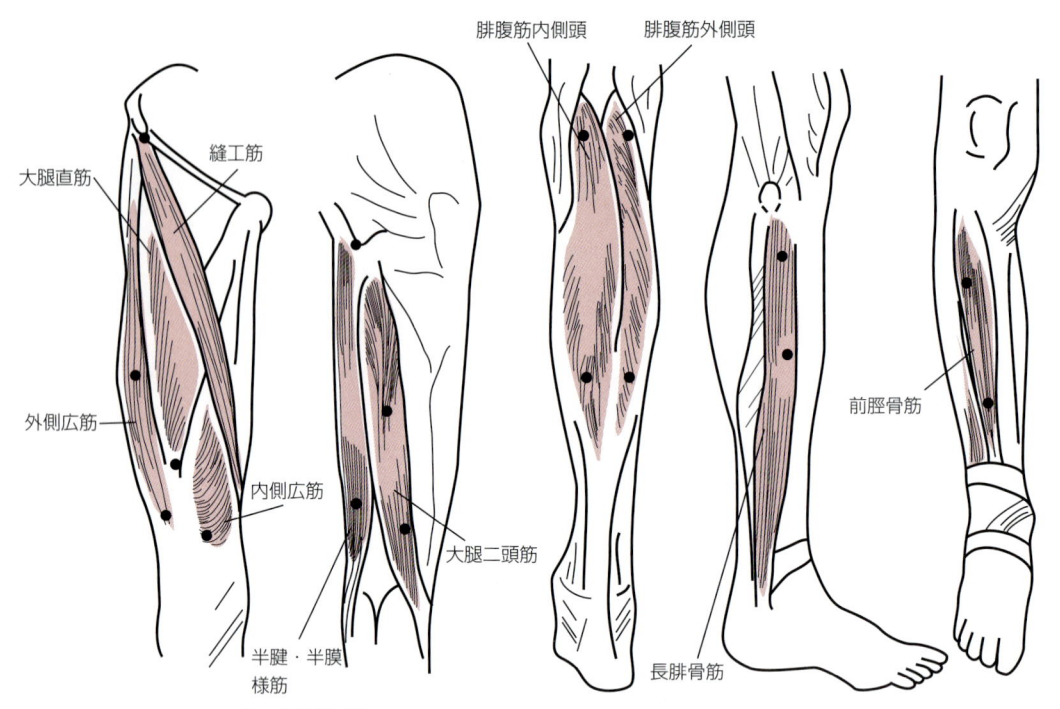

図4-9 下肢筋群への主な刺鍼部位

④下肢筋群に対する主な刺鍼部位は，図4-9を参照．

(3) 腰下肢症状に対するバイオメカニクス的鍼灸治療

①慢性の腰痛，腰下肢痛患者は，本人が自覚しないまま徐々に姿勢が変化してくる．その程度は，痛みや機能障害の程度，症状の部位・範囲，年齢，罹病期間，他の疾患の合併状況等により様々である．

②慢性の腰痛患者は腰椎前弯が消失（場合によっては後弯）する．腰椎前弯の消失，あるいは後弯は，胸椎後弯を増強し，前傾姿勢となる．その結果，自然な姿勢での立位，歩行は難しくなり，姿勢の維持には必然的に頚椎の前弯を増強する．また，体幹の重心を体幹中央に維持するために膝関節は屈曲する．膝関節の屈曲は必然的に股関節を屈曲させ，足関節は伸展（背屈）する（図4-10）．

③すなわち，頚部後側の筋は緊張し，股関節屈筋である腸腰筋は短縮・緊張する．膝部ではハムストリングスは短縮・緊張し，大腿四頭筋は伸張しながら緊張する．足関節では下腿三頭筋は伸張しながら緊張し，前脛骨筋や長母指伸筋・長趾伸筋は常に緊張した状態となる．さらには，胸・腰椎の後弯は，脊柱起立筋の機能を低下させ，腰部の安定を図るために腰方形筋や外・内腹斜筋が緊張する．このような状況での長期間の生活は，腰下肢症状を増強する可能性があり，さらには全身の症状を訴えるようになる．

④これらに対して，対症療法的，予防的にそれぞれの状況に対応して鍼灸治療を行うことは，患者にとって有益である．また，このような状態で，腰下肢部への鍼灸治療のみを行っていても，姿勢の変化に対して治療を施さなければ，腰下肢症状の軽減を得られない場合も多い．

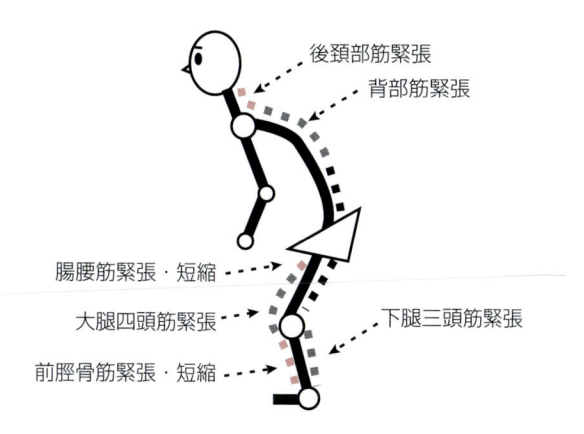

図4-10 慢性腰痛患者の一例

　個々の患者の状況を理解し，それぞれに対応した治療をしなければならない．
⑤鍼灸治療は一つひとつの治療は非常に微細な刺激である．その利点を活かして慢性的な腰下肢症状を有し，姿勢変化により広範囲に痛み等の症状を合併する患者の症状部位に対して治療を行うことは重要と考える．

(4) その他の鍼灸治療

　そのほかの特殊な治療法として，陰部神経鍼通電療法，神経根鍼通電療法がある．

伝統鍼灸

1) 東洋医学による腰下肢痛の病態の捉え方

　伝統鍼灸では，東洋医学の病態に基づき腰下肢痛を外感病と内傷病に分け，その虚実により診断・治療を行う．図4-11にその病態に基づくフローチャートを示した．併せて，伝統医学の基礎知識を参照されたい．

2) 腰痛に対する伝統鍼灸のアプローチ

①腰痛にも種々のバリエーションがある．局所に数本鍼をしただけですっかり良くなるものから，なかなか思うに任せないものまで種々である．それは病態が異なると考えるべきである．単純な経筋病あるいは，筋膜性腰痛であれば，それほど苦労をすることは少ない．疼痛局部の中で，最も索状に緊張して圧痛の強いところを選んで，静かに鍼を刺入していくと，自覚的な疼痛部位に放散するような鍼のひびきを自覚することがある（鍼のひびきが自覚的な疼痛部位と一致する）．その段階で抜鍼すると，症状は軽減あるいは消失することが多い．
②しかし，愁訴自体が漠然としてつかみどころがなく，治療院に来院した段階で明確な愁訴が乏しく，むしろ一定の姿勢を長時間続けたりストレスによって悪化する．また，雨天や寒冷などの気象要素に大きく影響を受ける等の場合には，臓腑病によるものであり，局所治療では限界があると考えるべきであろう．

第4章 腰部・体幹

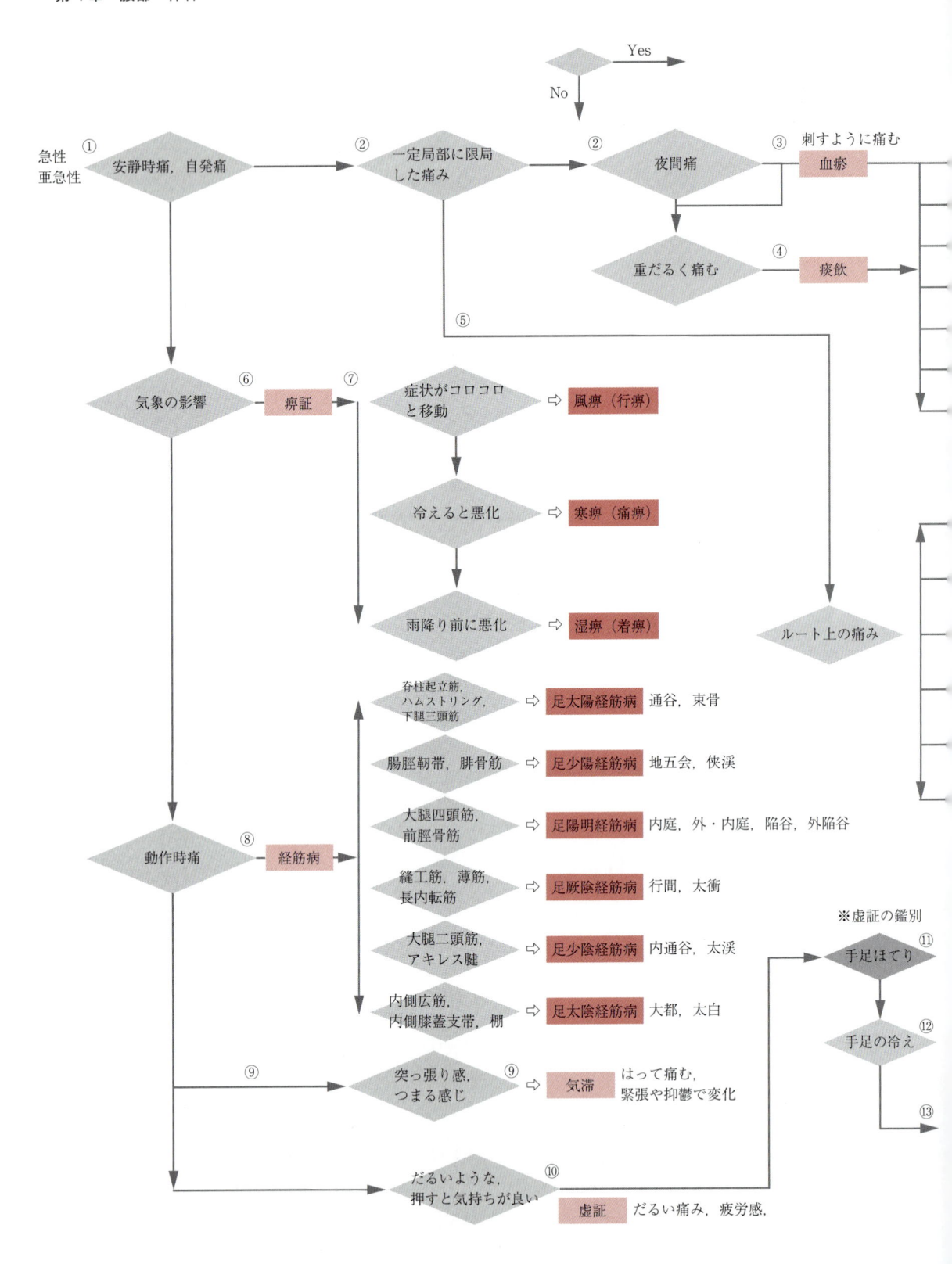

図4-11 腰下肢痛の東洋医学病態

急性
亜急性

① 安静時痛, 自発痛 → ② 一定局部に限局した痛み

② 夜間痛
- Yes →
- No →

③ 刺すように痛む → 血瘀

重だるく痛む → ④ 痰飲

⑤

気象の影響 → ⑥ 痹証 → ⑦
- 症状がコロコロと移動 ⇨ 風痹（行痹）
- 冷えると悪化 ⇨ 寒痹（痛痹）
- 雨降り前に悪化 ⇨ 湿痹（着痹）

動作時痛 → ⑧ 経筋病
- 脊柱起立筋, ハムストリング, 下腿三頭筋 ⇨ 足太陽経筋病　通谷, 束骨
- 腸脛靭帯, 腓骨筋 ⇨ 足少陽経筋病　地五会, 俠渓
- 大腿四頭筋, 前脛骨筋 ⇨ 足陽明経筋病　内庭, 外・内庭, 陥谷, 外陥谷
- 縫工筋, 薄筋, 長内転筋 ⇨ 足厥陰経筋病　行間, 太衝
- 大腿二頭筋, アキレス腱 ⇨ 足少陰経筋病　内通谷, 太渓
- 内側広筋, 内側膝蓋支帯, 棚 ⇨ 足太陰経筋病　大都, 太白

⑨ 突っ張り感, つまる感じ → ⑨ 気滞　はって痛む, 緊張や抑鬱で変化

だるいような, 押すと気持ちが良い → ⑩ 虚証　だるい痛み, 疲労感,

ルート上の痛み

※虚証の鑑別
⑪ 手足ほてり
⑫ 手足の冷え
⑬

総論—2. 腰部・体幹の疾患

局所の気滞・瘀血
- 椎間関節捻挫
- 仙腸関節の捻挫
- 椎間板症
- 腰椎分離症
- 変形性腰椎症
- 腰部脊柱管狭窄症
- 筋筋膜性腰痛など

慢性化
過労や使いすぎ
- 陰虚
- 気血両虚
- 陽虚

※虚証の鑑別

経脈病 ／ **臓腑病**

- 足太陽経脈病 ⇔ 泌尿器系の異常／生殖器系の異常 — 膀胱病証
  坐骨神経痛，ハムストリング
- 足少陰経脈病 ⇔ — 腎の病証
  下肢後内側面の症状．下肢の浮腫
- 足厥陰経脈病 ⇔ 鼠径部の異常／精神ストレス — 肝の病証
  下肢前内側面の症状
- 足少陽経脈病 ⇔ 左右の姿勢バランスの異常 — 胆の病証
  側腹・下肢外側面の症状
- 足太陰経脈病 ⇔ — 脾・胃病証
  下肢内側の症状．下肢のだるさ・浮腫
- 足陽明経脈病 ⇔ 消化器系の異常
  前頭・顎・下肢前面の症状

⇨ 筋力低下・痩せ — 陰虚
　だるい痛み，筋力低下，筋肉の痩せ，麻痺，手足のほてり，口渇，不眠

⇨ 疲れ・冷えで悪化 — 陽虚
　だるい痛み，冷えると悪化，温めると具合が良い，手足の冷え，下痢・軟便

⇨ しびれ — 気血両虚
　だるい痛み，しびれ，力が入らない，疲労感，めまい，ふらつきなど

<腰下肢痛の東洋医学病態>

①最初に腰下肢痛に対して，安静時痛，自発痛の有無を確認する．
②次に一定局部に限局した痛みか，あるいは一定の経脈ルート上の痛みかを確認する．
③夜間痛あるいは特定部位に刺すような痛みは，血瘀を疑う．治療は局所の瘀血に直接的な刺鍼と，全身の血行促進を目的に三陰交などに刺鍼する（いずれも瀉法）．
④重だるく痛む場合は痰湿（痰飲）を疑う．痰湿を取り除くために豊隆，陰陵泉（いずれも瀉法），公孫（補法）などを用いる．
⑤安静時などの強い痛みが経脈ルート上に沿って放散する場合は，経脈病が多い．このため愁訴と関連する経脈を判断するために，要穴（主に原穴）から圧痛・硬結などの顕著な穴を選択する．なお局所治療だけでは対応できないことが多い．
⑥安静時痛などは軽度であるが，寒冷や雨天などの天候によって症状が左右される急性の外感病を除いて，臓腑病を示唆する．痺証と呼ばれ，RAや変形性腰椎症などが属する．
⑦症状の部位が移動しやすいのは風邪によるもので風痺といい，寒冷で悪化し暖めると軽減するのは寒痺，雨天や梅雨で悪化するのは湿痺という．なお風痺は肝，寒痺は腎，湿痺は脾と関連が深く，臓腑の異常に対する治療が局所治療よりも優先する．
⑧安静時痛や自発痛がなく，動作時のつっぱり，ひきつり，痛みが主な場合は，経筋病である．経筋病は特定の筋と関連するため現代的病態把握に基づく治療が最も適応する．また経筋病は疼痛部位と関連する経筋の滎穴や兪穴に顕著な圧痛を認め，この部に皮内鍼を行う．
⑨張った感覚は経筋病だけでなく気滞も考えられ，合谷，太衝，行間，後渓などの反応がある部位を治療する．
⑩安静時で，じっとしても痛いような，だるいような違和感（隠痛）は虚証が多い．疼痛部を押すと，気持ちが良いのが特徴である．虚証では強刺激や，深刺すると悪化しやすいため注意を要する．
⑪手足のほてり，筋力低下や筋の痩せなどを伴うのは陰虚であり，腎や肝などを治療する．
⑫手足が冷える，疲れ・冷えで悪化するのは陽虚であり，脾，腎などを治療する．
⑬手足のしびれは気虚や血虚であり，主に肝などの治療を行う．特にこむら返りは肝の血虚が関与する．

③患者の訴える愁訴と関連する病態を示す．
　(1)起立筋の緊張や圧痛，動作時痛のみの腰痛は，足太陽経筋（および膀胱経）が問題となる．
　(2)しかし，腰方形筋や殿部痛になると，足少陽経筋（および胆経）が関連してくる．
　(3)夾脊穴（きょうせきけつ）や棘突起付近であれば，督脈経，膀胱経（足太陽経筋を含む）を考慮する．
　(4)腎兪や志室付近の重だるさが中心であれば，腎虚腰痛（臓腑の異常）を疑う．
　(5)やや上部の上位腰椎が一定の姿勢保持（中腰や掃除機をかけると痛むなど）や時間経過とともに痛くなってくる（姿勢性腰痛）のは，脾と腎が関連する．
　(6)そのほか，安静時痛や夜間痛を伴う場合は，瘀血腰痛，痛みが移動する場合は風邪による外感病等を考慮する．
④以上のように，患者の「腰が痛い」という言葉の裏には，どんな病態が含まれているのかを，現代医学的な観点と，東洋医学的な観点から明らかにする必要がある．

各　論

1. 急性腰痛症（ぎっくり腰）といわゆる"腰痛症"（非特異的腰痛）

概　念

①"ぎっくり腰"は，腰がギクッとして急に痛くなった状態の総称である．ドイツ語では"魔女の一撃 Hexenschuß"とも呼ぶ．病態は不明で，筋・筋膜性，靭帯性，椎間関節性の場合は，自然に軽快することが多い．椎間板ヘルニアも含まれるが，高齢女性の場合は骨粗鬆症に関連した背骨の圧迫骨折の可能性も高い．痛みの状態や部位から，できるだけ特定の病名診断をつけて，どうしても病名がつけられない場合に限って"腰痛症"とする．

②非特異的腰痛（いわゆる腰痛症）：症例によってその原因は様々であり，脊椎の加齢による退行性変化が多い．脊骨・椎間関節・椎間板などの加齢変化が中心となり，背筋・腹筋力の低下，筋力アンバランスが腰痛を引き起こすが，腰痛発生の正確な部位を診断することは困難な場合が多い．

診　断

鑑別判断として，
①椎間板ヘルニア，脊椎（圧迫）骨折によるもの，
②悪性腫瘍の発生，または転移によるもの，
③化膿性炎症によるもの，などがあり，見逃さないよう十分に注意する．

治　療

整形外科

時間とともに自然に軽快するものが多い．主な治療法は以下の通りである．
①安静にし，痛みを感じる動作を避けることが大切である．
②腰筋部の局所注射やブロック注射を行う．

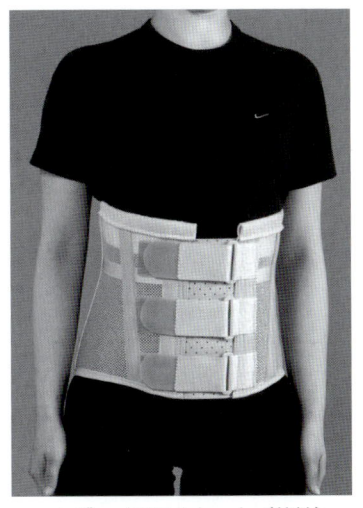

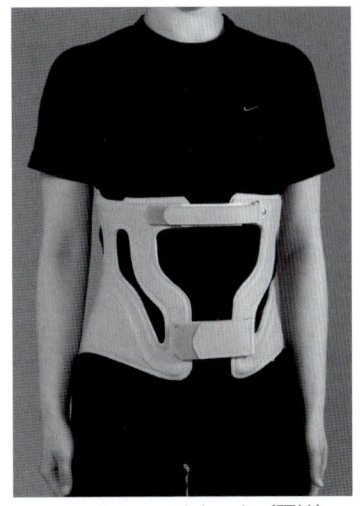

　　　　a：ダーメンコルセット（軟性）　　　b：フレームコルセット（硬性）
　　　　骨粗鬆症，腰痛症，腰椎圧迫骨折，腰椎手術後などに用いられる．
　　図 4-12　腰椎コルセット

③腰部温熱療法を併用する．
④消炎鎮痛剤，湿布薬などの投薬を行う．
⑤簡易コルセットまたは軟性（ダーメン）コルセットを採寸して装着する（図 4-12）．
⑥腰痛が軽快したら，腰痛（予防）体操を指導する（図 4-13）．
　治癒傾向がない場合は MRI などの精査が必要である．

現代鍼灸

①いわゆる腰痛症は明確な原因が明らかではない腰痛に対して用いられる診断名であり，鍼灸治療も，考えられる多方面の原因に対して対処していく必要がある．しかし，いずれにせよ椎間板の変性から始まる退行性変化が原因となることが多いことから，まずは脊椎周囲への影響を考慮して障害高位傍脊柱部への治療が重要となる（p86 ～ 87）．
②症状が主に椎間関節由来と考えられ，傍脊柱部への治療が無効な場合には，障害高位の椎間関節部への刺鍼が著効を示す場合が多い（椎間関節部への刺鍼の項参照）．
③筋・筋膜性腰痛が主体であれば，傍脊柱部に加えて腰殿部筋群への刺鍼が有効となる．
④慢性化した腰痛であれば，上記以外に腸腰筋部への刺鍼や腰部アライメント異常による全身の変化に対応した鍼灸治療が必要となる（p88 ～）．

第4章　腰部・体幹

① 腹筋，殿筋強化運動

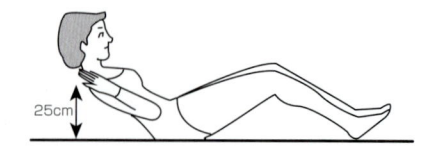

② 骨盤回旋（後方回転）運動
（躯幹屈曲，腹筋強化）

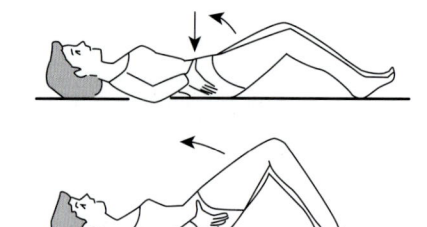

③ 両膝かかえこみ運動（腰筋群伸展）

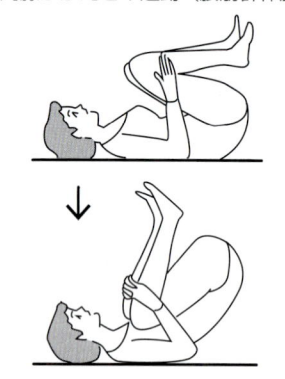

④ 坐位伸展運動（ハムストリング伸展）

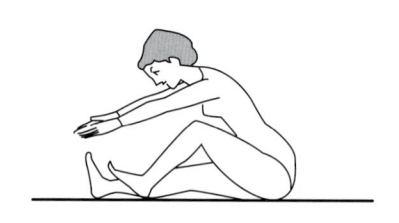

⑤ 腹臥位そりかえり運動
（躯幹伸筋，殿筋強化）

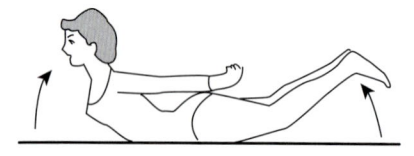

⑥ 腰部捻転（関節授動）運動

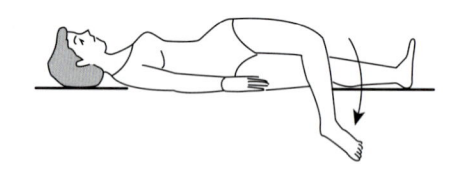

注意：1日2回，各動作5回行うこと．
　　　痛みのあるときは，耐えられる範囲内で，静かにゆっくり運動すること．

図4-13　腰痛（予防）体操　　　　　　　　　　　（京都府立医科大学附属病院　整形外科）

伝統鍼灸

①急性腰痛は現代医学的には，椎間関節性の疼痛と筋膜症性の腰痛が多い．前者は手足太陽経・督脈経の気滞血瘀によるものであり，棘突起あるいは棘間直側の深部をねらって圧迫すると腫れぼったい抵抗感とともに患者は強い圧痛を訴える．この部が瘀血部位であることから，50mm18号鍼（寸6・2番鍼）にて直刺するとき，強いひびきを自覚する．このとき自覚的疼痛部位と鍼のひびきが一致する場合には，すみやかに症状の軽減・消失することが多い．

②夾脊穴（棘突起あるいは棘間直側）の圧痛部位に深刺してひびきを確認したときに，高さは

同じであるが，一致していない場合には，椎間関節ではなく，椎間板や他の近隣組織の炎症によるものであり，全身的な瘀血の治療を行う必要がある．三陰交，足臨泣などを使って活血化瘀を行う．

③筋・筋膜性腰痛の場合には，限局的な索状緊張を触知し，同部を圧迫すると疼痛の再現がみられる．これも局所的な気滞血瘀であり，30または40mm18号鍼で軽く当てて鍼のひびきと自覚的疼痛部位の一致を確認してすぐに抜鍼する．瀉法であるため,置鍼する必要はない．

④腰背部の筋の痛みはあるが，顕著な筋筋膜性疼痛の特徴である索状緊張を触知できない場合には，軟便，下痢，食欲不振といった消化器症状を確認する必要がある．飲食の不摂生から脾が傷害されると肌肉（筋肉）が暢やかでなくなり，急性痛をきたすことが多い．ぎっくり腰と同様の疼痛を訴えるのが特徴である．治療は陥谷，外・陥谷，胃兪などが有効である．

⑤椎間板症，椎間板ヘルニア，分離症などによる急性腰痛はいずれも瘀血症であり，三陰交，足臨泣，膈兪などの瀉法を行うとともに，疼痛に関連する経脈を疏通させるために原穴，兪穴，滎穴への刺激を併用する．

2．腰椎椎間板ヘルニア　lumbar disc herniation

概　念

①脊椎の各椎体を連結する椎間板は線維輪を形成し，中心に髄核がある．髄核は軟らかく，加齢とともに水分が減少し変性する．髄核が,線維輪の後方の亀裂を通って膨隆もしくは脱出して，神経根を圧迫すると疼痛が発症する．これが椎間板ヘルニアである．

②腰椎椎間板ヘルニアは，重量物挙上をきっかけに発症することが多い．若年者ではスポーツが原因としてあげられる．

③好発年齢は20～40歳代，男女比は約2～3：1で男性に多く，好発高位はL4/5, L5/S1, L3/4の順である．

診　断

①腰・下肢痛を有する（主に片側，ないしは片側優位）．

②安静時にも症状を有する．

③SLR（下肢伸展挙上）テストは70°以下で陽性（ただし高齢者では絶対条件ではない）（図4-3）．

④MRIなど画像所見で椎間板の突出がみられ，脊柱管狭窄所見を合併していない．

⑤症状と画像所見とが一致する．

（以上は日本整形外科学会，「腰椎椎間板ヘルニアガイドライン」より）

⑥障害される神経根により，症状が異なる．通常，L4/5椎間板ヘルニアでは，L5神経根の圧迫により，下腿外側から母趾への感覚鈍麻，母趾伸展（背屈）力の低下がみられる．L3/4椎間板ヘルニアでは，L4神経根の圧迫により，膝蓋腱反射の低下，下腿内側の感覚鈍麻，大腿四頭筋筋力低下がみられる．L5/S1椎間板ヘルニアでは，S1神経根の圧迫により，アキレス腱反射の低下，足および足底外側の感覚鈍麻と母趾屈曲（底屈）力の低下がみられる．大きな中

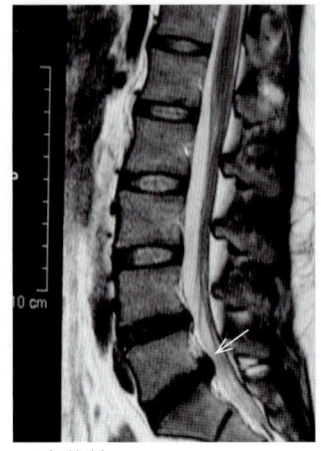

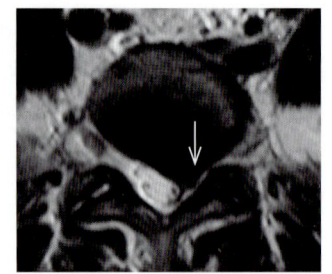

a：矢状断　　　　　　　b：横断面　左後内方に椎間板の
　　　　　　　　　　　　　　突出を認める

図4-14　腰椎椎間板ヘルニア（L5/S1）MRI

心性ヘルニアでは硬膜管の著しい圧迫により馬尾障害（排尿障害など）をきたすことがある．
⑦画像診断
　(1) 単純X線像で椎間板ヘルニアの描出は不可能であるが，時間経過にともない椎間の狭小化を認める．
　(2) MRIは椎間板ヘルニアの診断に最も優れた検査法である（図4-14）．
　(3) 脊髄造影や椎間板造影および造影後CTも有用である．

治　療

整形外科

(1) 保存療法

①急性期の激しい疼痛には安静・臥床を指示する．消炎鎮痛剤の投与，軟性コルセットの処方，硬膜外注射などを行う．
②急性期の疼痛が軽減したら，腰椎牽引療法，体操療法などを行う．鍼治療も鎮痛効果がある．
③椎間板ヘルニアは自然縮小するものがあり，3カ月以内に保存療法で軽快することが多い．椎間板ヘルニア患者において，手術にいたるのは10～30％と推定される．

(2) 手術療法

①大きな正中ヘルニアでは，両下肢の感覚，運動障害に加えて，排尿障害（馬尾障害）を急激に発症することがある．時間が経つと麻痺がもどらないことがあり，緊急手術の適応になる．
②運動麻痺（下垂足）の出現や，保存療法に抵抗する激しい腰・下肢痛の持続も手術の絶対的適応である．術式は後方からの髄核摘出術（いわゆるLove法）が最も一般的で，低侵襲に顕微鏡下や内視鏡下に行われることが多い．
③術後，疼痛の消失と神経症状の改善が得られる．長期的には同一椎間でのヘルニアの再発，隣接椎間でのヘルニアの発症，椎間板摘出後の経年的変化による椎間狭小化などがみられる．予防として，腹筋，背筋のトレーニング（腰痛予防体操）を行う（図4-13）．

現代鍼灸

①椎間板ヘルニアは,一般的に急性期には腰痛が存在するが,その後には下肢症状のみがクローズアップされることが多い.このことから,下肢症状に対する治療に焦点が置かれ,腰部への治療を怠る傾向がある.椎間板ヘルニアは椎間板の変性を基盤とした神経根症であることから,慢性化した下肢症状のみの椎間板ヘルニアに対しても腰部への治療は必ず行うべきである.

②腰部への鍼灸治療は,脊椎周囲への影響を考慮して障害高位傍脊柱部への刺鍼が中心となる.それに加えて,椎間板の変性から始まる一連の腰椎機能単位の変化,アライメントの変化等による腰殿部筋群由来の症状へ対応した治療が必要である(p86～87).

③下肢症状に関しては,障害高位に関係した下肢神経走行部の反応点,それら神経の支配筋反応点への刺鍼が第一選択となる(下肢神経走行部,支配筋への刺鍼の項参照).

④上記の治療で症状の寛解が得られない場合には陰部神経鍼通電療法,神経根鍼通電療法を試みる.ただし,神経根鍼通電療法は一般鍼灸院等では設備,リスクの観点から行いがたく,坐骨神経鍼通電療法を勧める(陰部神経鍼通電・神経根鍼通電療法の項参照).

伝統鍼灸

椎間板ヘルニアは,過重負荷をベースとして局部的な気滞血瘀をきたし,さらにそれが,経脈経筋さらに関連する臓腑の異常を誘発する.

(1) 局部的な気滞血瘀の診察と治療法

①腰部の腰椎棘突起または夾脊穴の圧痛を確認する.棘突起については,棘突起を母指と示指で左右からつまむようにして押圧しながら上下に擦ることによって,圧痛の有無を確認することができる.

②夾脊穴については,上下の棘突起間直側の夾脊穴に片方の母指頭を置き,さらにもう一方の母指を重ねて,静かに圧を加えて圧痛の有無を確認するが,体重を全部かけて圧迫するつもりでかなり押圧の強さを負荷しなければ,分厚い傍脊柱筋に阻まれて,椎間関節を含む深部の組織の圧痛を確認することは困難である.ヘルニア等による炎症が起こると,周囲組織にも二次的に炎症が広がり,押圧を加えたときに深部で膨隆,硬結と強い圧痛を確認することができる.押圧を加えた母指に固い弾力のある組織を容易に触れることができることから,すぐに異常があることを知ることができる.

③このような深部の顕著な圧痛が夾脊穴の部分に気滞・血瘀が存在していることを示すものであり,治療は,50mm18号鍼で静かに直刺して,患者の自覚的な疼痛部位に一致するひびき(鍼響)が得られるかどうかを確認する.

④もしも鍼のひびき感覚の放散部位と自覚的疼痛部位とが見事に一致するような場合には,顕著な鎮痛効果を期待できることが多い(ヘルニア自体が軽症であることが多い).

⑤なお,圧痛は数椎にわたって出現することが多いことから,圧痛のあるところはいずれも刺鍼しておくと効果的である.

一方，多くの場合には，ひびき感覚と自覚的疼痛部位はほとんど一致するが，ヘルニアの場合には，「高さはそこらへんだけれどもちょっと違う…」ということが多い．このような場合にも，鎮痛効果はそれなりに得られるが，著効を示すことは少なく，治療回数を要することを認識する必要がある．

　なお，このような治療法は，置鍼する必要がなく，また，強刺激を与える必要もない．

（2）全身的な気滞・血瘀に対する治療の追加

　安静時痛，夜間痛，自発痛等は，気滞や血瘀を裏づける所見であり，椎間板ヘルニアではしばしば観察される．局所的な処置だけでは十分な効果を期待することができない場合が少なくないことから，全身的な治療を追加する必要がある．

①気滞に対する治療：合谷，太衝，後渓など，疏肝理気作用のある穴への瀉的な刺激を併用するとよい．

②血瘀に対する治療：三陰交，膈兪，臨泣など，活血化瘀作用のある穴の中に明確な硬結を探して，瀉法の刺激を与えるとよい．血瘀は「腫塊を為す」性質があり，治療すべき経穴部位の中に，明確な硬結（かたまり：腫塊）を探し，その反応に正確に刺鍼して，瀉法の手技を行うことが必要である．

（3）関連する経絡の疏通を促す（疏通経絡）

　局部の気滞や血瘀に対する治療，全身的な気滞や血瘀に対する治療が行われたなら，さらに局部と関連する部あるいは局部以外に症状が発現している経絡上の五兪穴あるいはそれ以外の要穴の反応をみて，反応の顕著な穴に対して，虚の反応に対しては補法，実の反応に対しては瀉法の手技を行うことによって疏通経絡を促すとよい．

3．変形性腰椎症　spondylosis deformance

　概　念

①加齢による椎間板の退行性変性に基づき，椎体の骨棘形成や椎間関節の変性および靭帯の肥厚をきたし，次第に椎骨の変形および脊椎の可動性が減少し，神経組織に影響を及ぼしている状態の総称である．

②腰椎変性疾患の代表であり，中高年の腰痛における原因の多くを占める．

③腰椎の退行性変化が脊柱管を狭小化して後述の脊柱管狭窄症になり，腰椎の不安定性を生じて腰椎変性すべり症にいたる．

　症　状

慢性腰痛で，動作の開始時に強いのが特徴である．脊椎の動きの制限や姿勢異常を生じやすい．

　診　断

単純X線像で椎体の骨棘形成，椎間腔の狭小化などを認める（図4-15）．

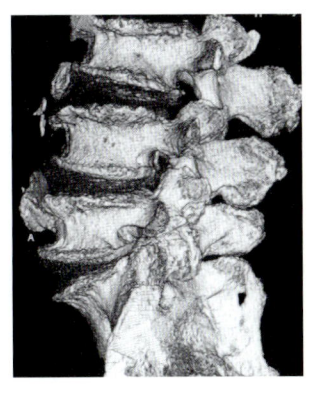

図4-15 変形性腰椎症 3DCT；骨棘形成，神経溝狭小化，椎体変形を認める

治療

整形外科

　主に保存療法を行う．安静，軟性コルセット，温熱療法，薬物療法（消炎鎮痛剤，筋弛緩剤）など．腰痛体操による腹筋・背筋強化運動も大切である．

現代鍼灸

①変形性腰椎症は，椎間板の変性を基盤とした一連の腰椎機能単位の変化や，それに伴うアライメントの変化等に起因する腰殿部筋群への負荷による腰痛，そして場合によっては椎間孔部等への骨棘形成による根性坐骨神経痛を有する疾患である．したがって，腰部症状に対しては，腰椎周囲組織由来の痛みに対応して，傍脊柱部刺鍼，椎間関節刺鍼，傍脊柱部以外の腰殿部筋群への刺鍼が有効となる（p86〜）．

②下肢症状に関しては，上記した傍脊柱部や椎間関節刺鍼は，脊髄神経後枝を刺激することから，同高位で分枝した前枝にも影響を与え，下肢症状への対応も行っているが，それらに加えて，障害高位を考慮した下肢末梢神経の走行部反応点や，その神経の支配筋反応部への刺鍼は有効である（腰部障害に伴う下肢症状に対する鍼灸治療の項参照）．

③上記治療で下肢症状の効果を認めない場合には，坐骨神経の血流改善や，より強い痛みの抑制を目的として陰部神経鍼通電療法や障害高位神経根鍼通電療法を選択する．

④神経根鍼通電療法は一般鍼灸院等では設備，リスクの観点から行いがたく，坐骨神経鍼通電療法を勧める．

⑤慢性化した腰痛に関しては，上記に加えて，腸腰筋部への刺鍼や腰部アライメント異常による全身の変化に対応した鍼灸治療を勧める（腸腰筋部・バイオメカニクス的鍼灸治療の項参照）．

伝統鍼灸

①関節の変形による病変は，外傷等による障害から続発するものを除けば，多くは老化によって生じることが多い．したがって，(1)局部的な気滞血瘀，(2)全身的な気滞血瘀，(3)経絡の疏通はヘルニアの治療と同様であるが，老化を引き起こす背景となる肝腎虚損にどう対処する

陰部神経鍼通電療法

現代鍼灸

①本治療法は，陰部神経に電気刺激を与えることで，坐骨神経幹の循環を改善させる治療法である．脊柱管狭窄症に特徴的にみられる間欠跛行や慢性に経過した神経根症状（痛み，異常感覚）や坐骨神経症状（痛み，異常感覚）のような神経血流の低下が疑われる症例に対して用いられる．

②本法は優れた効果も期待できる一方で，刺鍼，および電気刺激による刺激中の陰部への不快感を伴う．したがって，一般的な鍼灸治療法で効果のみられない下肢症状に対して用いる．

③刺鍼は腹臥位，あるいは側臥位で行う．脊柱管狭窄や神経根症の患者は，腹臥位姿勢による脊柱管や椎間孔のさらなる狭小が症状の増悪につながるため，腹臥位では，ベッドと腹部の間に厚めにタオル等を介在させ，腰椎の前弯が増強しないようにする．

④刺鍼点の座標は，障害側の殿部で，上後腸骨棘と坐骨結節の内側下端を結ぶ線分上で，上後腸骨棘から坐骨結節の内側下端に向かって，50〜60％の部位に存在する．これはほぼ仙骨裂孔の外側に位置する（図4-16）．

⑤使用する鍼は，深部への到達のしやすさと電気刺激を与えることを考慮して，直径0.25mm，長さ90mmを用いる．刺入深度は殿筋や皮下脂肪の厚みにもよるが，6〜7cm程度であり，陰部神経の知覚支配領域である陰部あるいは肛門部への刺激感を指標に行う．

⑥陰部神経に到達したら，もう1本をその直側から刺入し，これら2本を電極として，低周波鍼通電刺激を行う．刺激条件は，刺激頻度10Hz，刺激時間10分，刺激強度は陰部への刺激感に耐えられる程度として行う．印象的には，肛門部への刺激感よりも陰部への刺激感が得られた方が効果が高いようである．

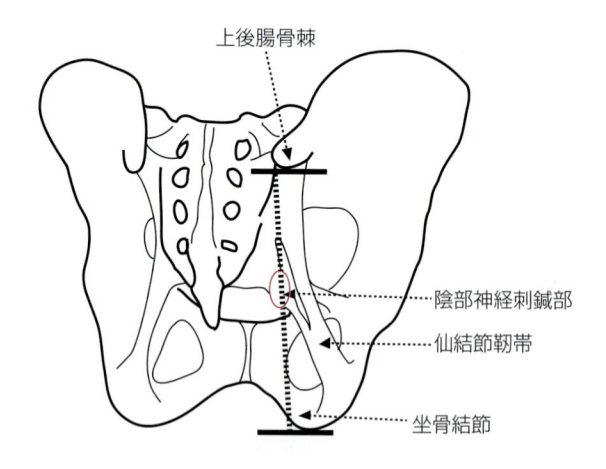

図4-16 陰部神経鍼通電療法の刺鍼部（○印）

神経根鍼通電療法

現代鍼灸

① 症状発現の原因となっている神経根に直接的に低周波鍼通電療法を行う治療法である．直接的に障害（責任）神経根に電気刺激を与えることから，神経刺激により発生したインパルスは中枢側と末梢側の両方向に進み，中枢および末梢のそれぞれにおいて痛みを抑制すると考えられている．中枢へ向かったインパルスは脊髄および上位中枢による痛みの抑制系を賦活し，末梢側に逆行性に伝導・伝達したインパルスは神経終末の細胞膜を興奮させ，興奮の持続が細胞膜の過分極を引き起こし，自発性興奮を抑制する．また，末梢側に伝導・伝達したインパルスが末梢組織での痛みの抑制機構に影響する可能性も考えられる．さらに，電気刺激は神経根を含めた馬尾や坐骨神経の循環動態に影響し，症状改善につながると考えられている．

② 非常に優れた効果が期待できる一方，X線透視下に神経根部まで鍼を刺入することから様々なリスクを伴う．X線透視は，医師の管理下に行う必要がある．
　（a）X線を用いることから，患者も術者も被曝する．
　（b）神経根部まで鍼を刺入することから，鍼の当該神経根への到達時に支配領域に強い痛みを自覚する．
　（c）神経根周囲への粗暴な鍼は神経根部に血腫を形成する可能性がある．したがって，出血傾向のある患者にはこの治療法を行うべきではない．
　（d）的確かつ速やかに目的神経根に到達させるためには，ある程度の技術を必要とする．技術・知識がない状態で，安易にこの治療法を選択することは，リスクを増加させる．

③ 本治療法は，これまで記述してきた一般的な鍼灸治療法（傍脊柱筋部，それ以外の腰殿部筋群，下肢神経走行部，下肢筋群等），および陰部神経鍼通電療法において，症状の改善が得られず，他の保存療法の選択肢がない場合に行う．

④ 具体的方法は，X線透視画像を見ながら，まずは神経根刺鍼部位を特定する．X線では神経は描写されないので，骨を指標に刺鍼部位を特定することになる．神経根は椎弓根の下外方から末梢に出現するので，椎弓根が一つの指標となる（図4-17）．

⑤ 神経根に到達すると，その神経根の支配領域に明らかな刺激感が出現する．1本目が神経根に到達した後に，2本目の鍼を1本目に沿わすように刺入していく．2本の鍼を電極として低周波鍼通電刺激を行う．刺激条件は刺激頻度10Hz，刺激時間10分，刺激強度は患者が刺激感に耐えられる程度として行う．

⑥ 本法は一般鍼灸院等では設備・リスクの観点から行うことができない．そこで，坐骨神経鍼通電療法を勧める．坐骨神経刺鍼点は，上後腸骨棘と大転子を結ぶ線分上の中点に垂線をおろし，中点から3cm程度下方に存在する．その部に5〜7cm直刺で刺入し刺鍼転向を行い坐骨神経に接触させる．同一部に鍼をもう1本刺入し，それらを電極として鍼通電療法を行う（刺激条件は神経根鍼通電療法と同様）．

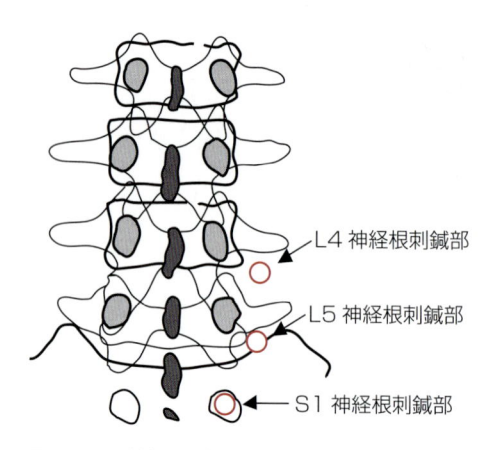

図4-17　神経根鍼通電療法の刺鍼部（○印）

（図中ラベル：L4神経根刺鍼部、L5神経根刺鍼部、S1神経根刺鍼部）

かがポイントとなる．
②四診法を通して肝腎を中心とする臓腑の異常の有無を確認し，それが顕著であるならば，兪募穴，合穴，絡穴等の反応を確認して，反応が顕著であれば，反応に応じて治療を追加する必要がある．
③五臓の異常はストレス等による内傷の持続や飲食の不摂生，誤った生活様式や労倦過度などが誘因として発症していることが多い．そのため，これらの病因に対する対策を講じなければ，いくら治療しても十分な効果を上げにくいケースや，繰り返し再発するケースが多いことに注意する．

4. 腰部脊柱管狭窄症　spinal canal stenosis

概　念

①腰部脊柱管狭窄症は，腰椎の退行変性により，脊柱管もしくは椎間孔の狭小化を生じ，脊柱管内の馬尾や神経根が周囲組織から圧迫されて，腰下肢痛，下肢のしびれ，間欠跛行などの神経症状を呈している病態である．
②60歳以上の男性に多い．
③椎間板の変性・膨隆や，椎体の骨棘形成，椎間関節の肥厚，靭帯の肥厚（静的因子）のほかに，脊椎の不安定性やすべり（動的因子）も原因になる．馬尾型，神経根型，混合型に分類される．

診　断

①腰部脊柱管狭窄症では，神経性間欠跛行が特徴である．神経性間欠跛行は，歩行時の両下肢のしびれと痛みで，前屈位で下肢症状が消える．閉塞性動脈硬化症による血管性間欠跛行とは姿勢により下肢症状が変わらない点で異なる．足背動脈が触知することを確認しておくことも大

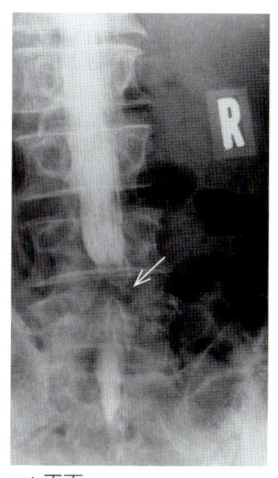

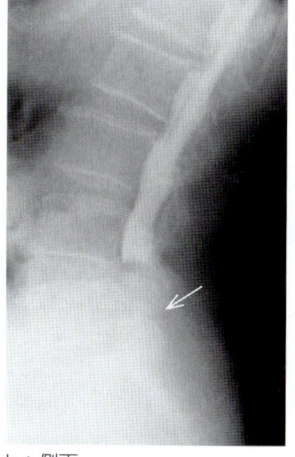

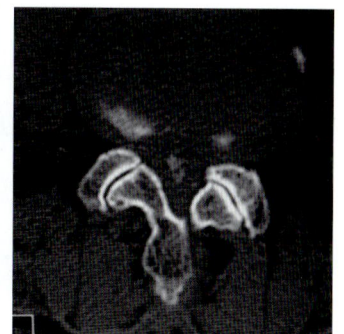

a：正面　　　　　　　b：側面
脊髄造影所見：L4/5 間の狭窄像を示す

c：脊髄造影後 CT（L4/5）

図 4-18　腰部脊柱管狭窄症

切である．
②診断に MRI は非常に有用である．
③脊髄造影では狭窄部での不完全もしくは完全停止像がみられる．前屈すると，脊柱管が広がるため，狭窄部の造影剤の通過性がよくなる．CT との併用で，脊柱の狭窄の状態が捉えられる（図4-18）．

治療

整形外科

①保存的治療として生活指導，薬物療法（プロスタグランディン），コルセット，硬膜外ブロック注射を行う．
②狭窄が強く効果がない場合，手術療法としては狭窄部位の除圧術（椎弓切除，椎弓形成術）が基本で，脊椎の不安定性がある場合は，固定術を併用する．

現代鍼灸

①脊柱管狭窄症の多くは，椎間板の変性を基盤とした一連の脊椎機能単位の退行性変化により出現し，腰部症状に加えて，神経根症状，馬尾症状が出現する．特徴的な所見は馬尾性間欠跛行である．これらの症状に対して，第1選択は障害高位傍脊柱部，障害領域を考慮した下肢神経走行部，障害神経支配筋群への刺鍼である（p86～）．障害高位傍脊柱部刺鍼や下肢神経走行部刺鍼は痛みを抑制する治療であると同時に，関連した末梢神経の循環に変化を与えることができる．脊柱管狭窄は馬尾を含めた坐骨神経の循環が低下している可能性が高く，これらの治療は理にかなった治療といえる．
②脊椎の退行性変化が基盤であることから，椎間板や椎間関節由来の症状はもちろんのこと，脊椎アライメントの変化による腰殿部筋群由来の腰殿部症状を合併していることが多く，併

第4章　腰部・体幹

せて治療することも多い．
③上記治療で症状の改善を認めない場合には，第2選択として陰部神経鍼通電療法，第3選択として神経根鍼通電療法を行う．陰部神経鍼通電療法は坐骨神経の循環動態に変化を与えることができる治療であり，神経根鍼通電療法は痛みを強く抑制し，当該神経の循環に影響を与える治療法である．なお，神経根鍼通電療法は一般鍼灸院等では設備，リスクの観点から行いがたく，坐骨神経鍼通電療法を勧める．

伝統鍼灸

①本症は，腰部の気滞・血瘀が本態であることが多い．したがって，ヘルニアに準じて気滞，血瘀に対する治療を行う．
②症状が下肢にまで放散，あるいは併発する場合には，経絡的な異常を考える必要があり，関連する経絡上の五兪穴や要穴の反応点に対する治療を追加すればよい．
③瘀血をきたさないような生活指導も不可欠である．

5. 腰椎分離症　spondylosis

概念
①腰椎の椎弓関節突起間部の骨性の連続性が断たれた状態をいう．
②最近は，成長期での活発な運動によって力が繰り返し加わって生じるストレス骨折と考えられている．

診断
①X線所見では斜位撮影で，上下関節突起間部の分離を認める（図4-19）．
②症状として何も認めないことが多いが，腰痛，殿部痛などを訴えることもある．
③分離のすぐ尾側の椎間板が変性すると，椎体は前方へすべりだし，腰椎分離すべり症になる．

治療

整形外科

①青少年の脊椎分離症は，保存的治療による癒合が期待できる．
②スポーツ活動の中止とコルセット装着が大切である．
③成人では，安静，薬物療法，コルセット装着などを行う．
④痛みが軽減したら，腰痛予防体操による筋力トレーニングを行う．

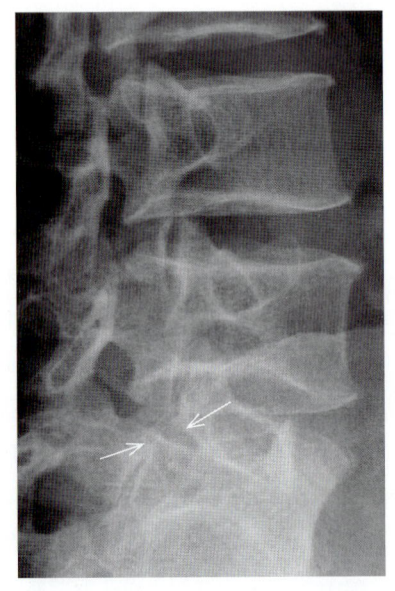

図4-19　第5腰椎分離症の単純X線像（斜位）

現代鍼灸

①腰椎の分離そのもので痛みを起こすことは少なく，分離による腰椎機能単位の不安定性から起こる椎間板や椎間関節由来の症状が主と考える．したがって，脊髄神経後枝を介した脊椎周囲組織由来の症状への影響を考え，障害高位傍脊柱部への刺鍼や椎間関節への刺鍼を行う（傍脊柱部・椎間関節への刺鍼の項参照）．
②腰殿部筋群由来の症状がある場合には，腰殿部筋群への刺鍼を追加する（傍脊柱部以外の筋群への刺鍼の項参照）．

伝統鍼灸

局部的な気滞血瘀の症状が出現しやすいことから，腰椎椎間板ヘルニアに示す局部の気滞血瘀に準じて行う．

6. 腰椎すべり症　spodylolisthesis

概 念
①椎骨が，尾側の椎骨に対して前方へすべった状態の総称である．
②(1)先天性すべり症，(2)分離すべり症，(3)変性すべり症，(4)外傷性すべり症，(5)病的すべり症に分類される．
③分離すべり症は，脊椎分離症に，椎間板変性，椎間関節の変性を合併し，椎体が椎弓分離部から前方にすべっている．
④神経根性間欠跛行を呈することがある．

診 断
①単純X線側面像の最大前後屈位で確認できる．すべりの程度を4段階で表現するマイヤーディング（Meyerding）の分類を用いる（図4-20，21）．

治 療

整形外科

①保存療法として軟性コルセットの着用（図4-12），筋力トレーニングなどを行う．
②手術療法では脊椎固定術（後側方固定術や椎体間固定術）を行う．

現代鍼灸

①分離すべりと変性すべりに大別でき，変性すべりは脊柱管狭窄を起こすことが多い．症状は腰椎部退行変性による腰部症状，腰椎の不安定性による腰部不

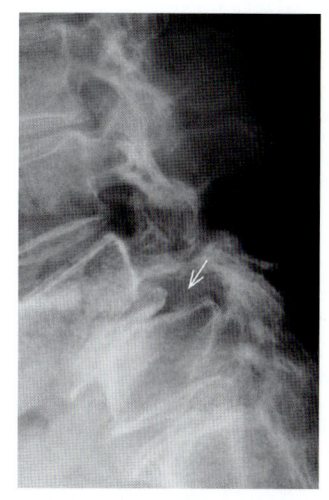

図4-20　第4腰椎前方すべり症（矢印）単純X線側面像

第4章　腰部・体幹

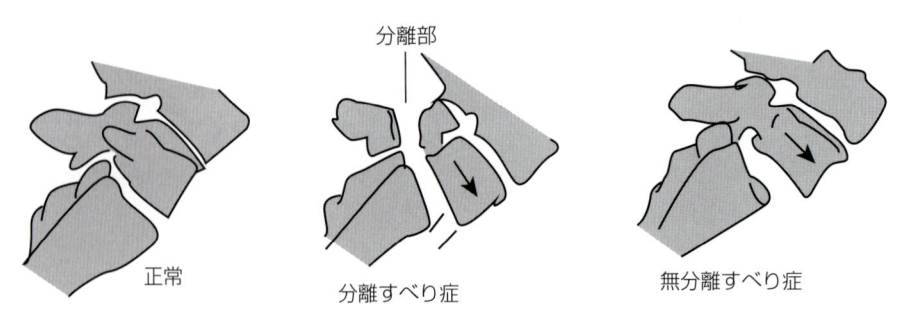

a：すべり症の分類[10]（矢印はすべりの方向：高度のすべり症は視診でも明瞭である）

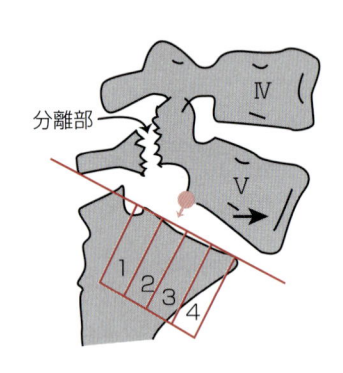

b：マイヤーディング（Meyerding）の程度分類[11]
すべり部の下位椎体の前後径を4等分して程度を決める（この図ではすべり椎体（V）の後下縁（●）の位置で第2度となる）．

図4-21　脊椎すべり症の分類

安定感，そしてすべりの程度により脊柱管狭窄による症状をきたす．
②腰部症状に関しては，腰椎の退行変性による症状に対応した治療（p86～），下肢症状に関しては，脊柱管狭窄症に対する鍼灸治療法に準ずる（p105, 106）．

伝統鍼灸

局部的な気滞血瘀の症状が出現しやすいことから，腰椎椎間板ヘルニアに示す局部の気滞血瘀に準じて行う．

7. 骨粗鬆症　osteoporosis

概念
①正常な骨では，骨吸収と骨形成が骨の新陳代謝（骨リモデリング）として行われ，骨質が維持されている．加齢や閉経に伴い，骨吸収が亢進して，骨形成を上回ると，骨密度が低下する．骨量（骨密度）が低下し，骨の強度が低下した状態が骨粗鬆症である（表4-1）．

②骨粗鬆症では脊椎圧迫骨折が好発するが，大腿骨頚部・転子部骨折，橈骨遠位部，上腕骨近位部骨折の原因になり，高齢者のQOLに大きく影響する．

診断

骨粗鬆症の診断

①脆弱性骨折（軽微な外力で起こる骨折）があるか，もしくは骨密度値がYAM（young adult mean：若年成人平均）の70％未満の場合，原発性骨粗鬆症と診断する（表4-2）．

②骨塩定量にはDEXA法（dual energy X-ray absorptiometry）を用いる．他に，MD法，超音波法などもある．

③検査所見：血液中カルシウム，リン，アルカリフォスファターゼはすべて正常である．骨代謝マーカーとして骨吸収マーカーである尿NTX（Ⅰ型コラーゲン架橋N-テロペプチド）の量が指標になる

④骨塩は年齢とともに生理的に減少するため，年齢比較，若年者との比較が必要である（表4-2）．圧迫骨折は転移性骨腫瘍，多発性骨髄腫との鑑別が必要である．

脊椎圧迫骨折の診断

①骨粗鬆症は通常無症状で経過し，転倒や軽微な外力で脊椎圧迫骨折を生じると，急性の強い腰背部痛を生じ，脊柱後弯変形（円背）と慢性疼痛に移行する．圧潰した椎体が後方の脊髄を圧迫して，遅発性脊髄麻痺を生じることがある．

②画像所見：単純X線像で椎体の圧潰の有無をみる．直後には単純X線像で圧潰が認められない場合もあり，MRI，もしくは経時的なX線像が有用である（図4-22）．

表4-1 骨粗鬆症の分類

ⅰ）原発性骨粗鬆症 　ⓐ老人性　　ⓑ閉経後
ⅱ）症候性骨粗鬆症 　ⓐ内分泌性：甲状腺機能亢進症，副甲状腺機能亢進症，性腺機能低下症，クッシング症候群，末端肥大症 　ⓑ栄養性：蛋白欠乏，カルシウム欠乏，ビタミン欠乏，壊血病 　ⓒ遺伝性：骨形成不全症，ホモシスチン尿症 　ⓓ局所症：廃用性（外傷性）萎縮

表4-2 原発性骨粗鬆症診断基準（骨代謝学会）

低骨量をきたす疾患または続発性骨粗鬆症を認めず，下記の条件を満たす場合，原発性骨粗鬆症と診断する． 1. 脆弱性骨折あり：低骨量が原因で，軽微な外力で発生した非外傷性骨折 2. 脆弱性骨折なし：骨密度値YAM（young adult mean）70％未満で骨粗鬆症，80％未満で骨量減少

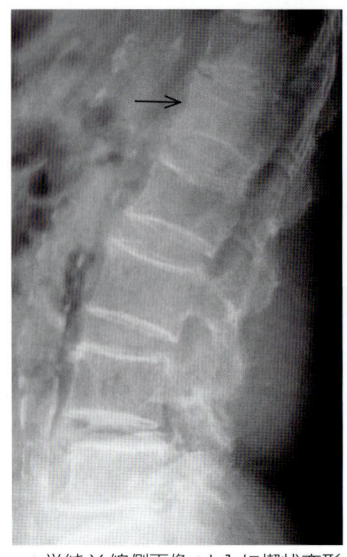

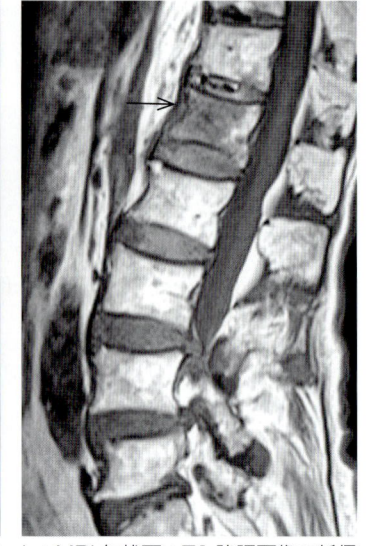

a：単純X線側面像；L1に楔状変形を認める．
b：MRI矢状面；T1強調画像で低信号を示し，新鮮圧迫骨折である．

図4-22　骨粗鬆症の第1腰椎圧迫骨折

治療

整形外科

①急性腰背部痛には安静臥床，コルセット装着，薬物療法などを行う．
②薬物療法としては，骨吸収を抑制し骨形成を促進する薬物（ビスフォスフォネート），ビタミンD，ビタミンK，カルシウム製剤，SERM（選択的エストロゲン受容体モジュレーター）などの内服薬のほかにカルシトニン製剤，副甲状腺ホルモン（PTH）の注射製剤などがあり，検査所見などを参考にして選択する．
③予防には，カルシウムの経口摂取（600mg/日），日光にあたる，適度な運動が大切である．

現代鍼灸

①脊椎骨粗鬆症では，脊椎の後弯変形による慢性の腰背部痛を訴える場合が多い．この痛みの原因は，脊椎機能単位の退行性変化や，それによる腰背部筋群への負担，椎体の微小骨折（microfracture）等が考えられる．このことから，脊椎周囲組織症状への反射性の影響を目的とした傍脊柱部反応点への刺鍼や，椎間関節，傍脊柱部以外の筋群への刺鍼は有効である（p86～）．
②慢性の腰背部痛を有し，脊椎のアライメントも大きく変化していることが多いため，上記以外に腸腰筋部への刺鍼や腰背部アライメント異常による全身の変化に対応した鍼灸治療が必要となる（腸腰筋部・バイオメカニクス的鍼灸治療の項参照）．
③脊椎圧迫骨折による急性の腰背部痛に関しては，鍼灸治療を行わず，必要な腰背部の固定期間を経た後に症状に対応すべきである．

伝統鍼灸

①肝腎虚損をベースとして生じる病態であり，変形性腰椎症に準じる．
②ただし，腎虚がその本態であることから，補腎を徹底すべきである．腎兪や志室への多壮灸なども効果的である．

8. 側弯症　scoliosis

概念

脊柱が側方に弯曲している状態で，機能的なものと，構築性によるものとがある．構築性側弯では原因不明の特発性側弯症が全体の約70〜80％を占め，思春期の女子に多い．装具療法，体操療法が有効である（表4-3）．

表4-3　脊柱側弯症の分類

1. 特発性側弯症：乳幼児期，学童期，思春期，成人側弯症．
2. 先天性側弯症：脊椎骨の形成異常，分化異常，肋骨の融合など．
3. 筋・神経原性側弯症：神経原性，筋性．
4. 神経線維腫性側弯症：範囲の狭い後側弯が特徴．
5. 系統疾患に伴う側弯症：マルファン（Marfan）症候群，エーラース・ダンロス（Ehlers-Danlos）症候群など．
6. 機能的側弯症：椎間板ヘルニアにおける疼痛性側弯，姿勢性，下肢長差性など．
7. その他

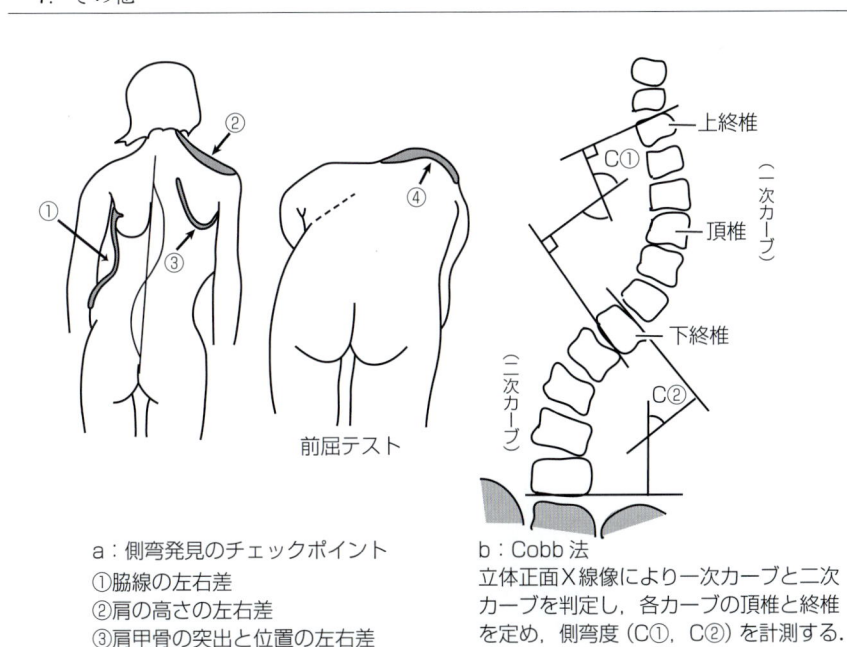

a：側弯発見のチェックポイント
①脇線の左右差
②肩の高さの左右差
③肩甲骨の突出と位置の左右差
④前屈テスト：肋骨隆起または腰部隆起の有無

b：Cobb法
立体正面X線像により一次カーブと二次カーブを判定し，各カーブの頂椎と終椎を定め，側弯度（C①，C②）を計測する．

図4-23　特発性側弯症；胸椎右側弯，腰椎左側弯

診　断

①理学的所見では脊柱の曲がり，肋骨隆起（rib-hump）がみられる（図4-23）.
②X線所見では，腸骨翼を含む脊椎全長を立位と臥位で撮影し，椎体の奇形の有無，側弯度（Cobb法）を計測する．腸骨翼の成長線が閉じるまで側弯は進行する可能性がある．

治　療

整形外科

①Cobb角が約25°以上で矯正位の硬性コルセットを着用させる．機能訓練として体操も行わせる（牽引療法を併用することもある）．
②Cobb角が50°以上で，矯正手術の適応である．

現代鍼灸

①脊柱側弯は，機能的側弯と構築性側弯に大別できる．疼痛性側弯や脚長差による代償性側弯は機能的側弯にあたる．
②構築性側弯は側方弯曲のみならず，椎体の楔状変形・椎骨の捻れを伴った変形である．原因の明らかでない特発性側弯はこれにあたる．特発性側弯等の基質的変化を基盤とした側弯に関しては，鍼灸治療が，その基質的変化に影響するとは考えがたい．しかし，構築性の側弯により二次的に発生した脊柱起立筋や腰背部筋群の異常緊張，椎間関節・椎間板由来の症状に対して鍼灸治療を行うことは，有益である（図4-24）.
③基本的には，いわゆる腰痛症の項で述べたように症状領域の傍脊柱部や，側弯による異常緊張が出現した筋群を特定し，緊張・硬結・トリガーポイント等への刺鍼，施灸が有効である（p86～）.
④機能的側弯の中でも，疼痛性側弯に関しては，鍼灸治療は慎重に考えるべきである．この側弯は疼痛を回避するために出現している側弯であり，むやみに緊張した筋に施術し，筋緊張

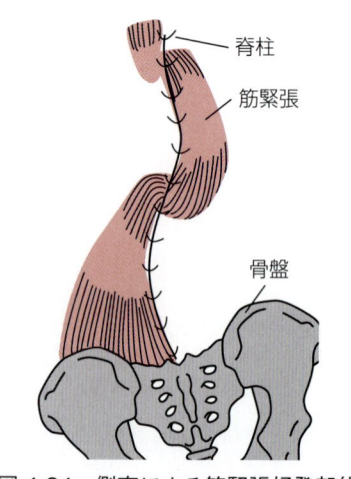

図4-24　側弯による筋緊張好発部位

を緩和させることは，場合によっては疼痛を増悪させる可能性がある．疼痛性側弯は，その疼痛の原因が寛解すれば自然に回復する側弯であり，自然寛解を待つ方が無難である．
⑤側弯症は，最も強い側弯（一次カーブ）の上下に代償性に二次カーブが出現していることが多い．したがって，一次カーブのみにとらわれず，脊柱全体を診ることが重要である．

伝統鍼灸

①側弯を生じている部位と一致する経穴部位が背部兪穴のどの臓腑と関連するかを確認する．側弯症は東洋医学的には肝胆の臓腑の異常がメインであって，さらに弯曲が生じている部位の臓腑の異常も誘発していると考える必要がある．したがって，肝胆と関連する要穴の反応を確認して，虚実の反応に応じて治療手技を行うことになる．
②局部的な治療としては，弯曲部の凹側と凸側では経穴の反応が虚実異なっている場合があり，両方に補瀉を施す必要はないが，虚実のいずれか顕著な側に対する治療を行えばよい．
③側弯症には，東洋医学的な臓腑の失調をきたすような内因（ストレスや飲食の不摂生など）や，姿勢異常などが悪化因子であることが多いことから，これらに対する配慮も必要である．

9. 肋間神経痛　intercostal neuralgia

概　念

①胸神経は椎間孔を出ると，主には後枝と前枝に分かれる．後枝は脊柱起立筋や椎間関節，脊椎周囲靭帯，そして脊椎後部皮膚を支配しており，前枝は肋間を肋骨下縁に沿って走行し前方へ向かう．この前枝を肋間神経と呼ぶ．
②肋間神経はその走行中に外側皮枝〔肋骨角（脊柱起立筋の外縁付近）よりも末梢（前方）〕を出し，中腋窩線付近（前鋸筋前縁付近）で皮下に出て（外側皮枝），さらに前方と後方に向かう枝に分かれ，その支配領域は側胸部を中心に胸郭の前方，後方にまで及ぶ．肋間神経本幹は外側皮枝を分枝した後も肋間隙を走行し，最終的には前皮枝（肋軟骨移行部から胸骨の間付近）となり，胸腹部の前面を支配する．肋間神経は肋間筋の運動および側胸部や前胸部の皮膚感覚を支配している．この神経に沿って生じる疼痛発作を肋間神経痛という．これは症状名であり，種々の原因疾患によって生じる．
③疼痛はせき，くしゃみなど，胸部運動によって増強される．

診　断

①基礎疾患は多く，変形性脊椎症，胸椎圧迫骨折，椎間板ヘルニア，脊椎・脊髄腫瘍，転移性腫瘍，脊椎カリエス，帯状疱疹などがある．
②帯状疱疹では，肋間神経痛が発症して2,3日後から，神経に沿って小水疱が出現するので注意を要する．早期の抗ウイルス薬投与が必須である．
③また胸腔の疾患，すなわち胸膜疾患，心肺疾患などの関連痛として現れることもある．
④上記の基礎疾患の早期診断が大切である．

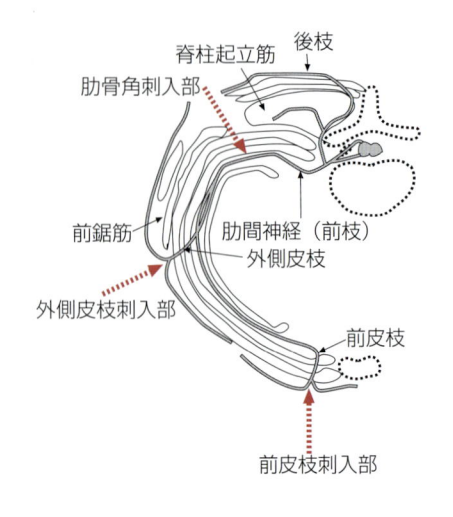

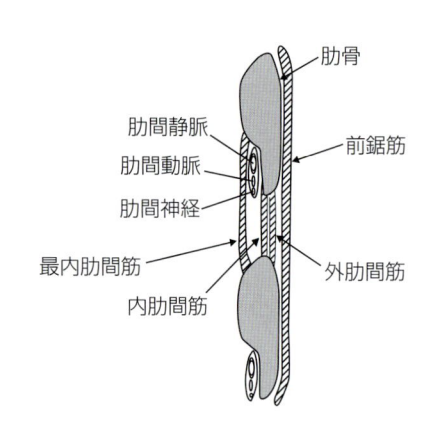

図4-25 肋間神経痛への刺鍼部位

図4-26 肋骨・肋間と肋間神経の位置関係

治 療

整形外科

①原因疾患別に行う．
②対症療法として，鎮痛剤，筋弛緩剤，ビタミン剤などの投与も行われる．

現代鍼灸

①鍼灸治療を行うには，まず12対ある肋間神経のいずれに問題が存在するのかを，症状や所見から見極める必要がある．そして，責任肋間神経の存在する肋間隙部へ施術する．特に効果的な施術部位は，肋骨角（肋間神経の本幹へのアプローチ），中腋窩線（外側皮枝へのアプローチ），そして前皮枝の皮下出現部であり，圧痛も出現しやすい（図4-25，26）．
②また，当該肋間神経と同高位で分枝する後枝支配領域への刺鍼も有効である．後枝支配領域への施術方法およびその理論に関しては傍脊柱部刺鍼の項（p86～）を参照されたい．
③肋間神経は胸郭の後部から側部では，肋間隙の中でも上部（上位肋骨の下縁～肋骨溝）に存在するが，前方に走行するに従って肋間隙の中央に位置するようになる．これらの神経走行部位も考慮して施術すると，さらに効果的である．一般的に症状が強い場合，あるいは慢性化傾向を示す場合には肋間神経に接触させたほうが効果が高く，症状が軽い場合には必ずしも神経に接触させなくても効果は期待できる．ただし，肋間隙の深部には胸膜，肺が存在し，深刺は気胸を起こす危険があり十分な注意を要する．

伝統鍼灸

①精神的ストレスでみられる抑鬱や激しく怒るなどは，肝気鬱結証による．イライラする，遊走性の痛み，胸が苦しい，不眠，弦脈などの所見が特徴である．治療は太衝，行間，合谷，

> ### 化膿性脊椎炎
>
> **整形外科**
>
> **概 念**
> 　安静にて軽快しない，持続性，進行性の強い腰痛の場合，化膿性脊椎炎もしくは，後述の悪性腫瘍（原発性，浸潤性，転移性）を考える必要がある．化膿性脊椎炎は，血行性に発症することが多い．
>
> **診 断**
> ①発熱，血液検査によるCRP，赤沈（ESR）高値，白血球増加を認める．
> ②早期診断には，MRIが有用である．病巣部のT1強調：低信号，T2強調：高信号を呈する．
> ③硬膜外膿瘍の合併にも注意する．
> ④進行すると，椎間板の狭小化，および椎体の圧潰を認める．
> ⑤確定診断は病巣部位の穿刺による起炎菌同定である．
> ⑥結核性（脊椎カリエス）との鑑別も必要である．
>
> **治 療**
> ①抗生物質の長期投与と，コルセットによる安静・固定によって治療する．
> ②軽快しない場合は，手術による，掻爬・骨移植（前方固定術）が必要である．
> ③鍼灸治療の適応ではなく，整形外科的な治療を優先すべきである．

期門，肝兪などに瀉法を行う．
②胸脇部の打撲や捻挫，使いすぎによるものは血瘀証でみられ，肋間部に持続痛や夜間痛がある．慢性的な肋間部痛や打撲の既往がある．また季肋部を押さえると痛む．舌尖部に瘀点・瘀斑，舌下静脈怒張，弦・細渋脈を呈する．治療は太衝，三陰交，京門，膈兪などに瀉法を行う．
③慢性病や過労によるものには肝陰虚証が多く，肋間部が持続的にしくしく痛み，疲れると悪化する．口や喉の乾燥，頭のふらつき，めまい，紅舌・少苔，細数で弦脈などを呈する．治療は太衝，三陰交，血海，肝兪，腎兪に補法を用いる．

10. 転移性骨腫瘍　metastatic bone tumor

概 念
　安静にて軽快しない，持続性，進行性の強い腰痛を認める．

診 断
①転移性骨腫瘍は血中アルカリフォスファターゼ（ALP）の上昇，癌マーカーの亢進がヒントになる（例：前立腺特異抗原（PSA）上昇は前立腺癌，胎児性癌抗原（CEA）やCA19-9上昇

は消化器癌，α胎児性蛋白（AFP）上昇は肝臓癌など）．
②単純X線像にて椎弓根の消失，CTによる骨融解像と腫瘍塊，MRIによるT1強調低下，T2強調高値を示す腫瘍塊が特徴である．原発巣の検索が必須である．
③原発巣がみつからない場合はPET検査を行う．
④CT下穿刺によるバイオプシーを行い，病理組織検査による最終診断を行うこともある．

治　療

整形外科

①椎体圧潰を防ぐために硬性コルセット装着，除痛目的の放射線照射などを行う．
②腫瘍が脊髄神経を圧迫して，麻痺を起こしやすいため注意が必要である．
③手術として，脊髄神経圧迫を取り除くための除圧・固定術を行うことがある．
④原発巣の治療についても同時に対応する．

現代鍼灸

①転移性骨腫瘍は鍼灸治療の適応ではない．そのため，上記の疾患が確認された際には，専門医へ紹介すべきである．
②西洋医学的な治療と併用するという形で，肩背部の筋肉である肩甲挙筋（天髎・肩外兪・肩中兪・附分など），僧帽筋（天柱・巨骨・肩井・天髎・肩外兪・肩中兪・曲垣・天宗など），菱形筋（大椎・身柱・大杼・風門・肺兪・心兪・附分など），腰部の筋肉である腰方形筋（胃倉・志室など），大殿筋（環跳・承扶など），ハムストリングス（風市・委陽など），さらに傍脊柱筋などに鍼灸治療を行うことは，肩背部や腰部の筋緊張低下，および頚部・腰部可動性の増加につながるので，患者のQOL向上につながる．
③四肢末端へ鍼通電治療（20分）を行うことで，全身の疼痛閾値が上昇することが知られていることから，鎮痛薬の減量を目的に鍼通電を行うこともよい．なお，低頻度（1〜5Hz程度）ではオピオイドμ受容体を介した鎮痛が，2Hzと15Hzのミックス波ではオピオイドδ受容体を介した鎮痛が，高頻度（100Hz）の通電ではオピオイドκ受容体を介した鎮痛が起こるとされている．

伝統鍼灸

①整形外科的な治療を優先すべきである．
②癌性疼痛等に対しては，腰椎椎間板ヘルニアに準じて対応する．
③疼痛部と関連する経脈上の末梢の滎穴や兪穴の圧痛点を探して，1〜2mm程度の切皮置鍼あるいは円皮鍼（パイオネックス）の貼付も有効である．

胸椎黄色靭帯骨化症
ossification of ligamentum flavum

整形外科

後方の椎弓を結ぶ黄色靭帯が石灰化する疾患で，ときに脊髄を圧迫する．高齢の男性に多い．

診断

胸髄を後方から圧迫し，体幹から両下肢のしびれ，知覚鈍麻をきたし，大きくなるとふらつき，反射亢進などの脊髄症の症状を呈する．MRI，CT が有用である（図 4-27）．

治療

大きく，脊髄を圧迫する場合は，後方から除圧術を行う（椎弓形成術）．

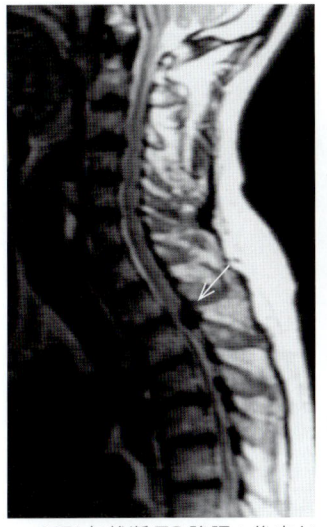

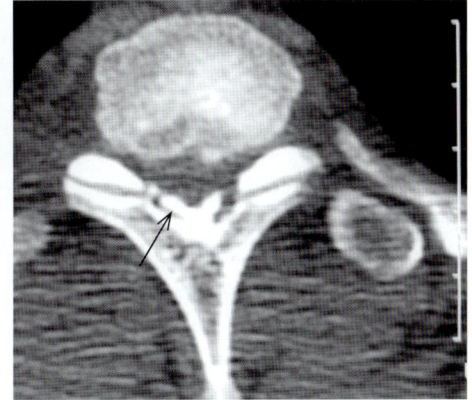

a：MRI 矢状断 T2 強調；後方からの脊髄の圧迫を認める　b：CT

図 4-27　胸椎黄色靭帯骨化症

第5章
股関節・大腿部

総 論

1. 股関節・大腿部

①股関節は人体の中で最大の滑膜関節で，歩行に大切な最大荷重関節である．ソケットとなる寛骨臼は臼状に大腿骨頭を包み込む球関節となっている．大腿骨頭はスカルパ（Scarpa）三角（大腿三角）のほぼ中心部に触知できる．股関節の皮膚からみたランドマークは鼠径溝，大腿内側ひだ，殿溝である．骨のランドマークとしては，骨盤側では骨盤上縁の腸骨稜とその前方の上前腸骨棘，そして下殿部の坐骨結節があり，大腿側では股関節外側部の骨隆起である大転子とスカルパ三角中央部に触れる大腿骨頭がある（図5-1）．

②股関節の疾患は患者の年代によってその発生率が異なる．すなわち，先天性股関節脱臼（出生時〜6，7歳），急性化膿性股関節炎（新生児・乳児），ペルテス病（4〜12歳），大腿骨頭すべり症（10〜15歳），強直性脊椎炎（15〜40歳），先天性股関節脱臼後の前股関節症（10〜30歳），変形性股関節症（20歳以上），大腿骨頭壊死症（20〜50歳），関節リウマチ（20〜60歳），大腿骨頸部骨折（60歳以上），転移性腫瘍（60歳以上）と，それぞれの疾患に特有な年齢分布がある．

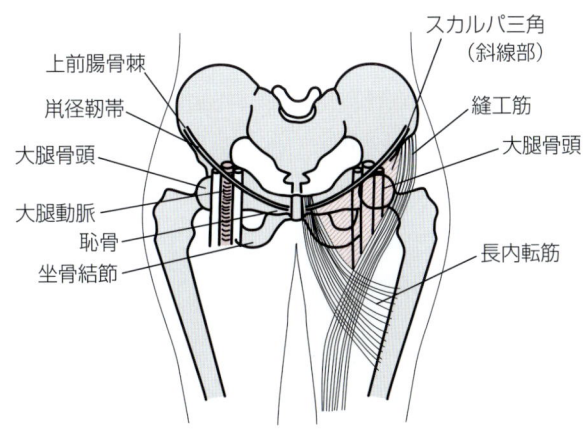

a：スカルパ三角部＊における大腿骨頭の触診
　＊鼠径靱帯，長内転筋，縫工筋に囲まれた部位

図5-1　股関節と大腿部の構造

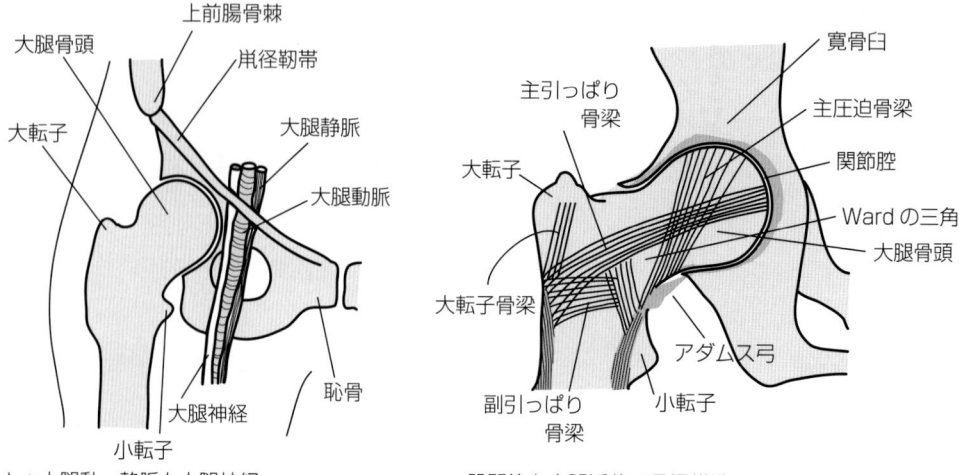

b：大腿動・静脈と大腿神経
c：股関節と大腿近位の骨梁構造

図5-1（つづき）

2. 股関節・大腿部の疾患

1) 問診

①疼痛部位として，股関節部の痛み以外に大腿前面から膝にかけての痛みを訴えることがある．症状については，経過が急性か慢性かを確認する．変形性股関節症では経過が長く，数年～数十年にかけて股関節の異和感・疼痛を自覚していることがある．
②既往歴として，先天性股関節脱臼，ペルテス病，化膿性股関節炎，外傷（股関節脱臼，骨折）などの治療歴があれば股関節症が疑われる．アルコール愛飲歴，ステロイド剤使用歴がある場合には大腿骨頭壊死症が疑われる．また，家族歴として，先天性疾患，膠原病などの有無を確認する．

2) 視診

①起立位をとらせ，前方からは骨盤の傾斜，筋萎縮，下肢の回旋変形の有無について観察する．側方からは腰椎前弯の異常の有無を確認する．後方からは骨盤傾斜，側弯，殿筋萎縮などを観察する．
②歩容を観察する．疼痛による逃避性跛行，外転筋筋力低下によるトレンデレンブルグ（Trendelenburg）徴候（図5-2）などの有無を確認する．

3) 計測

①棘果長（spina malleolar distance，SMD）を計測し，脚長差を確認する．
②大腿周径の左右差を確認する．
③関節可動域を測定する．

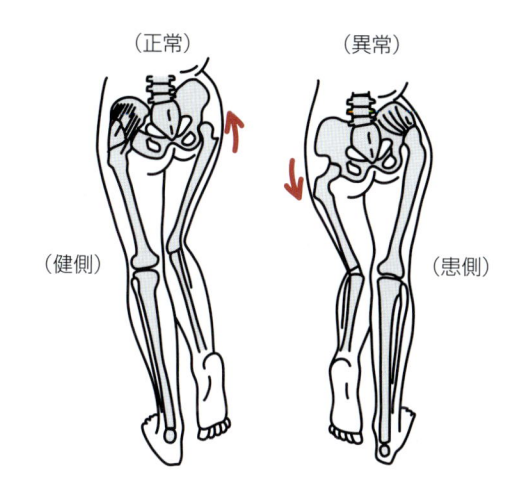

股関節外転筋（主に中殿筋）の機能不全により，患側片脚起立時に，反対側の骨盤の沈下（↓）を認める．股関節脱臼や外転筋力不全によって陽性となる．

図 5-2　トレンデレンブルグ徴候

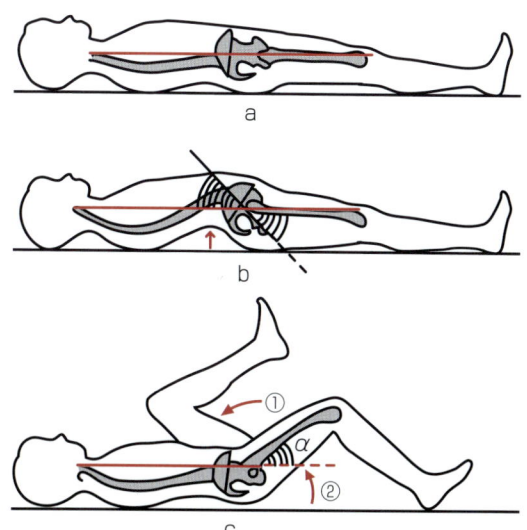

a：腰椎，骨盤および股関節は正常な関係にある．
b：代償性腰椎前弯（↑印），骨盤前傾があり，股関節の屈曲拘縮はかくされている．
c：Thomas テスト：健側股関節を最大屈曲する①と，代償性腰椎前弯がとり除かれ，患側の股関節の屈曲が起こり②，屈曲拘縮（α角度）が明らかになる．

図 5-3　トーマステスト

4) 徒手検査

①パトリック（Patrick）テスト（仰臥位で股関節を屈曲・外転・外旋させる）を行い，股関節部に疼痛が誘発されるかを確認する．
②股関節屈曲拘縮の有無はトーマス（Thomas）テスト（図 5-3）によって判定する．一側の膝を腹部に引き付けて骨盤を固定したとき，反対側の下肢が持ち上がる場合，陽性である．

5) 画像診断

①単純X線像：両側の股関節の前後・側面像を撮影し，関節部の形態異常などを観察（図 5-5）．
②CT 画像：股関節から骨盤にかけての水平横断像が観察できる．三次元CT 画像では関節およびその周囲の立体的把握も可能である．
③MRI 画像：大腿骨頭壊死やペルテス病などの早期診断に有用である．

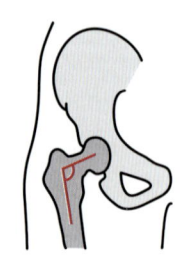

a：内反股（coxa vara）；頚体角（α）が減少している．

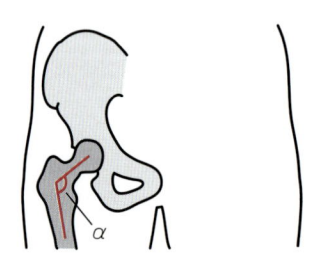

b：正常（coxa norma）；頚体角（α）は大腿骨頚部の長軸と大腿骨骨幹部の長軸のなす角で，正常では約125°である．

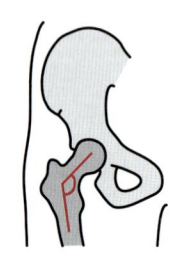

c：外反股（coxa valga）；頚体角が増加している．

図5-4　内・外反股変形

各　論

1. 変形性股関節症　osteoarthritis of the hip

概　念

①股関節の関節軟骨の変性・摩耗をきたす進行性・退行変性疾患である．明らかな股関節疾患の既往歴がない一次性関節症と，先天性股関節脱臼，臼蓋形成不全，骨折・脱臼などの外傷，骨壊死，感染，関節炎などに続発する二次性関節症に分けられる．
②わが国では一次性はまれであり，二次性関節症が大部分を占める．

症　状

①立位・歩行時に股関節部の疼痛が出現する．変形が進行すると安静時にも疼痛が持続する．
②股関節部に圧痛と可動域制限（進行例では屈曲・内転拘縮）を認める．
③跛行（疼痛性跛行，脚長差による跛行，股関節外転筋筋力低下による跛行）がみられる．

診　断

1）理学的検査

①パトリックテスト：股関節を屈曲・外転・外旋させると股関節前面に疼痛を生じる．
②トレンデレンブルグ徴候：先天性股関節脱臼や変形性股関節症などで外転筋の筋力低下が存在すると，患側での片脚起立の際に，骨盤を水平に保つことができず健側（遊脚側）が下がる現象が生じる（図5-2）．
③デュシェンヌ（Duchenne）現象：歩行時に上体が患側に傾く．
④トーマステスト：仰臥位で健側を屈曲すると，屈曲拘縮がある場合には患側が屈曲する（図5-3）．

表5-1 変形性股関節症のステージ分類

前股関節症	臼蓋形成不全などの骨性構造の異常のみ
初期股関節症	関節裂隙の部分的な狭小化，骨硬化像
進行期股関節症	骨硬化像，骨囊胞，骨棘形成，関節裂隙の狭小化
末期股関節症	関節裂隙の消失，骨棘・骨囊胞などによる著しい関節変形

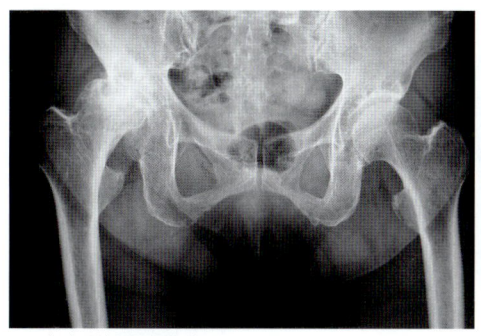

a：右変形性股関節症 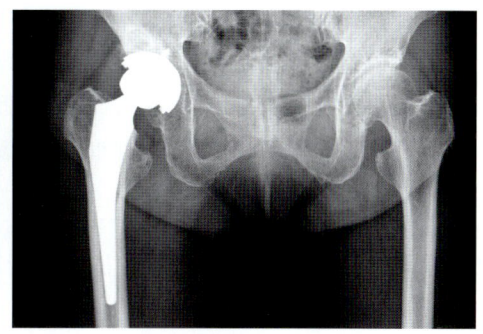　　b：右人工股関節置換術後

図5-5　変形性股関節症

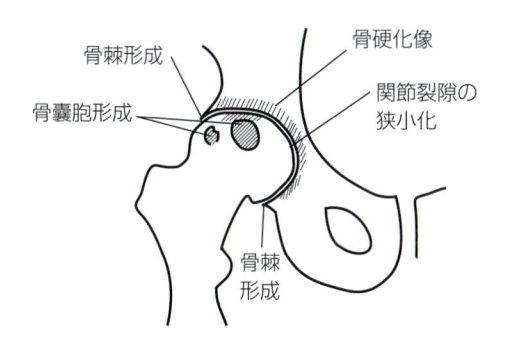

図5-6　変形性股関節症のX線所見（シェーマ）

2）画像診断

①単純X線像で，関節裂隙の狭小化，骨硬化像，骨棘形成，骨囊胞を認める（表5-1，図5-5, 6）.

治療

整形外科

①保存療法：生活指導（体重コントロール，杖の使用，長時間の立位・歩行を避ける），消炎鎮痛薬投与（内服薬），理学療法（股関節外転筋筋力強化）などが適用される.
②手術療法：関節温存手術，各種骨切り術（タナ形成術，外反伸展骨切り術，キアリ（Chiari）骨切り術，寛骨臼回転骨切り術），関節固定術，人工関節置換術が病状によって選択される（図5-5）.

現代鍼灸

①鍼灸治療の治療方針として，まず股関節の痛みを取り除くことが重要であり，このことが第一の治療方針となる．股関節の変性が発症した場合，筋肉の緊張や血液循環が悪くなり股関節の痛みとして現れることがある．このような状態において鍼治療が有用となる．特に疼痛の軽減には，股関節周囲の局所に存在する治療ポイントを用い鍼治療する．

②股関節の変形により，股関節周囲の筋へ異常なストレスとして痛みや違和感が伴うこともある．特に中殿筋の萎縮が伴うことにより周囲の軟部組織に負担がかかり，痛みや筋の緊張が発症する．このように周囲の軟部組織に影響が及んでいる場合に対しては，特に鍼治療が効果的である．

1）股関節に限局した疼痛に対しての鍼灸治療

①変形性股関節症の治療ポイントとして特に重要な治療穴は，環跳と衝門である．

②環跳は大腿骨大転子の頂点と仙骨裂孔を結ぶ線上，大転子頂点から3分の1に位置する．股関節の中央で側臥になって股関節を屈曲したときにできる陥凹部である．この部位は，変形性股関節症のときに圧痛反応がよく出現する場所であり，その反応をよく確認し，50mm18号鍼で約4cm刺入する．

③また衝門は，鼠径部，鼠径溝の大腿動脈拍動部の外方にとる．この部の周囲には大腿動静脈や大腿神経，さらに腸腰筋や股関節の関節包があり，圧痛反応が出現しやすい部位である．

④刺鍼方法は50mm18号鍼で約2cm刺入し単刺を行う．

2）股関節の機能異常に伴う鍼灸治療

①股関節の機能異常や炎症また中殿筋の萎縮などによりその周囲の軟部組織の緊張やストレスが伴っている場合は，それぞれの対象とする筋群に対し治療を行う．

②反応がでやすいのは内転筋群，大・中殿筋，腸腰筋，ハムストリングス，大腿四頭筋などである．特に内転筋群（長短内転筋，大内転筋など）は圧痛反応が出現しやすい．治療には緊張や圧痛が最も強い場所を選ぶ．他の筋群も同様に緊張や圧痛反応をよく確認し，ポイントをとるようにする．

③筋の緊張に対する治療としては16号鍼か14号鍼などの細めの鍼を使用し，ゆっくりと弱い刺激を与えながら緊張をとるように行うとよい．

伝統鍼灸

①関節部に安静時痛，自発痛，夜間痛などがあれば瘀血（おけつ）によるものである．この場合は局所的な硬結（瘀血）を目的として，得気を目安に刺鍼して，すぐに抜鍼（瀉法）する．さらに，全身的な活血化瘀を促すために，三陰交，足臨泣，太衝などへの瀉法を追加する．

②動作時痛が主体の場合，股関節前面の痛みは足陽明経筋と足厥陰経筋（あしけついんけいきん）が関連しており，陽明経筋の異常の場合には，内庭，外・内庭，侠溪または陥谷，外・陥谷，足臨泣が効果的である．

一方，まれに厥陰経筋の関与している場合があり，この場合には行間，太衝，中封などが効果的である．
③股関節外側の痛みは，足少陽経筋病が関連しており，治療穴としては，俠渓，地五会，足臨泣が効果的である．
④股関節後面の運動時痛は足太陽経筋病と関連しており，通谷，束骨，京骨などが効果的である．なお，束骨と京骨の間の第5中足骨外方に軟弱で過敏な反応が出現しやすいことから，その過敏点を治療穴として選択する．

2. 梨状筋症候群　piriformis syndrome

概 念
①梨状筋は第2〜4仙椎の前面，坐骨切痕上縁，仙結節靭帯から起始し，大転子内側の梨状窩に停止する．坐骨神経は大坐骨孔の梨状筋下孔を通って，大腿後面に出て，下肢に分布する．坐骨神経はしばしば脛骨神経と総腓骨神経とに高位で分かれる．このうち総腓骨神経が梨状筋の間を貫くときに梨状筋によって圧迫・絞扼されることがある．股関節の屈曲によって本神経は梨状筋下孔において中枢に牽引され，長軸方向への移動に伴う摩擦が惹起される．絞扼ポイントは坐骨神経の梨状筋の出口部であり，これによる症状を梨状筋症候群という（図5-7）．

診 断
①上記の解剖学的特徴に加えて，殿部の外傷，仙腸関節炎の炎症の波及，そしてランニングや筋力トレーニングなどが誘因となる．
②坐骨神経痛と殿部や下肢に生じる放散痛が，主な臨床症状である．また梨状筋の圧迫でも同一の放散痛が生じる．
③肢位や動作によって疼痛の程度が変化しやすく，スポーツ選手では競技中に下肢の脱力感を訴えることがある．
④股関節内旋位で疼痛が増強する．
⑤圧迫のある梨状筋部にブロック注射を行うと軽快し，これが診断の目安となる．
⑥腰椎椎間板ヘルニアとの鑑別が重要である．

治 療

整形外科

①保存療法として，薬物療法や低周波温熱療法などの理学療法を行う．梨状筋への局所麻酔剤注入は診断的治療となる．スポーツ競技者ではトレーニングメニューの変更も必要となる．
②手術療法として，保存療法の無効な例に対して，坐骨神経後方の梨状筋を切離して神経の除圧術を行う．

図5-7　坐骨神経走行と梨状筋

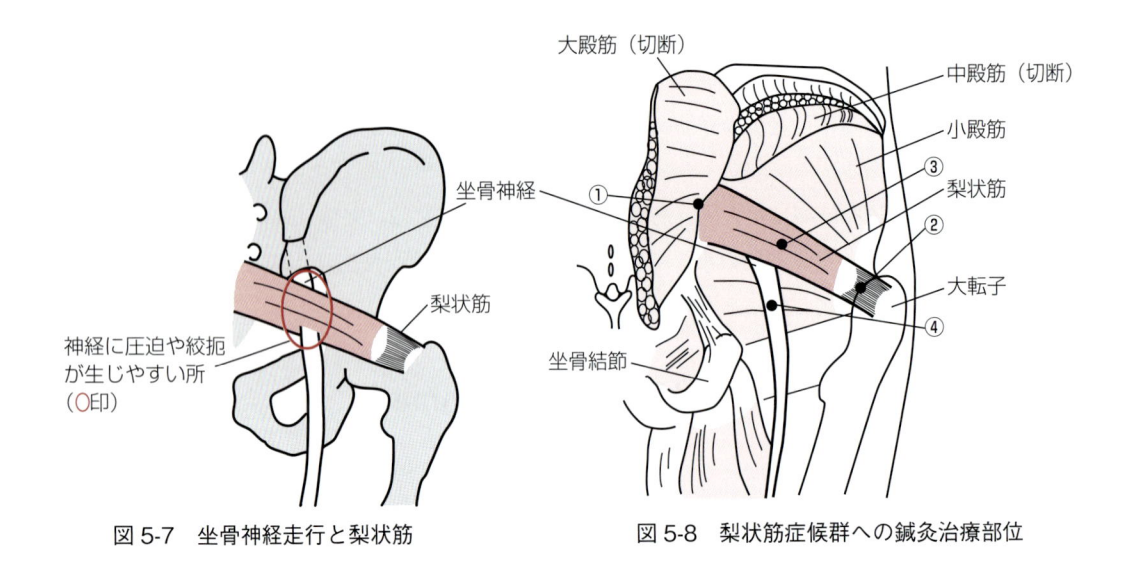

図5-8　梨状筋症候群への鍼灸治療部位

現代鍼灸

①過緊張状態にある梨状筋の弛緩を目的に，当該筋の解剖学的位置関係を十分に把握し，起始・停止腱部，筋腹への刺鍼を行う（図5-8：①〜③）．また，梨状筋に鍼を2本刺入し，低周波鍼通電刺激を行うとさらに効果的であることが多い．

②坐骨神経を構成するL4〜S3神経根レベルを考慮し，脊髄神経後枝を介した反射性の前枝への影響を期待して，これらの高位の傍脊柱部に対して刺鍼を行うことは補助的効果につながる．後枝支配領域への施術方法およびその理論に関しては傍脊柱部刺鍼の項を参照されたい（p86〜）．

③これらに併せて，症状に対する対症療法として，坐骨神経の本幹に接触するように刺鍼を行う（図5-8：④），あるいは同部位に鍼を2本刺入し低周波鍼通電療法を行うこともある．

しかし，本疾患の本体は梨状筋高位での坐骨神経走行の破格と梨状筋の異常緊張であり，坐骨神経本幹への刺鍼よりも梨状筋へのアプローチを優先させるべきである．

伝統鍼灸

①殿部（梨状筋）の安静時痛，自発痛，夜間痛を訴える場合は，瘀血（おけつ）によるものであり，局所的な硬結・圧痛に対して直接的に刺鍼して疼痛部位と一致した得気を確認して抜鍼（瀉法（しゃほう））する．さらに，活血化瘀を促すために，三陰交，太衝などにも瀉法を追加する．

②足少陽経脈・経筋病に対しては，侠渓（きょうけい），地五会（ちごえ），足臨泣のうちの反応（圧痛）の顕著な穴に対して1〜2mm程度の刺鍼を行うだけで効果的な場合が少なくない．効果を持続させるために，皮内鍼や円皮鍼の貼付療法を併用するのも有効である．

③足太陽経脈・経筋病に対しては，京骨から束骨の間の第5中足骨の外側面に軟弱，陥凹，圧痛の出現することが多く，最も反応の顕著な部位に刺激を与えるとよい．また，通谷も有効である．

3. 外側大腿皮神経痛　meralgia paresthetica

概　念
①外側大腿皮神経は，第2・3腰髄根から出る感覚神経である．本神経は骨盤腔内で腸腰筋外側を下降し，上前腸骨棘の内側に達すると，鼡径靭帯直下で鋭く屈曲して大腿前面へと向かう．さらに縫工筋を通過して外側広筋筋膜のトンネル内で下降して皮下に分布するが，ときには骨盤内で早く分岐する．本神経の絞扼性障害をいう（図5-9）．
②原因としては外部からの圧迫（きついベルトの着用，打撲や手術時などの長時間の腹臥位など）や内部からの圧迫や牽引（腫瘍，肥満，妊娠など）などがある．
③切創，注射などによって生じることもある．

診　断
①大腿外側部にしびれ感や不快感，ときに灼熱痛を訴える．
②直接の圧迫，運動や大腿伸展位で症状は増強し，安静によって軽快する．
③他覚的には神経支配領域に感覚鈍麻を認める．絞扼部である鼡径部，前上腸骨棘に叩打痛を認める．同部の神経ブロックで症状が軽快すれば診断は確定的である．
④股関節部や膝関節部の疾患と鑑別する．

治　療

整形外科

①保存療法として，温熱療法，薬物療法，神経ブロックなどが有効である．生活指導として衣服，ことに帯やベルトの着用による圧迫を避ける．また，股関節の伸展位保持を避けるようにする．
②保存療法が無効な場合には，大腿外側皮神経の絞扼除去術や神経剥離術が適応となる．

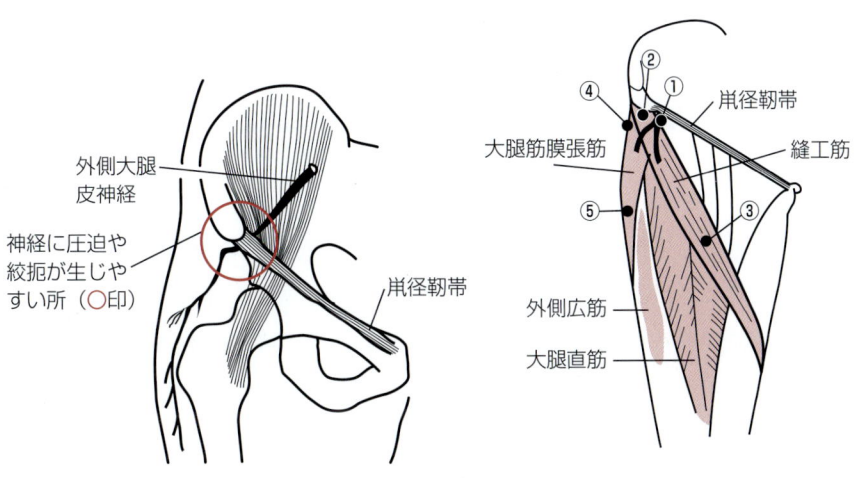

図5-9　外側大腿皮神経の走行

図5-10　外側大腿皮神経痛に対する鍼灸治療部位

現代鍼灸

①鍼の施術部位としては，鼡径靱帯と縫工筋の間で外側大腿皮神経を直接狙うことが多い（図 5-10：①）．この場合も症状が軽度の場合には神経の近くまでの刺入に留め，症状が強い場合には神経幹に接触するように刺鍼する．補助的に，縫工筋や大腿筋膜張筋の起始部や筋腹に刺鍼することもある（図 5-10：②〜⑤）．

②症状が強い場合には上前腸骨棘の下で神経走行部へ鍼を2本刺入し低周波鍼通電療法を行うこともある．

③そのほかの治療として，上記施術に併せて脊髄神経後枝を介した反射性の前枝への影響を期待して，L2 と L3 高位の傍脊柱部に対して刺鍼を行う．後枝支配領域への施術方法およびその理論に関しては傍脊柱部刺鍼の項を参照されたい．

④外側大腿皮神経は皮下表層を走行していることから，浅部への刺激で効果を示すことが多く，簡便な治療法として大腿外側の皮膚に対して散鍼を行ってもよい．また，鍼の刺入部位と同部位に温灸を行うと効果的な場合もある．

伝統鍼灸

①症状としては，足陽明経脈・経筋病であることが多い．したがって，内庭，外・内庭，俠渓から陥谷，外・陥谷，足臨泣までの第2中足骨から第5中足骨までの間に出現する反応に注目して，顕著な反応に刺激を与えると効果的である．足陽明経筋は第4趾（胆経）とも関連することから，胆経の反応も確認する必要がある．疼痛部位の局所に必ずしも治療点を求める必要はなく，遠隔部位に治療して経脈の疏通を図るのが目的である．

②鼡径部で神経絞扼の起こる場合が多いが，鼡径部には，腎経，胃経，肝経，脾経，胆経などの経脈が走行しており，鼡径部の硬結・圧痛がどの経脈の流注と一致しているかを確認することによって，異常経脈を理解することができる．なお女性では，生理前になると鼡径部の硬結，圧痛，鼡径靱帯の幅の拡大が生じやすく，瘀血と深く関連することから，活血化瘀を目的として，三陰交，足臨泣，太衝などの瀉法を併せて行う必要がある．

4. 肉離れ（大腿部など）muscle strain

概念

①スポーツなどで筋肉の急激な瞬間的収縮により，筋膜や筋線維束に断裂をきたすものをいう．

②2関節筋に生じることが多く，ハムストリングス（大腿二頭筋，半腱様筋，半膜様筋）が最も多く損傷される．ついで大腿四頭筋，腓腹筋，股関節内転筋群の順に多い（図 5-11, 12）．

診断

①病歴として急激な動作とともに発生する激痛と運動機能障害がみられ，ときに断裂音の自覚がある．

各論—4. 肉離れ（大腿部など）

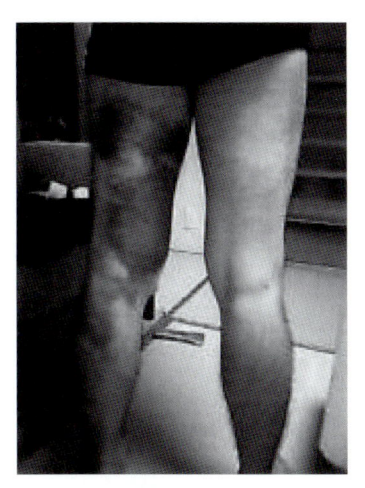

図 5-11 肉離れ

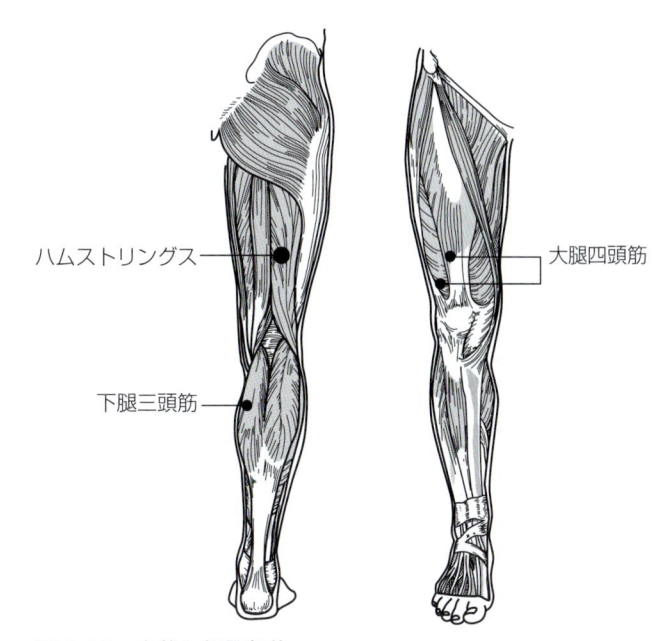

図 5-12 肉離れ好発部位
発生頻度：ハムストリングス＞大腿四頭筋＞腓腹筋

②損傷部あるいは断裂部に一致する圧痛，運動時痛を認める．皮下に出血と，重度の場合には陥凹を触れる場合が多い．

治　療

整形外科

①捻挫や打撲と同様に肉離れの応急処置は，安静（rest），冷却（icing），圧迫（compression），挙上（elevation），すなわち RICE 処置を行う．局所の安静のためには，損傷された筋の弛緩する肢位に保持して，ギプスなどによる外固定を行う．
②再発することが多いので，完全な回復が得られるまでスポーツを禁止する．
③回復期のリハビリテーションとして，(1)物理療法，(2)関節可動域訓練，(3)ストレッチング，(4)筋力トレーニングへと無理の生じないように進め，競技復帰を目指す．

現代鍼灸

1) 局部の熱感あるいは腫脹があり，自動運動で痛みが強い場合

　疼痛部周囲の置鍼や散鍼，損傷された筋の起止または停止部の軽い雀啄術を行う．また，解剖学的に対応する経穴を考慮し，大腿屈筋群の肉離れの場合においてはハムストリングスを構成する大腿二頭筋に位置する承扶，殷門，浮郄，委陽（ともに足太陽膀胱経），中瀆，膝陽関（ともに足少陽胆経）や，風市（奇穴）などの経穴を注意深く触診し，反応があれば適宜選択し置鍼を行う．同様に，半腱・半膜様筋に位置する陰谷（足少陰腎経），陰陵泉（足太陰脾経），膝関，曲泉（足厥陰肝経）などの経穴においても，反応があれば適宜選択し置鍼を行う．大腿前

面の肉離れの場合においては，大腿四頭筋に位置する髀関，伏兎，陰市，梁丘（ともに足陽明胃経），血海，箕門（足太陰脾経），中瀆（足少陽胆経），風市，鶴頂（奇穴）などの経穴においても，反応があれば適宜選択し置鍼を行う．また，下腿後面の肉離れの場合においては腓腹筋に位置する合陽，承筋，承山，飛揚，跗陽，崑崙（ともに足太陽膀胱経），陰陵泉，地機（ともに足太陰脾経）などの経穴においても，反応があれば適宜選択し置鍼を行う．

2）局部の熱感，腫脹がなく安静時痛がない場合

損傷された筋の反応（硬結，緊張など）部位に置鍼や散鍼を行い，知熱灸や温筒灸を3〜5壮程度施灸する．また，損傷された筋に鍼を刺入し，筋が軽く収縮する程度（1〜3Hz）で10〜15分間の低周波鍼通電療法を行う．筋収縮による痛みを訴える場合は同部に刺鍼し100Hzで通電する．加えて，上記の経穴に反応があった場合は，その経穴を適宜選択し軽い雀啄術を行う．

伝統鍼灸

①体を動かしたときに生じる疼痛は経筋病である．また，安静時や夜間痛などは所属する経脈の気滞・血瘀を裏づける所見である．局所的な痛みが強く，安静時痛，自発痛があれば，瘀血によるものであり，局所に生じた明瞭な索状の硬結・圧痛を目がけて疼痛部位と一致した得気を目安として，刺鍼（瀉法）を行うとともに，全身的な活血化瘀を行う必要があり，三陰交，太衝，足臨泣などを用いる．

②ついで，肉離れが生じた筋肉がどの経脈あるいは経筋の流注と一致するかを確認し，その末梢の滎穴や兪穴の反応を観察して顕著な反応（圧痛）があれば，その穴が治療ポイントとして有効である．何らかの炎症などが生じると，経脈・経筋を介して必ず末梢の滎穴や兪穴の過敏反応を引き起こすことから，圧痛の有無を正確に確認することによって異常の有無や治療穴を認識することができる．また，経筋を用いた治療は，圧痛点に対する軽微な刺激で有効であることが多いことから，非常に簡便な治療といえる．

③痛みが取れても，炎症自体が治癒したわけではないことから，必ず安静を指示しなければ，患者は治癒したものと勘違いして不用意な運動を行い，かえって局所の障害を大きくする危険性があることを十分留意しなければならない．

第6章
膝関節
総　論

1. 膝関節

①膝関節は，大腿骨，脛骨，膝蓋骨から構成され，内・外側側副靱帯，前・後十字靱帯，内・外側半月板および筋肉が膝関節を支持している（図6-1）．

②膝関節は体重を支える支持性と，関節が滑らかに動かせる可動性とを持っている．膝への負担は，立位で体重分の重さ，歩くと2～3倍，走ると約5倍の負荷がかかる．膝関節の伸展には，大腿四頭筋が重要である．屈曲には大腿二頭筋，半膜様筋，半腱様筋，薄筋などが関与する．

③症状は，疼痛，圧痛，腫脹，変形（内反変形，外反変形，屈曲変形），可動域制限として現れる（図6-2）．

④疼痛の原因は，外傷の有無や，疼痛の程度によって分けられる．外傷の場合は，骨折，靱帯損傷，半月板損傷などがある．中高年者で運動時に痛むのは変形性膝関節症の特徴である．

⑤安静時痛は，関節リウマチ（RA），骨壊死，腫瘍などに認められる．急激な場合は，痛風，偽痛風，感染を鑑別する必要がある（図6-3）．

⑥腫脹の原因のうち関節水腫の代表的な疾患として，変形性膝関節症，関節リウマチ，半月板損傷，骨壊死などがある．関節液に結晶を含む疾患では，偽痛風，痛風が代表的である．血腫は関節内骨折，膝蓋骨骨折，前十字靱帯損傷などの外傷でみられる．血液疾患（血友病，血小板の減少）でも発症することがある．

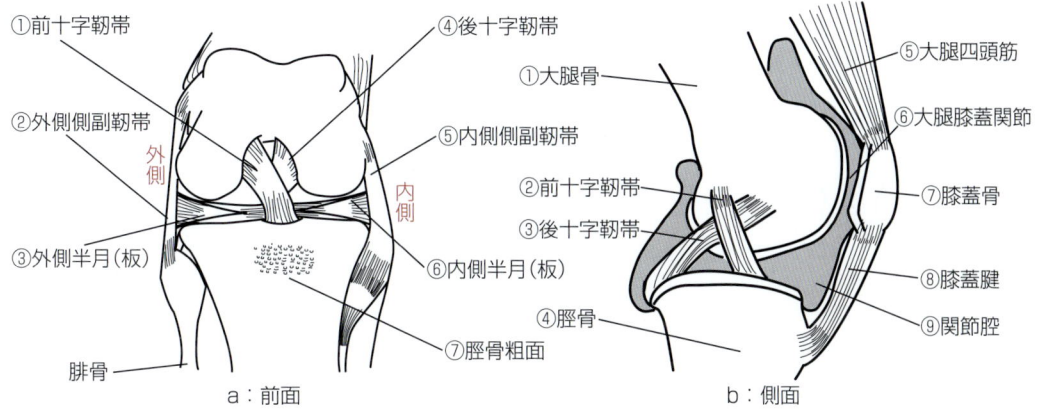

図6-1　膝関節の解剖（右膝関節）

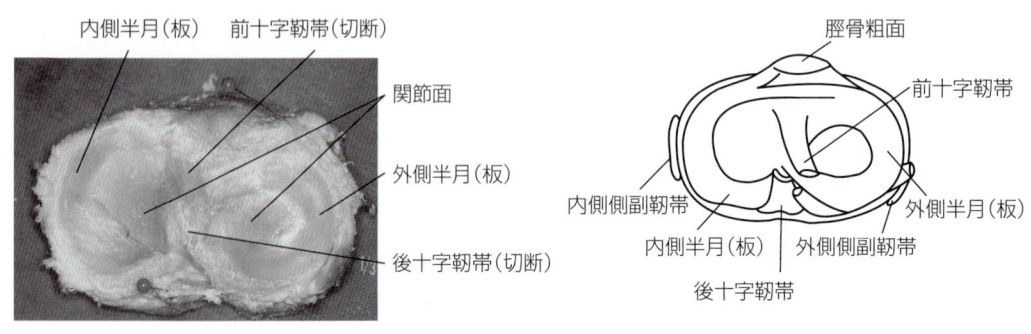

第6章　膝関節

c：横断面（大腿骨側から見たところ，十字靱帯は切断）

- 内側半月（板）
- 前十字靱帯（切断）
- 関節面
- 外側半月（板）
- 後十字靱帯（切断）

d：横断面（シェーマ）

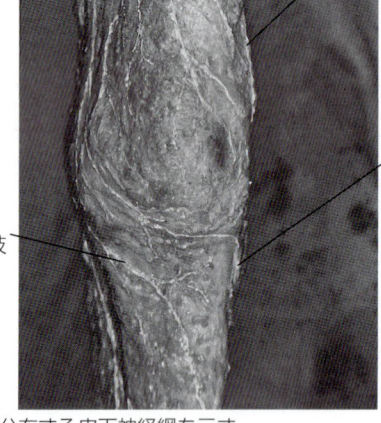

- 脛骨粗面
- 前十字靱帯
- 外側半月（板）
- 外側側副靱帯
- 後十字靱帯
- 内側半月（板）
- 内側側副靱帯

e：大腿前面に分布する皮下神経網を示す．

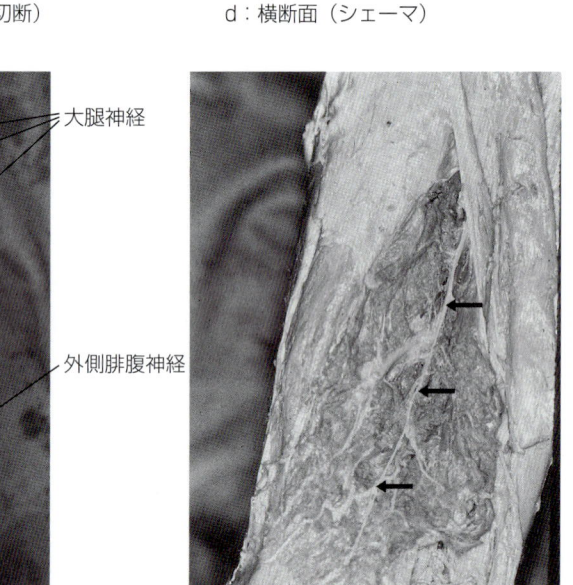

- 大腿神経
- 外側腓腹神経
- 伏在神経の膝蓋下枝の皮枝

f：大腿四頭筋内に分布する大腿神経の筋枝（矢印）．
一部は筋肉を貫き膝関節に至る．

図6-1　（つづき）

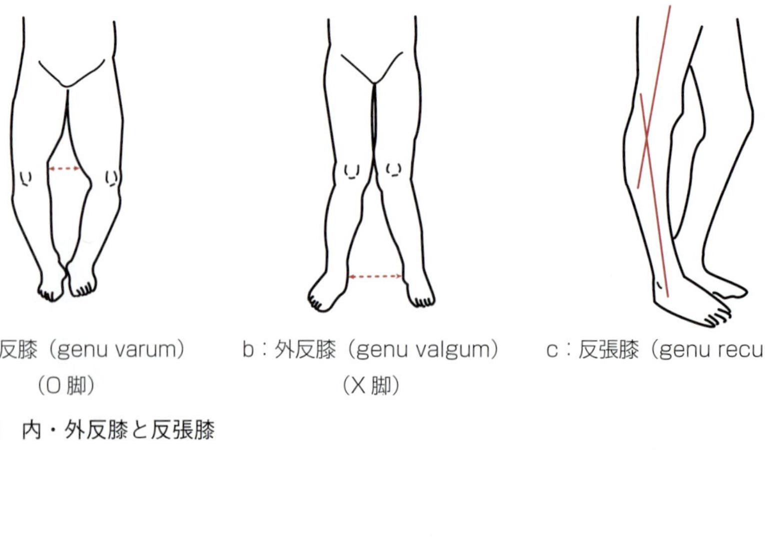

a：内反膝（genu varum）（O脚）

b：外反膝（genu valgum）（X脚）

c：反張膝（genu recurvatum）

図6-2　内・外反膝と反張膝

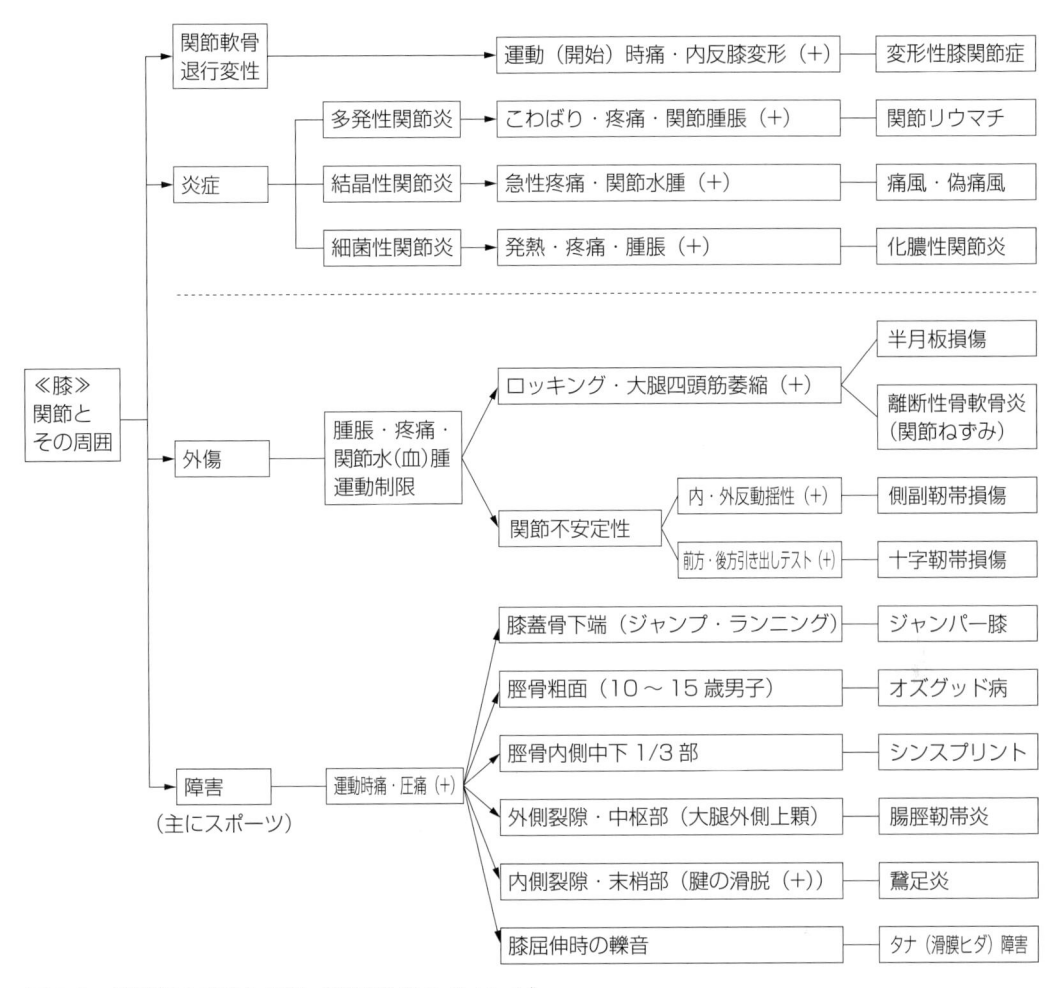

図 6-3 膝関節の疾患と外傷（鑑別診断のポイント）

≪膝≫関節とその周囲				
関節軟骨退行変性		運動（開始）時痛・内反膝変形（+）		変形性膝関節症
炎症	多発性関節炎	こわばり・疼痛・関節腫脹（+）		関節リウマチ
	結晶性関節炎	急性疼痛・関節水腫（+）		痛風・偽痛風
	細菌性関節炎	発熱・疼痛・腫脹（+）		化膿性関節炎
外傷	腫脹・疼痛・関節水(血)腫運動制限	ロッキング・大腿四頭筋萎縮（+）		半月板損傷
				離断性骨軟骨炎（関節ねずみ）
		関節不安定性	内・外反動揺性（+）	側副靱帯損傷
			前方・後方引き出しテスト（+）	十字靱帯損傷
障害（主にスポーツ）	運動時痛・圧痛（+）	膝蓋骨下端（ジャンプ・ランニング）		ジャンパー膝
		脛骨粗面（10〜15歳男子）		オズグッド病
		脛骨内側中下1/3部		シンスプリント
		外側裂隙・中枢部（大腿外側上顆）		腸脛靱帯炎
		内側裂隙・末梢部（腱の滑脱（+））		鵞足炎
		膝屈伸時の軋音		タナ（滑膜ヒダ）障害

2. 膝関節疾患

1) 問診

　問診では，いつからどのように痛むのか，外傷の既往の有無，その受傷機転を聴取する．膝崩れ（giving way），ロッキング（locking）の有無を確かめる．

2) 視診・触診

①視診では，ベッドに臥床した状態で，素肌で左右を比較する．発赤，腫脹，筋肉の萎縮，変形（O脚，X脚，屈曲拘縮），膝窩部の腫脹の有無をみる．
②触診では，局所熱感，膝蓋跳動の有無，関節裂隙，内・外側側副靱帯付着部，筋腱付着部，膝

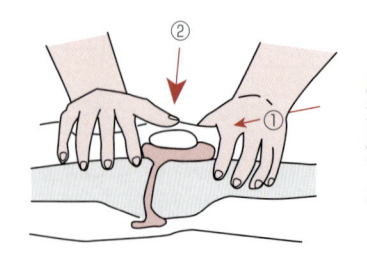

膝蓋跳動の調べ方：膝蓋上嚢部に貯留した関節液を膝蓋骨の後面に送り込むように検者の手で膝蓋骨中枢側から圧迫する①．他方の手の母指で膝蓋骨を上から押す②と，沈下して大腿骨にあたる感触が得られる．

図6-4　膝蓋跳動の調べ方

蓋骨などの圧痛の有無を調べる（図6-4）．

3）計測と徒手検査

以下のような計測，ならびに徒手検査を行う．

①膝関節の伸展，屈曲の可動域を測定する．（正常：0〜140°）大腿周径（膝蓋骨上縁から上10cm）と下腿周径（最大周径）を計測する．大腿脛骨角（FTA：femoro-tibial angle）を測定する．（正常：175°）

②外傷後の靱帯損傷を疑うとき：内・外反動揺性検査，ベーラー（Böhler）テスト，前方・後方引き出しテスト，ラックマン（Lachman）テスト，サギング（sagginng；後方落ち込み）の有無を確かめる（図6-5）．

③半月板損傷を疑うとき：

(1) マックマレー（McMurray）テスト（図6-6）：仰臥位で膝関節を最大屈曲し，内外関節裂隙に指をあて下腿を回旋しながら，膝関節を伸展する．内側半月板損傷では，下腿外旋で軽く内反位で膝を伸展させるときに，外側半月板損傷では下腿内旋で軽く外反位で膝を伸展させるときに，疼痛やクリックを誘発する．

(2) アプリー（Apley）テスト（図6-7）：腹臥位で膝を90°屈曲し，足を下方に圧迫しながら回旋すると，関節裂隙に痛みを誘発する（grinding test）．

4）画像診断と諸検査

①単純X線像：正面像，側面像，膝蓋骨軸写像の3方向をルーチン検査として行う．軟骨変性をみるために立位正面（荷重時）X線像も重要である．骨折の有無，関節の変性の程度，変形，腫瘍の有無などを診断する．

②MRI：軟骨，靱帯，滑膜，筋肉，神経などの軟部組織と骨髄の状態をみるのに有用な検査で，半月板損傷，靱帯損傷，骨壊死，ベーカー嚢腫，関節内水腫（血腫）の診断に有用である．

③CT：関節内骨折，腫瘍病変の広がりをみるのに有用である．

④骨シンチグラム：悪性骨腫瘍，感染など，骨の破壊・吸収の亢進したところで取り込まれる．

⑤関節液検査：血性の場合は関節内骨折，前十字靱帯損傷を疑う．骨髄からの脂肪滴がみられる．関節液が清明な場合は変形性膝関節症もしくは関節リウマチ（軽度混濁の場合もある）の頻度が高い．混濁している場合，鏡検にて尿酸結晶を検出すると痛風，ピロリン酸カルシウムを検出すると偽痛風の診断が確定する．感染の場合は，白血球の増加（数万個以上/mm^3）がみら

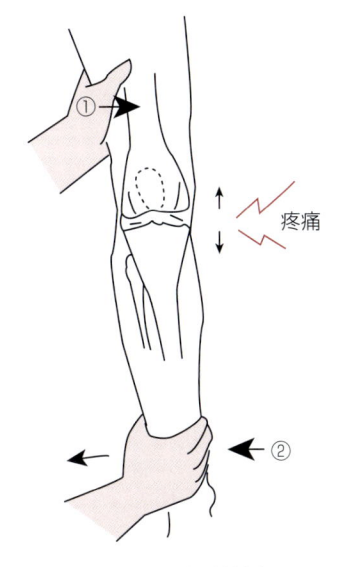

a：内・外反動揺性検査
膝関節伸展位で内・外反を強制し，関節の離開，膝外反傾向，関節裂隙の疼痛の有無を調べる．

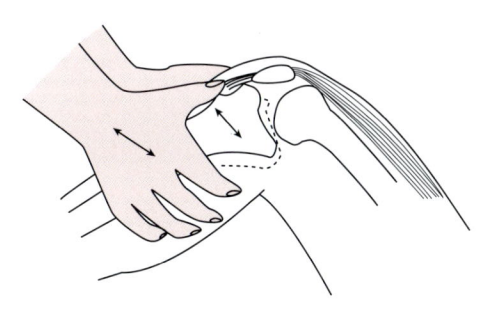

b：引き出しテスト
膝を90°屈曲位にして，検者は患者の足部に腰をおろして足部を固定し，下肢を前方に引っ張って偏位の有無を調べる．前方移動の検出により前十字靭帯損傷を疑う（前方引き出し徴候），後方移動の検出により，後十字靭帯の損傷を疑う（後方引き出し徴候）．

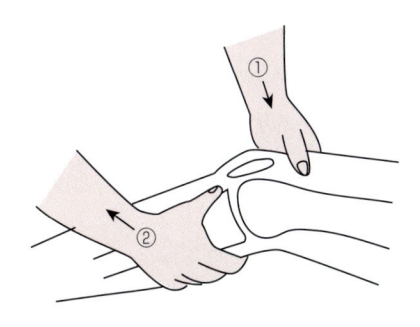

c：ラックマン（Lachman）テスト
大腿下端をしっかりとつかみ①，台から少し持ち上げ，反対側の手で脛骨上端を握り，軽度屈曲位で脛骨の前方引き出し②を行う．end pointがない場合は陽性とし，前十字靭帯損傷を疑う．

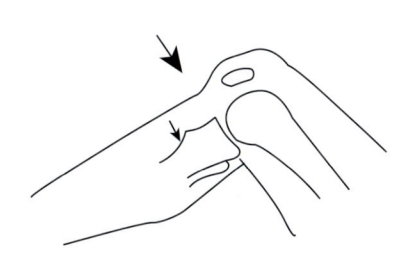

d：後方落ち込み（sagging）テスト
仰臥位で膝屈曲90°位をとらせる．脛骨粗面部が，健側に比して後方へ落ち込んでいる場合，後十字靭帯損傷を疑う．

図6-5　靭帯損傷の各種検査

れるため，細胞数の計測は有用である．
⑥血液検査：関節リウマチ，偽痛風，痛風などの関節炎，感染，腫瘍などでは，CRP，赤血球沈降速度（赤沈）の上昇がみられる．全身疾患との鑑別に有用である．
⑦関節鏡：麻酔下に関節鏡を膝関節に挿入し，直接関節内を観察する．半月板損傷，靭帯損傷，関節軟骨の変性，骨壊死，滑膜増殖，関節内遊離体の診断に有用である．また，関節鏡視下に半月板切除もしくは縫合，滑膜切除，靭帯再建術などを行う．

第6章　膝関節

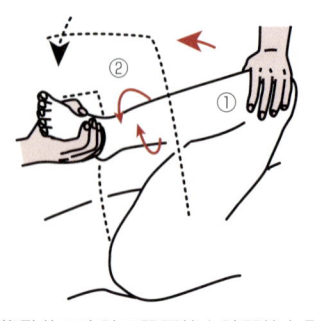

①仰臥位で患肢の股関節と膝関節を最大に屈曲し，②下腿を強く外旋（または内旋）し，徐々に膝関節を伸展するとき，クリックまたは疼痛が認められれば，半月板損傷を疑う．内旋時疼痛では外側半月板損傷，外旋時疼痛では内側半月板損傷を疑う．

図6-6　マックマレーテスト

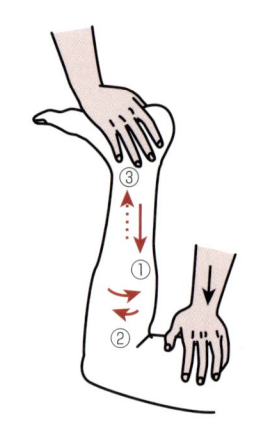

腹臥位で下腿を下方に圧迫して①回旋強制する②と損傷半月に疼痛が生じる．また，下腿を上方に牽引して③疼痛を認める場合は靭帯損傷を疑う．

図6-7　アプリーテスト

膝蓋大腿関節の異常を知る方法

伝統鍼灸

①変形性膝関節症の患者では，膝蓋骨大腿関節（PFJ：patello-femoral joint）の異常を有するケースが意外と多い．患者は，膝蓋骨のやや下付近（膝蓋靭帯部）が痛み，特に立ったり座ったりといった起座動作や，階段昇降時に痛みを自覚すると訴えることが多い．階段昇降では，下りで重力加速度がつくことから，上りよりも痛みを訴えやすくなる．

　一方，痛みが長時間に及ぶと，痛みをかばって運動不足となり筋力低下が生じる．その筋力低下は，関節部の支持力の低下と相まって動揺性を増し，関節部の骨にかかる負担をさらに増すことによって，変形や変性を助長することになる．一度変形が起こると修復は非常に困難であり，いかに変形を予防するかが重要である．

②膝蓋骨と大腿骨関節面での軟骨の脱落が起こり，それが周囲の滑膜に取り込まれて吸収されるまでに，滑膜の持続的な炎症症状が起こり，過敏性が増し，周囲の筋肉の反射性の緊張を招くことになりやすい．

③母指と示指で静かに膝蓋骨の内・外側面を把持し，膝蓋骨の側面の過敏性をみるために上下に指を動かすと，膝蓋骨部の強い痛みを自覚することが多い．この痛みは，膝蓋骨関節面にも，何らかの炎症があることを示唆する．

④不用意な徒手検査は，患者に苦痛を与える危険があり，慎まなければならないが，左右の母指と示指で膝蓋骨の上下・左右を把持し，大腿骨に向かって垂直に圧迫しながら，上下，左右にこすりつけるときに，異様な違和感を自覚したり（痛みがあるにもかかわらず，深部感覚であることから疼痛部位の所在が不明瞭），関節軟骨の脱落が進行して関節面が露出するような場合には，鋭い痛みを自覚することがある．このようにして，膝蓋骨大腿関節に異常があるかないかを知ることができる．なお，伝統鍼灸では，足陽明経脈・経筋病である．

各 論

1. 変形性膝関節症　osteoarthritis（OA）of the knee

概　念
①変形性関節症（OA）は，関節疾患の中で最も頻度が高く，ことに膝関節の発生が多い．高齢者にとっては機能障害により日常生活動作を低下させる主要因になる．変形性膝関節症は関節軟骨が変性し摩耗していく疾患で，関節の疼痛，腫脹，変形，可動域制限などを生じる．加齢とともに発症頻度は増加し，疫学調査では，わが国の X 線上の膝 OA の患者数は約 2,500 万人，そのうち約半数が有症状といわれている．

②加齢を基盤に発症する場合を一次性，外傷後の変形や関節炎や感染の後など，それ以外を原因とする場合を二次性と呼ぶ．単純 X 線像で関節裂隙の狭小化，骨棘形成，関節の変形を生じる．大腿脛骨面の内側関節裂隙の狭小化をきたし O 脚になることが多いが，外側型，膝蓋大腿型もある．

③関節軟骨は軟骨細胞と豊富な軟骨基質（水分，コラーゲン，プロテオグリカン）から構成され，潤滑と荷重緩衝作用を持つ．過負荷などから起こるコラーゲン損傷やプロテオグリカンの消失により軟骨変性が生じる．肥満や，軟骨を分解する酵素，機械的ストレスなどが軟骨障害を助長するといわれている．

診　断
①膝関節および関節周囲の疼痛が主な症状で，動作開始時や荷重時に痛むのが特徴である．滑膜炎による水腫を生じることもある．関節面の変形，関節包の拘縮などにより，可動域が減少する．

②診断および進行の判定に X 線像が重要である（図 6-8）．関節裂隙狭小化，骨棘，軟骨下骨硬化，

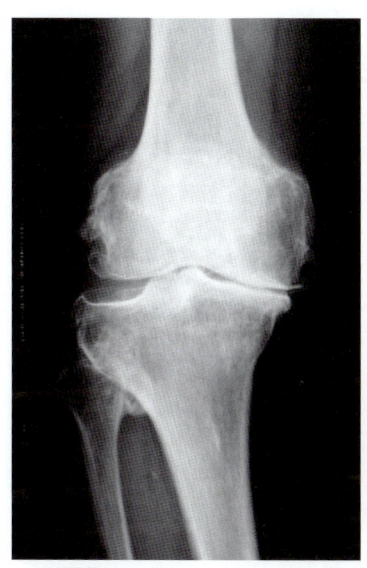

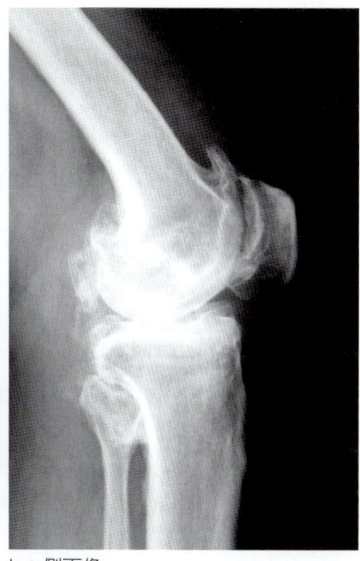

図 6-8　変形性膝関節症の単純 X 線像
内側関節裂隙狭小化，骨棘形成を認める．

a：正面像　　b：側面像

第6章　膝関節

①あおむけに寝て，膝をまっすぐに伸ばし，膝の後面を床におしつ
　けるように力を入れる（↓）．同時にふとももの筋肉を緊張し，
　膝蓋骨が動くようにする（←）．

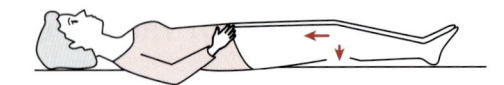

力を入れたまま
ゆっくり5つ数える．
力を抜く．
これを10回繰り返す．

②あおむけに寝て，膝を伸ばしたまま，約10°脚をあげる．
　（足先がみえる程度）

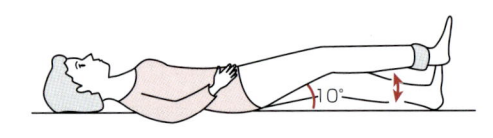

あげたままゆっくり5つ数える．
おろす．
これを10回繰り返す．
楽にできるようになれば
1kgの砂袋をつけて行う．

③横むけに寝て，股関節を少し曲げて股をひらくように脚をあげる．

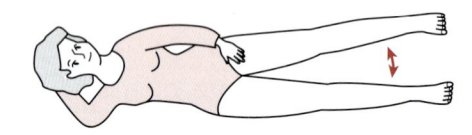

あげたままゆっくり5つ数える．
おろす．これを10回繰り返す．

④椅子に腰かけ，膝をまっすぐに伸ばす．

伸ばしたまま5つ数える．
曲げておろす．
これを10回行う．
楽にできるようになれば
1kgの砂袋をつけて行う．

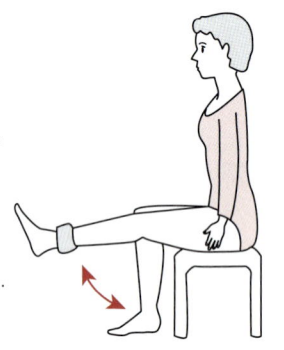

⑤うつぶせに寝て，膝を伸ばした状態から90°曲げる．ふたたび伸ばす．

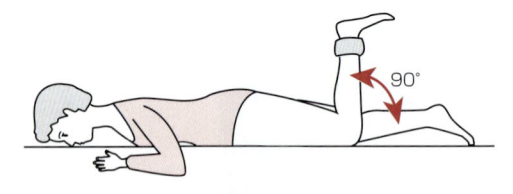

これを10回繰り返す．
楽にできるようになれば
1kgの砂袋をつけて行う．

実施上の注意
・医師の指導を受けて運動の種類，回数は適宜増減する．
・根気よく毎日続けること．
・入浴後など膝が暖まっているときに行うと効果的．
・定期的に医師の診察を受けること．
・痛みや腫れが強いときには運動を中止し，医師の診察を受けること．
・膝蓋骨の周りに痛みのある人や膝の術後，間もない人は，④，⑤は避ける．

図6-9　膝体操　　　　　　　　　　　　　　　京都府立医科大学附属病院整形外科

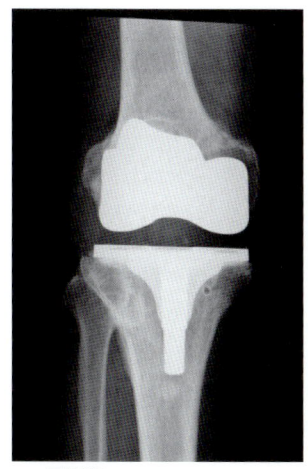

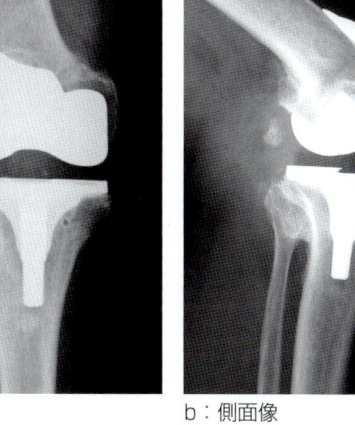

a：正面像　　　b：側面像　　　図6-10　人工膝関節置換術後のX線像

骨嚢胞，アライメントにより，進行度を判定し，治療を行う．MRIは半月板変性や，骨壊死との鑑別などに有用であり，血液検査は関節リウマチなどの全身疾患との鑑別に重要である．

治　療

整形外科

①疼痛時には歩行を控え，運動療法として，臥位での膝関節可動域訓練，膝周囲筋力の強化運動（膝体操）を行う（図6-9）．温熱療法や，鍼灸治療は，主に症状緩和に有効である．装具療法として，日本人ではO脚（内反変形）が多いので，外側楔型足底板（荷重線を変性の強い内側から外側に移動させる）を変形が軽度のときから根気よく着用させる．種々の膝サポーターや杖の使用は効果がある．
②薬物療法では外用薬，内服薬（消炎鎮痛剤），坐薬，関節内注射（ヒアルロン酸，ときに局所麻酔薬やステロイド剤）が効果がある．
③保存療法で効果がない場合は，手術療法を選択する．手術療法として，軟骨の消失した進行例には，人工膝関節置換術が適応である（図6-10）．疼痛緩和と歩行能力改善により，安定した成績が得られる．比較的若年者で外側の軟骨が保たれている場合は脛骨高位骨切り術を行い，荷重線を外側に移動させることも進行の防止に有効である．

現代鍼灸

1）消炎鎮痛を目的とした膝関節痛の治療

①まず膝関節の痛みを取り除くことが重要であり，第一の治療方針となる．膝関節の変性やその他の原因で発症する炎症や刺激は感覚神経を伝わって脊髄に入り，それが脳に伝わり膝の痛みを認知する．この情報は，運動神経を興奮させ膝関節周囲の筋肉や血管が緊張し，血液循環が悪くなり膝関節の痛みとして現れる．このような場合，鍼灸治療が有用となる．

第6章　膝関節

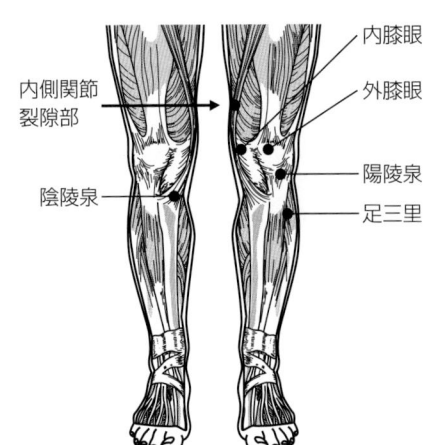

図6-11　変形の所見が少ないときの治療ポイント

②疼痛軽減のために，膝関節周囲の局所に存在する治療ポイントを用い鍼治療する．鍼治療は膝関節の炎症を抑え，関節内の水腫も抑制するが，特に灸治療の方が効果的である．膝蓋骨の上方にある血海，梁丘などへの灸治療は関節内の水腫の抑制を促す．

2) 二次的な膝関節周囲の軟部組織へのストレス（緊張）除去の治療

①膝関節の変形によるメカニカルな負担は，膝関節周囲の筋へ異常なストレスとして痛みや違和感を伴う．このような痛みや筋の緊張に対しては鍼治療が効果的である．

②変形性膝関節症などの場合，その約80％は膝関節の内反変形（O脚変形）を伴う．そのため，腸脛靭帯など大腿外側や下腿外側に負担がかかり，また場合により，中殿筋部，あるいは大腿内転筋部にも緊張やこれに伴う疼痛を自覚することがあるので，二次的な膝関節周囲の軟部組織へのストレス（緊張）の除去を心がけて鍼治療を行う．

3) 炎症所見や膝関節の変形の所見が少ない膝関節痛の治療

①膝関節の関節内水腫や熱感などの炎症性所見がなく，変形の所見も少ない場合，変形性膝関節症の初期か中期と考えてよい．この場合，膝関節痛発症後の罹病期間も短く，また大腿四頭筋の筋萎縮もみられない場合が多い．これらの場合は，治療経過や予後もよい．

②実際の治療ポイントとしては，膝関節の限局した疼痛部位や圧痛点の反応をよく確認し，その部位への治療を行う．最も圧痛が確認できる内側関節裂隙部や，足三里，陰陵泉，陽陵泉，内膝眼，外膝眼などの経穴を用いて治療する（図6-11）．40mm18号か16号鍼で置鍼を行う．内側関節裂隙部への刺鍼は，関節腔内への刺入を目的に行わなくてもよい．切皮から数mmの刺鍼でもその効果は確認できる．その他の経穴のポイントにおいても数mmから1cmの刺入深度でよい．

4) 関節内水腫，滑膜肥厚などの炎症性症状がある膝関節痛の治療

①関節内水腫，熱感，滑膜肥厚などの炎症性症状が存在する場合の膝関節痛は疼痛の程度も強く患者の不安も強くなる．このため鍼灸治療を行う上でも水腫や熱感の状況をよく患者に説

図 6-12 炎症性症状があるときの治療ポイント

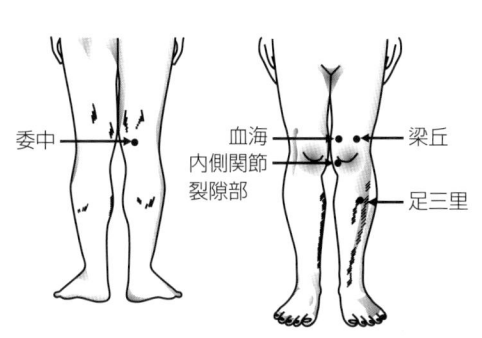

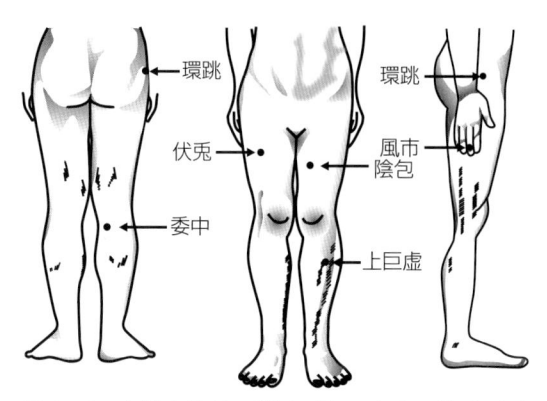

図 6-13 変形や拘縮・萎縮があるときの治療ポイント

明し安心感を与えながら鍼灸治療を行う．水腫や滑膜肥厚に対する治療ポイントとしては，膝関節周囲の経穴を用いるとよい．膝関節の炎症を抑え，関節内の水腫をも抑制することを目的に治療を行う．これには鍼治療より灸治療の方が効果的である．特に膝蓋骨の上方にある血海，梁丘や膝窩部の委中への灸治療は関節内の水腫を抑制する．膝蓋骨の上方の滑膜に肥厚の存在している場合，また，ときとして膝関節後面の膝窩部の肥厚〔ベーカー（Baker）嚢腫〕が確認できる場合には，膝窩部中央に位置する委中への灸治療を行う．

②注意しなければならないのは，関節内は非常に清潔で，無菌状態にある．したがって，関節内への細菌の侵入は絶対にあってはならない．このためには，水疱などができるまでむやみに灸治療を行うことではない．むしろ温灸や間接灸などが好ましい．関節内水腫，滑膜肥厚などが存在している場合は，円筒型温灸を用いて足三里，内側関節裂隙部，血海，梁丘，委中に各2壮施灸を行う（図6-12）．

5）内反変形や屈曲拘縮があり大腿四頭筋の萎縮のある膝関節痛の治療

①変形性膝関節症の病態が進行すると，内反変形や屈曲拘縮などの変形が確認できる．この場合，膝関節そのものの疼痛より，変形による下肢筋群へのストレスによる筋痛が伴うことがあり，鍼灸治療は適応となる．大腿四頭筋の萎縮がある場合には，筋強化訓練としての運動療法（膝体操）が必要となる（図6-9）．これらの運動療法により，下肢筋群の筋疲労感が出現した場合も鍼灸治療が適応となる．

②変形性膝関節症の場合，前述のように内反変形，いわゆるO脚を呈することが多い．特に腸脛靭帯や前脛骨筋など大腿外側や下腿外側に負担がかかりやすくなり，また場合により中殿筋部あるいは大腿内転筋部にも負担として緊張や疼痛を自覚することがある．このような場合，腸脛靭帯部の風市，大腿四頭筋部の伏兎，内側部の陰包，中殿筋部の環跳，前脛骨筋部の上巨虚などの広い範囲の経穴を用いて治療する（図6-13）．40mm14号鍼で雀啄を行い筋の疲労や緊張を取り除くように行う．

現代鍼灸の適応と禁忌について

現代鍼灸

①変形性膝関節症は，関節軟骨の変化に伴い，様々な病期が存在する．初期・中期・末期などの病態進行時期の所見に加え，罹患している患者の体型，姿勢，生活環境などを総合的に判断し，鍼灸治療の適・不適を考える．また適応であっても，鍼灸としてどのような治療方針を立てるかを考えなければならない．

②統合医療の観点からは，現代医学的鍼灸治療とともに，整形外科的な処置（関節内穿刺や関節内注射），運動療法の併用を行うことは相乗効果をもたらし，患者にとって望ましい場合もある．変形性膝関節症は初期，中期，そして整形外科的に手術療法が適応となる末期など，どの病期においても，症状の軽減や苦痛の軽減を行うために鍼灸治療を施術することは可能であり，また適応である．

③各々の病期により，患者が求めている効果やその内容には差異があるから，患者に対してのインフォームド・コンセント（informed consent）が重要である．患者の要望によっては鍼灸治療の効果にも限界があり，また，膝関節の状況や患者の社会的な状況によっては整形外科的に人工膝関節全置換術のような手術療法を勧める場合もあることも理解しなければならない．

④鍼灸治療を行う上で重要なことは，変形性膝関節症の症例には，変形性膝関節症以外の膝関節の病態を併発していることもあることである．たとえば特発性骨壊死症，痛風，偽痛風，関節リウマチ，化膿性関節炎，骨腫瘍など，明らかに鍼灸治療の不適応な疾患もよく存在する．これら重篤な疾患を必ず除外し，変形性膝関節症単独の疾患であることを確認することも大切となる．

伝統鍼灸

膝痛を，その痛む部位別に前面，内側，外側，後面に分け，東洋医学的な診断と治療を行う．

1）膝の前面が痛む場合（動作時痛）

膝関節部の愁訴のうち，精神症状（うつ状態など）や，雨天や寒冷，クーラーなど気象要素によって影響を強く受ける場合は，臓腑病が背景にあることを認識すべきである．寒冷によるものは腎，湿気や雨天によるものは脾，うつ状態や心気傾向と関連するものも脾，易怒やイライラと関連するものは肝の異常を考慮して，まず臓腑の治療を兪穴，募穴，合穴，絡穴などを用いて行う．

①痛みが起こりやすいのは，前面と内側であり，階段の上り下りや起座動作，坂道を下るときなど，膝の前面の痛みが起こりやすい．急性期では関節液が溜まることもある（関節水腫）．

②経穴刺激としては，(1)足三里，(2)公孫，(3)内庭，外・内庭，(4)侠渓がよく反応する．

特に内庭，外・内庭は膝の前面の痛みを取るのに効果的で，足の第2，3，4指の中足骨間を指圧すると，他の部位と比べてとても痛みの強く感じる部位である．経穴の圧痛が強いときは，膝の痛みも強く感じることが多い．侠渓は胆経に所属するが，『霊枢』の「経筋篇」の中に足

陽明経筋と関連することが明記されている．内庭や外・内庭を使っても効果が得られないときに，俠渓に皮内鍼をした途端に膝関節前面の痛みが消失することがしばしば経験される．この場合，俠渓に顕著な圧痛が観察される．

③膝の関節水腫は足陽明胃経の熱証によって生じることが多い．原因としては，起座動作などのオーバーユース，飲食の不摂生，ストレスによって生じる肝胃不和が原因となる．オーバーユースを除き，飲食の摂生やストレスをコントロールしないと治りにくい．治療としては内庭，外・内庭，俠渓への刺鍼および皮内鍼が著効を示すことが多い．

2) 膝の内側が痛む場合

①膝が内反変形（O脚）している場合，膝の内側は一番痛みが出やすい場所である．変形があるために，歩行などで，膝を使えば使うほど内側の骨（関節裂隙）はすり減り，炎症を起こしやすくなる．

②内側の痛みには2種類あり，歩いたり，しゃがんだり，負荷がかかるときに痛みを感じる場合（経筋病）と，同じ姿勢から曲げたり伸ばしたりするときに強い痛みを感じる場合（スターティングペイン：動作開始時の痛み）である．後者は，肝の臓腑病である．人によってはさらに夜間痛（瘀血）を合併することもある．

③経穴刺激は，動作時痛に対しては大都，太白（から公孫），夜間痛に対しては三陰交，そしてスターティングペインに対しては太衝から行間が反応しやすい．効果的な経穴には，他の経穴と比較して強い圧痛が必ず観察されるようである．たとえ膝の痛みであっても，身体にはあちらこちらに痛みを緩和するための過敏な経穴現象を生じることが明らかになってきている．

④夜間痛や，夜間のこむら返りを伴う場合には，肝血虚（臓腑病）に起因する場合が多いことから，太衝，三陰交，足三里，場合によっては脾兪，肝兪などへの灸治療を併用すると効果的である．

3) 膝の外側が痛む場合

①膝の外側の痛みは，多いものではないが，長距離ランナーなど，膝の曲げ伸ばしを長時間にわたって繰り返すときに痛みを誘発すること（ランナー膝）がある．また，まれに不眠，イライラとともに口の苦さを自覚する場合に，膝の外側の痛みが出ることがある．これは胆熱あるいは胃熱によるものである．

②経穴刺激は，胆兪，胃兪への瀉法とともに，内庭，外・内庭，俠渓への補法が効果的である．

4) 膝の後面が痛む場合

①膝の後面が痛む，あるいは正座をすると膝の後ろ側が痛む，歩行時などに膝の後ろがひきつるといった症状もある．膝の後ろが固くしこって痛くなっている．仰臥位で膝関節を軽度屈曲して，腓腹筋の膝窩部での付着部を触診すると，硬結とともに強い圧痛を確認し得る．腓腹筋の起始腱部の頑固なこり・痛みは瘀血によるもので，腹臥位の膝関節軽度屈曲位で，

第6章　膝関節

30・40mm，16・18号鍼で正確に圧痛の顕著な硬結部に直接刺鍼して，自覚的疼痛部位と一致するひびきを確認して抜鍼すると，直後から症状の軽減あるいは消失することが多い．
②経穴刺激としては，通谷，内・通谷が効果的である．特に坐骨神経痛のように下肢後面の痛みやひきつり感を自覚する場合にも，後者の経穴や他の膀胱経，腎経上の圧痛点を併用するとよい．
③膝後面の痛みは，長時間の起立による腰下肢への過剰な負荷，寒冷気候やクーラーなどによる冷えによって悪化することが多いため，冷やさないようにすることも大事である．これらは腎の臓腑病によるものであり，兪募穴，合穴，絡穴などを用いる必要がある．

まとめ
①動作時におけるつっぱり，ひきつり，痙攣，痛みなどは，「経筋病」と考えられる．経筋病には，疼痛部位と関連する末梢の滎穴や兪穴への刺鍼で効果が期待できる．
②効果がない場合は，経筋病以外の要素（臓腑・経脈・外感病）を考えるべきである．
③特に精神的愁訴によって影響される，天候によって症状が増悪するものは臓腑病によるものであり，臓腑の治療を併せて行う必要がある．

弁病（東洋医学的な名前）

伝統鍼灸

①膝の弁病としては「痺証」，「痛風」，「鶴膝風」，「歴節風」などと呼ばれていた．なかでも，変形性関節症や関節リウマチ等は「痺証」のカテゴリーに属し，古くから治療対象とされてきた．痺証は風邪，寒邪，湿邪といった外邪が生体を侵襲して，3つの邪が合わさって気血の円滑な流通を阻害することによって種々の愁訴が出現するものを指している．特に風邪が主な場合には，移動性の疼痛があげられ，次々に愁訴が移動することが多く，また，痙攣やしびれ感を訴えることが多い．寒邪が主な場合には，著痺ともいい，痛みが強いことが多い．湿邪が主な場合には，着痺とも呼び，重だるい症状が中心となる．天候によって影響を受けることが多く，寒冷によって悪化するものは寒邪による著痺（痛痺ともいう），雨天や雨降り前になると悪化するものは着痺，風の強いときに症状の悪化する場合は風邪による行痺が背景に存在することを示している．
②いずれにしても，局所治療や愁訴と関連する経絡上の治療だけでは不十分であり，臓腑を中心とした治療が必要となる病態である．さらに，症状が天候や体調の変化によって左右されやすい場合や憂鬱，易怒，強迫観念などの精神症状を伴う場合には，臓腑の異常から生じたものであり，局所治療では効果は一時的か，あるいは症状を繰り返す場合が少なくないようである．次に，症状が限局的で，オーバーユースや打撲，捻挫等によって生じた単純な経筋病であれば，滎穴や兪穴への刺激や詳細な病態把握による局所治療で十分効果的である．

特発性骨壊死

整形外科

膝関節裂隙（内側）に強い夜間痛，荷重時痛を訴える．中高年に多い．何らかの原因で骨への局所的な血流障害が起こり発症すると考えられている．ステロイドの関節内注射において発症することもある（ステロイド性骨壊死）．

診 断

早期にMRIのT1強調にて大腿骨内側顆関節面に三日月型の低信号所見を呈する．2〜3カ月たち進行すると単純X線像でも陥凹，硬化像がみられる（図6-14-a, b）．

治 療

基本的には，杖の使用，外側楔状型足底板による体重移動などで免荷を行う．手術としては脛骨外反骨切り術，高齢者では人工膝関節置換術の適応がある．

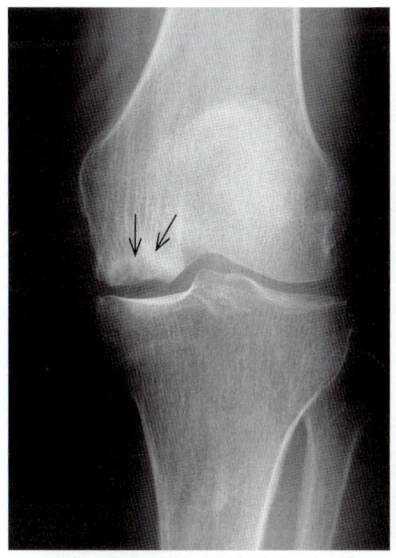

a：単純X線正面像；骨壊死部（矢印）

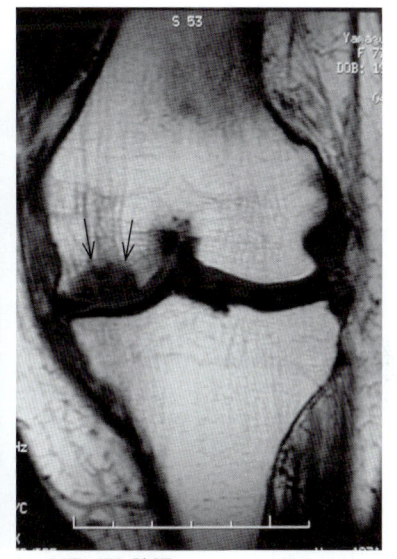

b：MRI T1強調
大腿骨内側顆関節面に三日月型の低信号所見を呈する（矢印）

図6-14　特発性骨壊死

2. 半月板損傷　knee meniscus injury

概　念

①膝半月板は脛骨の内・外関節面上の辺縁部を覆う線維軟骨で，関節接触面の安定性を保つとともに，力学的な加重の分散，関節の滑らかな動きを可能にする．
②荷重時に，屈曲した膝関節に異常な回旋力が加わると，損傷を受ける．若年者では，運動中に膝を捻った場合が多い．中高年者では，加齢による変性を基盤として断裂することが多い．
③先天性に半月板が円板状をなした円板状半月板では損傷をきたしやすい．
④断裂の形態から，縦断裂，水平断裂，横断裂，バケツ柄型断裂などに分類される．

診　断

①膝のひっかかり感やクリック（click）徴候が特徴的な症状で，嵌頓症状（locking）や膝伸展制限を生じることがある．
②関節裂隙に一致した圧痛を有し，マックマレー（McMurray）テストやアプリー（Apley）テストで疼痛やクリックが誘発される（図6-6，6-7）．
③関節水腫を認めることもある．
④MRIにて損傷の部位と程度を確認する．関節鏡検査により確定診断される（図6-15）．

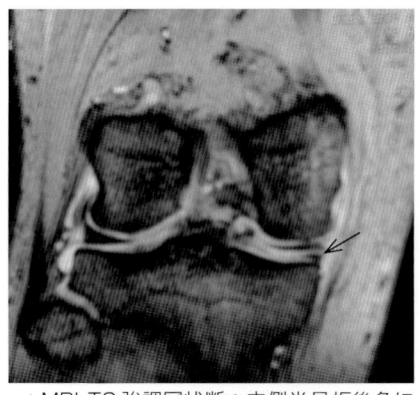

a：MRI T2強調冠状断；内側半月板後角に水平断裂を認める（矢印，高輝度変化）．

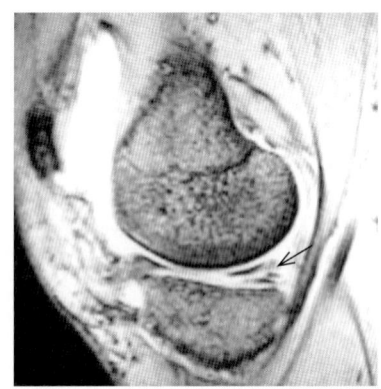

b：同・矢状断

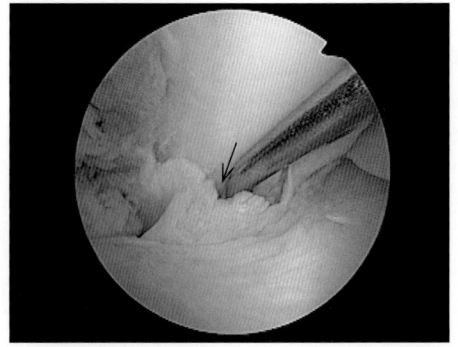

c：膝関節鏡；変性断裂した半月板をゾンデで引き出している（矢印）．

図6-15　右膝内側半月板損傷

治療

整形外科

①嵌頓症状，可動域制限，疼痛の著しい場合は関節鏡手術の適応である．半月板部分切除術が一般的であるが，若年者の辺縁断裂には半月板縫合術を行う．
②高齢者の変性断裂はヒアルロン酸の関節内注入やリハビリテーションなど，保存的療法を行うことが多い．

現代鍼灸

内側側副靱帯損傷および内側半月板損傷などへの施術を以下に示す．
① grade 1 および grade 2 の軽度の病態が，鍼灸施術の対象となる（図6-19）．
②膝関節の内側関節裂隙部の最大圧痛部に刺鍼（1〜2mm程度の深さ，横刺，16号鍼）を行う．
③内側関節裂隙部の最大圧痛部に温灸（または糸状灸）を施す．
④鍼・灸で疼痛緩和の効果が低い場合は，TEAS（経皮的経穴電気刺激）を内側関節裂隙部に 2〜15Hz の粗密波にて 5〜10分間程度刺激を行う．

伝統鍼灸

①半月板損傷は伝統的な鍼灸治療の適応とはいえない．
②損傷に起因して生じる経絡・経筋上の愁訴に対しては，一定の効果は期待できる．
③愁訴の局在と関連する，経絡・経筋上の末梢の滎穴，兪穴などの顕著な圧痛点（反応点）への施術が有用である．
④何らかの局所炎症が生じると，経絡・経筋上の末梢部位に圧痛点が出現することが確認されている．

膝靱帯損傷 knee ligament injury

整形外科

概念

① 靱帯は膝関節の安定性と可動性の役割を担っている．4つの主な靱帯があり，前十字靱帯（anterior cruciate ligament：ACL）は脛骨の前方移動を制限し，後十字靱帯（posterior cruciate ligament：PCL）は脛骨の後方移動を制限する．

② 内側側副靱帯（medial collateral ligament：MCL）は外反動揺性を，後外側支持機構は内反動揺性と後外側回旋不安定性を制御する．

診断

① 内側側副靱帯（MCL）損傷：膝が外反強制されて受傷する．スポーツ外傷などで頻度が高い．診断には靱帯付着部の圧痛と外反ストレステスト（図6-5-a），MRIが有用である．

② 前十字靱帯（ACL）損傷：急激な回旋力で生じ，前方引き出しテスト陽性，ラックマン（Lachman）テスト陽性で，膝関節内血腫を伴うことが多い（図6-5-b，c）．診断にMRIが有用である（図6-16）．

③ 後十字靱帯（PCL）損傷：①ダッシュボード損傷のように膝屈曲位で下腿を打って受傷することが多い．後方引き出しテスト陽性，脛骨粗面部が健側に比較して後方に落ち込むサギング（sagging）を認める（図6-5-d）．

治療

① 内側側副靱帯単独損傷の場合は，外反を防ぐ目的でギプスや支柱付きサポーターによる固定や装具着用を行う．

② 前十字靱帯損傷では，装具療法や筋力増強のための運動療法を行う．スポーツ選手では，半腱様筋や膝蓋靱帯などを用いた自家腱による靱帯再建術を行う．

③ 後十字靱帯損傷では，四頭筋訓練を中心とした筋力トレーニングや，装具使用による治療を行う．

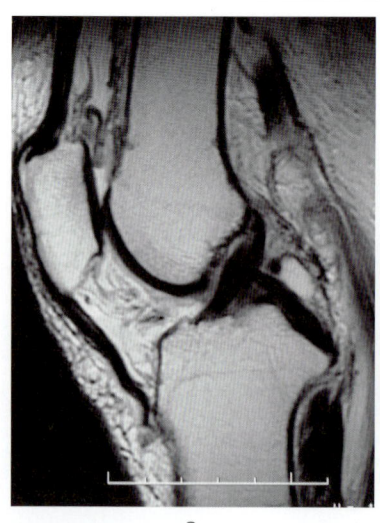

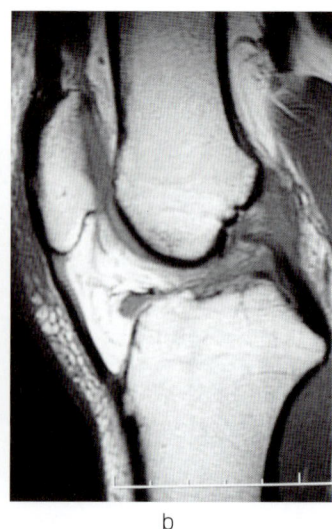

a：正常なACLとPCL（MRI矢状断）
b：前十字靱帯損傷；ACLは膨化し断裂所見がみられる．PCLは正常

図6-16　膝関節のMRIの比較

3. オスグッド・シュラッター病 Osgood-Schlatter disease

概 念
①大腿四頭筋の過度の屈伸を繰り返すことにより膝蓋腱の脛骨付着部が慢性の機械的刺激を受けて発症する．脛骨粗面の運動時痛と膨隆を生じる（図6-17）．
②スポーツによる使いすぎから生じることが多く，10～15歳前後の男子に好発する．

診 断
①脛骨粗面部の運動時痛，膨隆や圧痛を認める．
②X線所見では脛骨結節の嘴状突起部に骨化障害，隆起，分裂などを認める．

治 療

整形外科

①安静，運動量（ジャンプや長距離ランニング）の軽減を指導する．特にオスグッド病は成長期に多く，一定期間の運動の休止が重要である．大腿四頭筋，膝屈筋群，下腿三頭筋のストレッチングを行う．
②筋力訓練として大腿四頭筋や膝屈筋群の筋力訓練を行う．
③テーピング，スポーツサポーターを利用する．
④フォームの矯正を指導する．
⑤16歳頃に自然に疼痛は消失するが，膨隆は存続する．

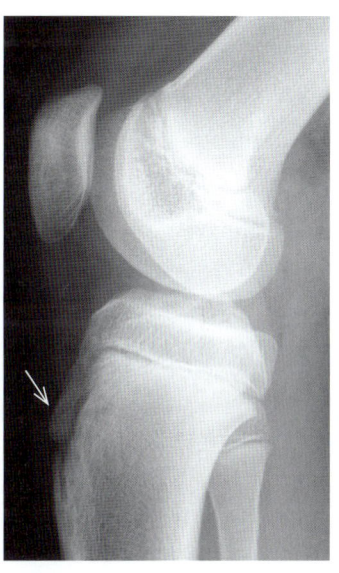

図6-17　オスグッド・シュラッター病

現代鍼灸

①鎮痛や消炎を目的に，脛骨粗面部の疼痛部位に置鍼する．また，大腿四頭筋の筋緊張の緩和を目的とし，大腿四頭筋の緊張部や大腿前面部の経穴として伏兎，梁丘，血海などに散鍼術，雀啄術を行う（図6-18，19）．
②局所の炎症所見を強く認めなければ，脛骨粗面部の温灸は修復機転の促進として効果的である．

伝統鍼灸

①脛骨粗面の炎症反応は，足陽明経脈の熱証である．背景に肝気の変動がみられることが多いため，疏肝理気をはかりながら陽明経の熱を取る必要がある．疏肝理気としては，肝兪，期門，太衝，行間などの反応を確認する．顕著な圧痛や，太衝または行間を触診して他の経絡と比して明らかに熱感がある場合には，瀉法を行う必要がある．
②足陽明経の熱を取るには，榮穴である内庭や外・内庭への補法の鍼が効果的であり，痛みが持続するようであれば，同部への皮内鍼固定も効果的である．

第6章 膝関節

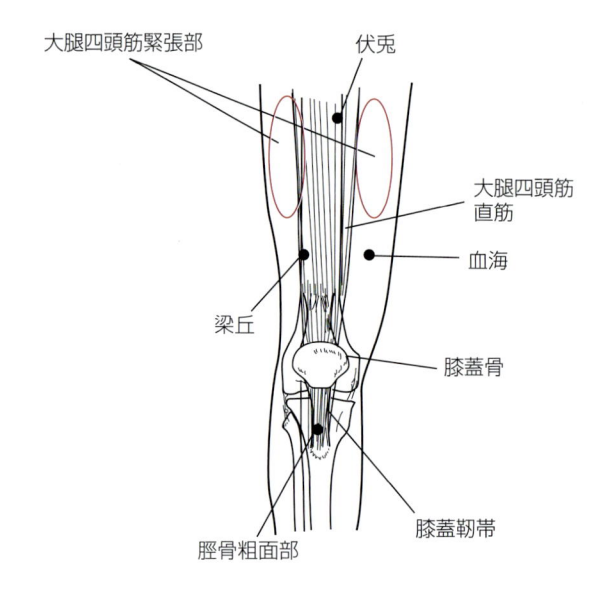

図6-18 オスグッド・シュラッター病の施術部位（右下肢前面）

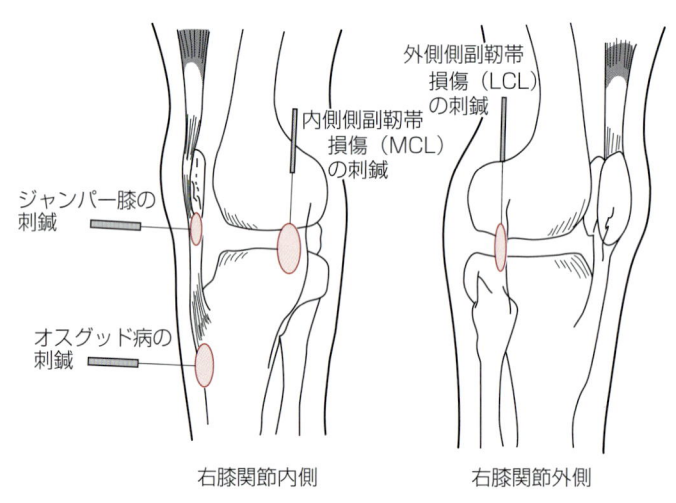

図6-19 膝関節部のスポーツ障害（MCL, LCL, ジャンパー膝, オスグッド病）の施術部位

4. ジャンパー膝　jumper's knee

概　念
①スポーツなどによる膝伸展機構の使いすぎで，膝蓋腱や大腿四頭筋腱が膝蓋骨付着部で微小断裂を生じ，その修復機転として瘢痕や石灰化をきたす疾患である．
②バレーボールやバスケットボールの選手に多いことから名づけられた．

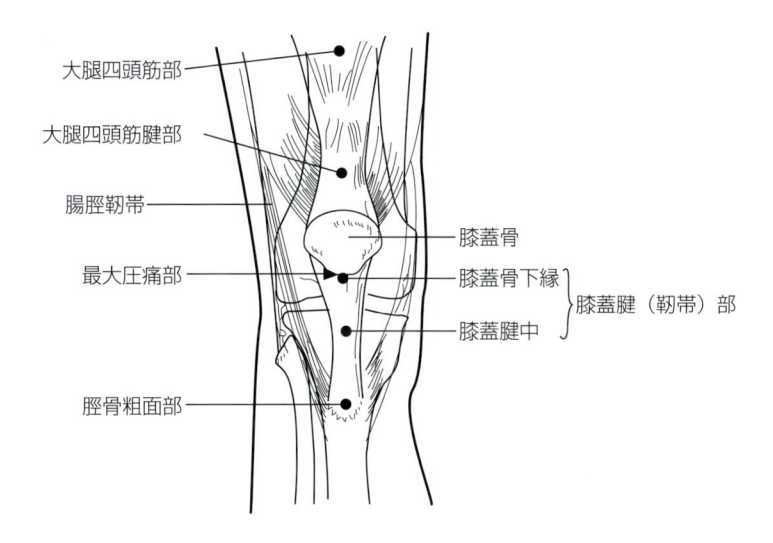

```
大腿四頭筋部
大腿四頭筋腱部
腸脛靭帯
最大圧痛部
脛骨粗面部
膝蓋骨
膝蓋骨下縁    ┐
膝蓋腱中     ├ 膝蓋腱（靭帯）部
```

繰り返し行うジャンプ動作でオーバーユースが生じ，膝伸展機構（大腿四頭筋—膝蓋骨—膝蓋腱）に慢性の疼痛が起きる．

図 6-20　膝伸展機構に基づくジャンパー膝の施術部位（右膝関節前面）

診　断

① 典型例である膝蓋腱炎では，運動時に膝前面の疼痛が生じ，膝蓋骨下極に圧痛を認める（図 6-20）．
② 鑑別診断として膝蓋骨亜脱臼，半月板損傷，靭帯損傷などがある．

治　療

整形外科

① 保存療法が原則で，フォームの改善，ウォーミングアップ，運動後のアイシングを徹底する．
② 大腿四頭筋のストレッチングを指導し，サポーターやテーピングも利用する．

現代鍼灸

① 膝伸展機構に基づく部位（図 6-19, 20）の圧痛，硬結部に刺鍼（5〜10mm 程度の深さ，16 号鍼）する．
② 膝蓋骨周囲の圧痛，硬結部に温灸（または糸状灸）を行う．
③ 膝蓋腱（靭帯）部の最大圧痛部に 5〜10 分間程度の置鍼（5〜7mm 程度の深さ，16 号鍼）を行う．
④ 疼痛緩和の効果が低い場合は TEAS（経皮的経穴電気刺激）を膝伸展機構に基づく部位に 2〜15Hz の粗密波にて 5〜10 分間程度刺激を行う．

第6章 膝関節

伝統鍼灸

①足陽明経脈・経筋病で発症するものである．胃兪(いゆ)，中脘(ちゅうかん)，足三里(あしさんり)，豊隆(ほうりゅう)などへの治療とともに，内庭(ないてい)，外・内庭などへの刺鍼で鎮痛効果を期待することができる．なお，暴飲暴食やストレスによって胃がキリキリする等のことがあると，確実に悪化することになる．したがって，ストレスや日常生活で胃に負担をかけないような配慮が必要である．
②足指の圧痛点に皮内鍼を入れておくと，鎮痛効果が高い．

5. 腸脛靭帯炎　iliotibial band syndrome

概　念

①ランニング障害の一つである．
②腸脛靭帯は，腸骨稜から脛骨外側のジェルディ（Gerdy）結節にいたる靭帯である．
③この靭帯が大腿骨外側上顆との間で，膝の屈伸時に摩擦を起こすのが腸脛靭帯炎（摩擦症候群）である（図6-21）．
④走行距離の増加に伴って出現する疼痛で，膝屈伸時に外側に刺すような痛みを生じる．

診　断

①ランニング時に膝外側の疼痛と大腿骨外側顆部の限局性圧迫を認める．
②腸脛靭帯に圧迫を加えながら，膝の屈伸を行わせると，疼痛が誘発されるグラスピング（grasping）テストが陽性である．
③鑑別診断として，外側半月板損傷があり，MRIによる診断が有用である．

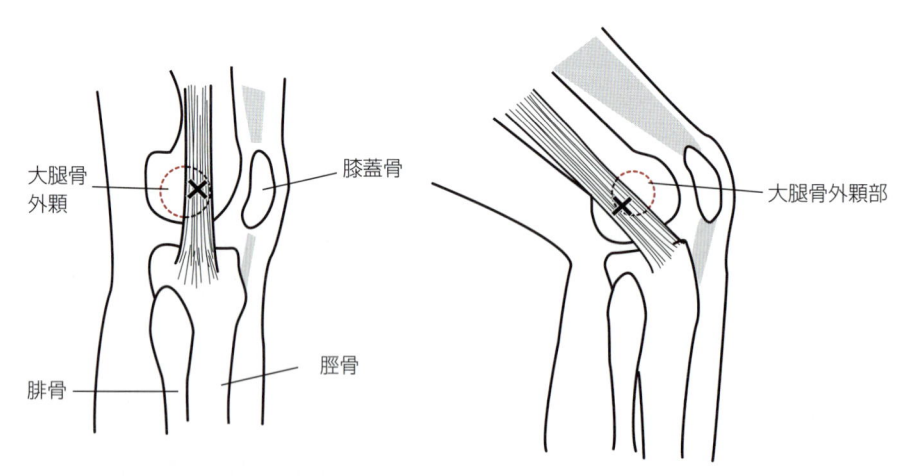

a：膝伸展時；腸脛靭帯は外顆の前方にくる．　　b：膝屈曲時；腸脛靭帯は外顆の後方にくる．
長時間のランニング動作で生じる腸脛靭帯（×印）と大腿骨外顆の突出部（◌印）との摩擦のメカニズム．

図6-21　腸脛靭帯炎

治 療

整形外科

①保存的治療が原則である．原因となる活動を一時中止し，腸脛靭帯のストレッチングを指導する．
②リハビリテーションとして，温熱療法，電気刺激療法，股関節外転運動の強化を行う．
③再発防止には十分なウォーミングアップを行わせ，運動直後にはアイシング処置を中心としたクールダウンを指導する．
④再発を繰り返す症例やO脚の強い症例では，フットプリンターを用いて腸脛靭帯に負担がかからない足底挿板を作製し，着用させる．

現代鍼灸

1）局部の熱感あるいは腫脹があり，自動運動で痛みが強い場合

①腸脛靭帯の最大圧痛部を避け，その周囲部への置鍼や散鍼に加えて，大腿筋膜張筋反応部へ軽い雀啄術を行う．また解剖学的に対応する経穴を考慮し，居髎，環跳，中瀆，膝陽関（足少陽胆経），髀関（足陽明胃経）や風市（奇穴）などの反応経穴を適宜選択し置鍼を行う．
②東洋医学的な要穴を考慮し，足少陽胆経の郄穴である外丘，滎穴である侠渓や八会穴である筋会の陽陵泉に置鍼する場合もある．

2）局部の熱感，腫脹がなく，安静時痛がない場合

①腸脛靭帯部の最大圧痛部に置鍼や散鍼を行い，糸状灸や温灸を3～5壮程度施灸する．
②大腿筋膜張筋の反応部へ筋が軽く収縮する程度（1～3Hz）で10～15分間の低周波鍼通電療法を行う．
③筋収縮による痛みを訴える場合は，置鍼術に変更する．加えて，上記の経穴に反応があった場合は，その経穴を適宜選択し，軽い雀啄術を行う．

伝統鍼灸

①足少陽経脈・経筋病で出現しやすい．ストレスや不摂生，飲酒などを背景として肝胆の異常から経脈・経筋に波及することが多いため，肝胆の臓腑の異常の有無を確認する必要がある．問題があるようであれば，肝兪，胆兪，期門，日月，曲泉，陽陵泉などの反応を見て，顕著な圧痛などがあれば用いることができる．
②腸脛靭帯部の痛みに対しては，直接疼痛部位を刺激するのも悪くはないが，動作時痛などであれば，侠渓，地五会，足臨泣などの圧痛点に対して刺鍼をするか，皮内鍼などをするだけで簡単に鎮痛効果を得ることが可能である．ただし，円皮鍼は靴の中で移動して，軟部組織を傷つける恐れがあることから，鍼の長いタイプは適切ではない．

6. 鵞足炎　pes anserinus tendinitis

概　念
① 鵞足は，縫工筋，薄筋，半腱様筋，半膜様筋の脛骨内側部への腱付着部の総称であり，この形態が鵞鳥の水かきに似ているためこの名称がある（図6-22）．膝関節の屈曲に働き，また屈曲位では強力な下腿内旋筋として働く．この部位での炎症を鵞足炎という．
② ランニングの多いスポーツ選手に多いが，ガングリオンや外骨腫が原因になることもあり，注意を要する．

診　断
① 体重をかけて膝を伸展するとき，膝内側に疼痛が誘発される．
② 膝関節裂隙内側の約5cm遠位に圧痛を認める．
③ 肥満，内・外反膝変形の有無，スポーツ活動などの負荷による疼痛の有無を参考にする．

治　療

整形外科

① 保存療法が原則であり，走行中・後に強い痛みが出現する場合は，再発しやすい疾患であるため，痛みが消失するまで原因となる活動を中止する．
② リハビリテーションとして，温熱・寒冷療法，電気刺激療法，大腿部（特に大腿屈筋群）のストレッチングや筋力強化訓練（大腿・下腿の伸展と屈曲運動の強化）を指導する．再発防止には十分なウォーミングアップを行わせ，負荷量は徐々に上げていく．
③ シューズ底の減り具合をチェックし，極端に踵の外側や内側が減っている場合には，フォーム矯正を指導するとともにフットプリンターを用いて鵞足部に負担がかからない足底挿板を作製し，着用させる．
④ 練習後はアイシングを行う．

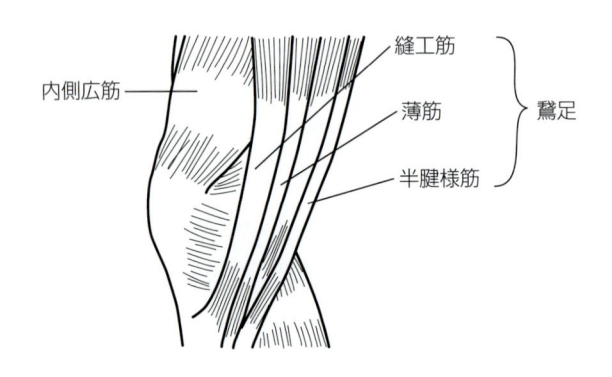

図6-22　鵞足（内側）

現代鍼灸

1）局部の熱感あるいは腫脹があり，自動運動で痛みが強い場合

①鵞足部の最大圧痛部を避け，その周囲部への切皮程度の置鍼や散鍼に加えて，薄筋，縫工筋，半腱様筋反応部へ軽い雀啄術を行う．また，解剖学的に対応する経穴を考慮し，髀関（足陽明胃経），陰陵泉，箕門（足太陰脾経），陰谷（足少陰腎経），承扶，殷門，浮郄，委陽（足太陽膀胱経），陰包，曲泉，膝関（足厥陰肝経）などの反応経穴を適宜選択し置鍼を行う．
②さらに，東洋医学的な要穴を考慮し，足太陰脾経の郄穴である地機，滎穴である大都や八会穴である筋会の陽陵泉に置鍼する場合もある．

2）局部の熱感，腫脹がなく，安静時痛がない場合

①鵞足部の最大圧痛部に切皮程度の置鍼や散鍼を行い，糸状灸や温灸を3～5壮程度施灸する．
②また，薄筋，縫工筋，半腱様筋反応部へ筋が軽く収縮する程度（1～3Hz）で10～15分間の低周波鍼通電療法を行う．筋収縮による痛みを訴える場合は置鍼術に変更する．
③上記の経穴に反応があった場合は，その経穴を適宜選択し軽い雀啄術を行う．

鍼灸治療の適用・禁忌について
　鵞足部には滑液包が存在しているため，感染のリスクを考慮し同部局所の深刺は絶対に行わない．

伝統鍼灸

①鵞足部には，腎経，脾経，肝経が流注している．したがって，どの経脈・経筋の異常であるかを確認する必要がある．特に，半腱・半膜様筋の場合は腎経（一部肝経）が，薄筋・縫工筋の場合には肝経が関与している．また重だるい痛みの場合には脾経が関与していることを示唆するものである．
②それぞれの異常経絡上の滎穴や兪穴，原穴付近の反応をみて顕著な反応があれば，局所治療をしなくても鎮痛効果を期待することが可能である．
③ただし，肝，脾，腎の臓腑の異常がベースにあって生じた場合には，臓腑病の治療を優先しなければ効果は期待しがたい．

7. 過労性脛部痛（シンスプリント　shin splints syndrome）

概念

①一般的には，脛骨中から下1/3の後内側部に起こる痛みを指し，シンスプリントとは，脛骨の後内方，前脛骨筋部，脛骨および骨間膜の疼痛性疾患を総称する．
②陸上競技，またはヒールのない靴を使う競技でよく起こる．
③原因は，後脛骨筋，長母趾屈筋，長趾屈筋，または前脛骨筋，長母趾伸筋，長趾伸筋の脛骨起

第6章　膝関節

始部で，強い自動収縮と過伸展により繰り返す牽引損傷が起こり，骨膜に炎症をきたすことで生じる．

診　断
①脛骨中から下1/3の後内側部に沿う圧痛が著明である．
②前脛骨筋が原因の場合は脛骨稜に沿う圧痛がある．
③疲労骨折，コンパートメント症候群との鑑別が必要である．

治　療

整形外科

①練習量の軽減を指導する．急性期や運動直後は疼痛部位にアイシングを行う．
②衝撃力のある動作は避け，後脛骨筋，ヒラメ筋のストレッチングを行う．
③復帰の際，急激な練習量の増加は再発や慢性化を引き起こすので慎重に再開させる．
④衝撃吸収性のシューズや足底挿板などで調整を行う．

現代鍼灸

①ヒラメ筋，後脛骨筋に対して，脛骨内側縁中・下1/3付近にみられる疼痛および圧痛部位へ刺鍼を行う．図6-23に示すように主として足太陽膀胱経の経穴に刺鍼する．その際，骨膜で鍼のひびき感覚を得る場合が多い．
②脛骨内側縁中・下1/3の圧痛および疼痛部には10分間程度置鍼（三陰交から漏谷にかけて）する．
③炎症所見の強い場合は，足太陰脾経の局所以外の要穴（太白，陰陵泉など）を用いる．同部位に灸施術として温灸や糸状灸を行う．
④鍼や灸施術で疼痛緩和の効果が低い場合は，経皮的経穴電気刺激（transcutaneous electrical acupuncture point stimulation：TEAS）やSSP療法を圧痛部位に2〜15Hzの粗密波にて10分間程度実施する．慢性期で炎症所見がなければ，組織修復能力の促進と鎮痛の目的で超音波療法も効果が期待できる．

伝統鍼灸

①肝経の臓腑・経脈の異常によって出現することが多い．したがって，期門，肝兪などの治療とともに，行間，太衝などの肝経上の顕著な反応を探し，刺鍼することによって炎症を早期に鎮めることができる．特に行間の熱感や，太衝の表在の緊張・圧痛などが出現しやすい．
②骨膜に対して直接刺激をするのはあまりお勧めできないが，単刺で瀉法をするのであれば，夜間痛や自発痛に対しては有効なことがある．
③肝の異常は生活の不摂生やストレス（怒り）によって誘発されやすいことから，こういった悪化要因を改善する必要がある．

各論—7. 過労性脛部痛（シンスプリント）

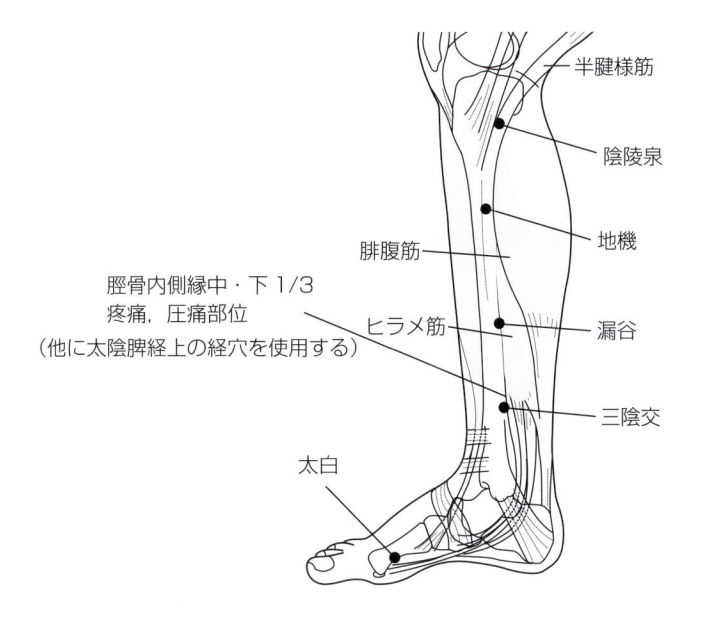

ヒラメ筋, 後脛骨筋に対して脛骨内側縁中・下 1/3 付近の疼痛および圧痛部位へ刺鍼を行う．図に示すように主として足の太陰脾経の経穴に刺鍼する．

図 6-23 シンスプリントの治療部位（右下腿内側）

膝関節部の鍼灸の適応・禁忌・リスクマネージメントについて

現代鍼灸

①靱帯の一次修復について

　靱帯損傷（内側側副靱帯損傷）など，2～3週間以上経過すると一次修復（primary repair）が困難になり，靱帯再建術が必要になるので応急処置の後，すみやかに専門医にみせる必要がある．grade 1 の単純な捻挫の場合はこれらを考慮する必要はないが，grade 2 や 3 の靱帯損傷の場合，放置すると関節の不安定性を残す．初期の段階でギプス固定や手術療法を行うなど，鍼灸治療以外の選択肢を検討しなければならない（**表 7-1 参照**）．

②関節部への刺鍼・施灸について

　膝関節など大関節部に施術する際には，特に注意が必要である．鍼施術では，関節包内部へ到達する施鍼により，滑膜組織への細菌の侵入と増殖をきたす化膿性滑膜炎のリスクを考慮する．灸施術では，関節部への施灸による灸痕部の化膿から化膿性滑膜炎のリスクが考えられる．化膿性関節炎が起こると，抗生剤の投与・点滴，洗浄，場合により，入院加療や手術療法が必要になる．対策としては，関節内刺鍼の危険性を理解し，施鍼の部位，深さ，手技などを十分に考慮する．また，関節内刺鍼に代わる他の代用方法（経皮的な刺激：SSP療法など）を検討する．

第7章
足および足関節

総　論

1. 足および足関節

1）足

① 26個の骨（趾節骨14個，中足骨5個，足根骨7個）から成り立っている．
② 前足部，中足部，後足部に分けられる．その境界はリスフラン（Lisfranc）関節とショパール（Chopart）関節である（図7-1）．

2）足関節（距腿関節）

① 脛骨・腓骨・距骨から構成される．
② 足関節は，果間関節窩に距骨滑車がはまり込んで「ほぞ（tenon）」と「ほぞあな（mortise）」構造となっている．
③ ほぞあなは果間関節窩であり，腓骨遠位端と外果関節面，脛骨下端と天蓋部・内果関節面からなっている．ほぞは距骨滑車である（図7-2）．
④ 外側に外側靱帯（前・後距腓靱帯，踵腓靱帯），内側に三角靱帯があり靱帯性に支持している（図7-3）．

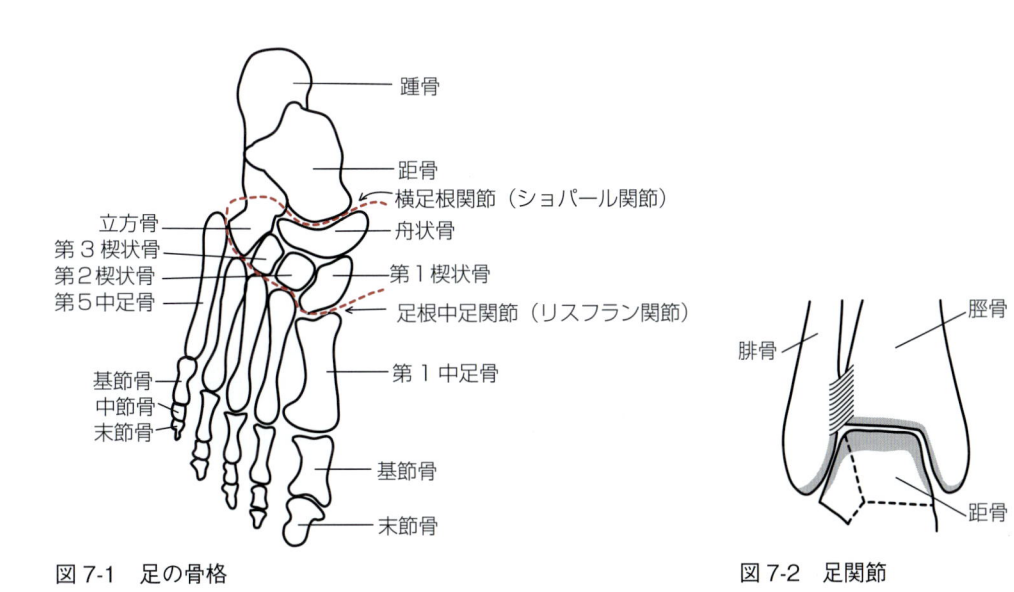

図7-1　足の骨格

図7-2　足関節

図7-3 足関節の靱帯

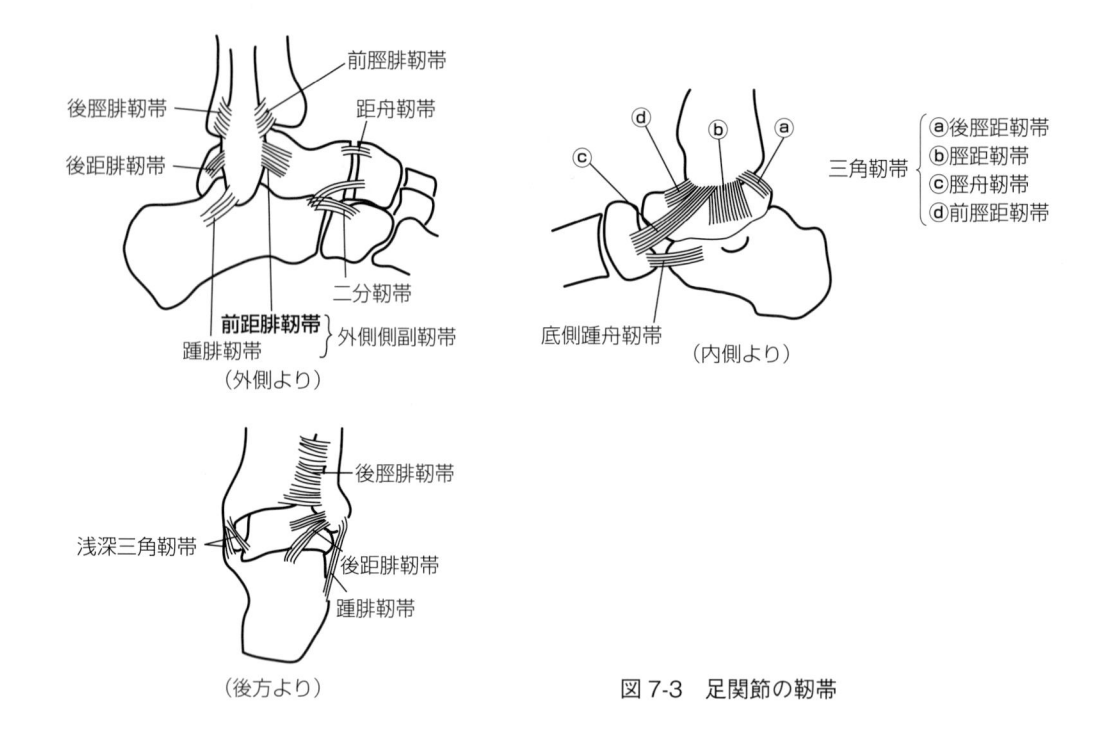

2. 足および足関節の疾患

1）問　診

①症状の部位，疼痛あるいはしびれ感や感覚障害の有無，急性なのか慢性なのかの経過，発症の原因，症状の増悪要因（どういうときに強くなるのか，スポーツ活動との関連），外傷歴がある場合には，受傷機転とそのときの肢位などについて確認する．
②既往歴としては，これまでの外傷歴の有無を確認する．足関節外側靱帯損傷では捻挫を繰り返していることが多い．内科疾患の治療歴についても確認する．高血圧，脂質異常症（高脂血症），糖尿病を有する患者では足趾の痛風発作を合併することがある．糖尿病患者では足部壊死の合併に留意する．足部変形例では家族歴の確認も必要である．

2）視　診

①腫脹，発赤，変形，足底の胼胝（タコ），瘻孔の有無，爪の異常などについて観察する．
②変形については，座位（非荷重）だけでなく立位（荷重）でも観察を行う．
③足部の主な変形には，尖足，踵足，内反足，外反足，内転足，外転足，扁平足，凹足，開張足などがある．
④足趾の主な変形には，外反母趾，槌趾，鷲爪趾，マレット趾などがある．

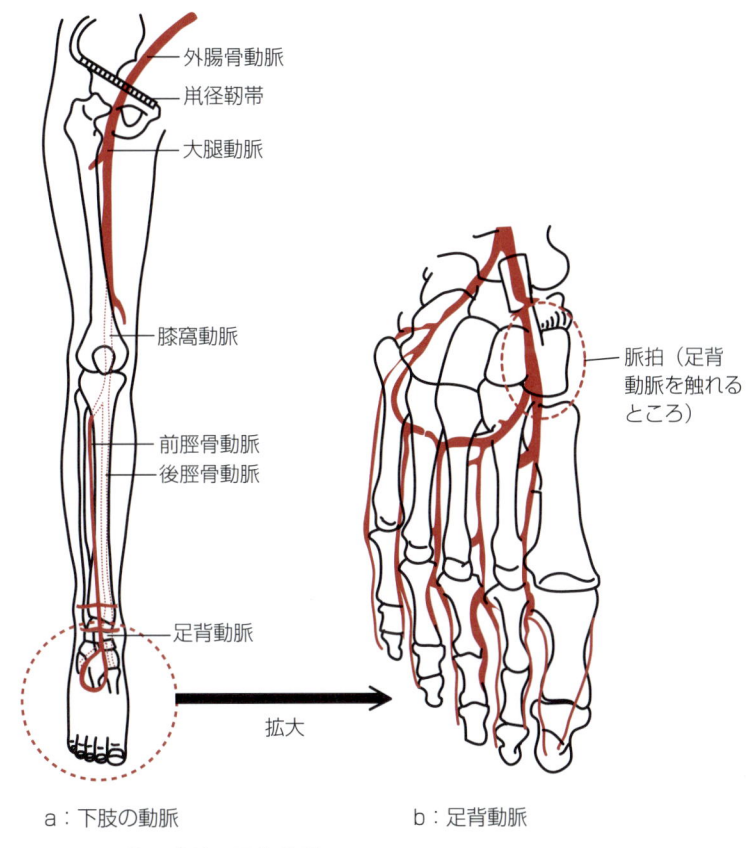

図7-4 下肢の動脈と足背動脈

3) 触　診

①足部・足関節は，骨・靱帯・腱などを触知しやすいため，触診は重要な診断手段である．
②疼痛・圧痛部位と，腫脹・熱感の有無を確認する．
③足背動脈（図7-4）および後脛骨動脈の拍動を触知し，その有無・左右差を確認する．

4) 計　測

①足関節・足部・足趾の可動域の計測を行う．
②足関節の背屈制限はアキレス腱拘縮による場合が多い．

5) 画像診断

①骨・関節の疾患や外傷に対しては，解剖学的所見を念頭にX線検査を行う．左右の比較も大切である．
②硬組織観察にはCT検査が適応となり，軟部組織の観察にはMRI検査を併用する．
③足部の靱帯損傷に対しては，ストレスX線撮影が有用である．

第7章　足および足関節

各　論

1. 変形性足関節症　osteoarthritis of the ankle

【概　念】
①足関節の関節軟骨の変性・摩耗をきたす進行性・退行変性疾患である．
②一次性関節症と二次性関節症があるが，二次性関節症が大部分を占める．
③一次性関節症：明らかな外傷，関節炎などの既往歴がない例で，内反型が多い．内反型では，脛骨下端関節面の内反・前方開き，内果の形成不全・末梢開きを認めることが多い．扁平足に伴う，外反型もある．
④二次性関節症：外傷（骨折，靱帯損傷，脱臼），感染，関節炎などに続発するものをいう．

【診　断】
①症状：立位・歩行時の足関節の痛み，腫脹，可動域制限（主として背屈制限），変形として現れる．
②既往歴：二次性のものが大部分を占めるため，先行する既往歴の聴取が重要である．外傷，感染，関節炎などの既往を確認する．
③単純X線所見：足関節の関節裂隙狭小化，軟骨下骨の硬化像，骨棘形成などを認める（図7-5）．

【治　療】

整形外科

①保存療法：生活指導（体重コントロール，長時間の立位・歩行を避ける），消炎鎮痛薬投与（外用剤，内服薬），装具療法（足底挿板，足関節固定装具）などがある．

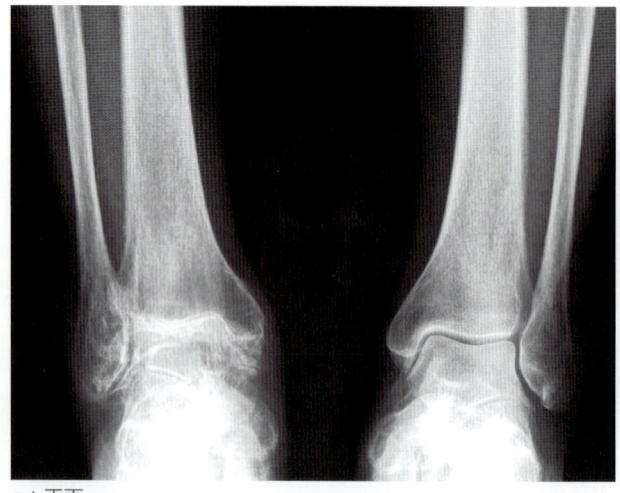

a：正面　　　　　　　　　　　　　　　　　b：側面
図 7-5　右変形性足関節症のX線像

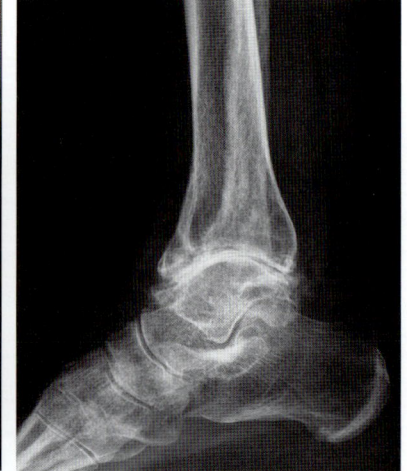

②手術療法：関節軟骨が残存している症例では，下位脛骨骨切り術が行われる．進行例では，人工足関節置換術，足関節固定術などが適応となる．

現代鍼灸

①足関節の自・他動運動を行い，どの方向へ関節を動かすと，どこに痛みが出現するかを観察し治療部位を決定する．基本的には関節裂隙部に痛みが出現する場合が多く，その部が治療点となる．それらに加えて，その痛み部位を支配する末梢神経の近位側からの刺鍼，あるいは足関節の障害や痛みのために出現した下肢のアライメントの変化による下肢筋部の緊張・疼痛部位を考慮して治療を加える．

②下肢神経走行部や筋部への刺鍼の考え方や部位については，腰部障害に対する下肢症状に対する鍼灸治療（p88〜90）を参照されたい．

③本疾患では，外傷・障害発生時に変形性足関節症に移行する可能性のある靭帯損傷を見逃さないことが予防的観点から大切である．靭帯損傷による足関節の不安定性が疑われる場合にはRICEの処置を行うとともに専門医へ紹介する．

伝統鍼灸

①足関節捻挫と同様に，疼痛部位と関連する経脈・経筋上の末梢の滎穴や俞穴の圧痛点を使う．

②変形性関節症は，肝腎虚損（かんじんきょそん）による病態であることから，四診法によってこれら臓腑の異常の関与の有無やその程度を把握して適宜追加する．

③経穴処方としては，足関節前面の痛みは足陽明経筋が関連しており，陽明経筋の異常の場合には，内庭，外・内庭，侠渓（きょうけい）または陥谷，外・陥谷，足臨泣が効果的である．一方，まれに足厥陰経筋（あしけついんけいきん）の関与している場合があり，この場合には行間，太衝，中封（ちゅうほう）などを追加する．

④足関節外側の痛みは，足少陽経筋が関連している．治療穴としては，侠渓，地五会，足臨泣が効果的である．なお，足関節の内反捻挫では足関節前面外側部の前距腓靭帯の異常をきたす場合が非常に多い．捻挫が治癒したあとも負荷をかけると痛む場合は，胆あるいは足少陽経脈の異常が治癒していないことによる．足少陽経脈・経筋の左右差の異常が持続していることを示すものであり，このような症例では，興味深いことに，足関節捻挫を頻回に反復することが多い．経穴刺激は，これらの痛みを止めると同時に，経脈・経筋のアンバランスを調整することにも働く．

⑤足関節後面およびアキレス腱部の運動時痛は足太陽経筋，足少陰経筋と関連しており，後面外側部は足太陽経筋病であり，通谷（つうこく），束骨，京骨などが効果的である．なお，束骨と京骨の間の第5中足骨外方に軟弱で過敏な反応が出現しやすいことから，その過敏点を治療穴として選択するとより効果的である．足後面内側の場合は足少陰経筋病であり，内・通谷，然谷（ねんこく），太渓などの経穴が効果的である．

⑥足関節内側部の運動時痛は足少陰経筋および足太陰経筋が関連する．足少陰経筋病は足関節内側後面の痛みが主となり，その治療穴は前述の通りであるが，内側前面の痛みは足太陰経筋病である．治療穴は，大都（だいと），太白（たいはく），公孫などが効果的である．

⑦外果前外側の滑液包炎がときにみられる．痛みはあまりないが，外果前外側部の腫脹とわずかに熱感を触知する．これらは足陽明および少陽経脈の熱によって生じるものであるが，内庭，外・内庭，侠溪への軽微な刺激（補法）を繰り返すことによって消退することが多い．

2. 足関節捻挫，足関節靭帯損傷　ankle sprain

概　念
①足の捻挫といえば，足の内がえし強制による外側靭帯損傷が大部分を占める．

診　断
①受傷機転：受傷時の肢位により，損傷部位が予測できる．内がえし損傷では外側靭帯や二分靭帯が，外がえし損傷では三角靭帯や脛腓靭帯の損傷が生じる．
②視診・触診：腫脹や皮下出血の局在により，損傷部位の予測が可能である．内果・外果などの骨性標識を目安に触診を行い，圧痛の有無によって損傷部位を診断する．
③ストレステスト：前方引き出しテスト（前距腓靭帯損傷例），内がえしストレステスト（前距腓靭帯損傷＋踵腓靭帯損傷）を行って損傷の程度を判断する（表7-1）．
④単純X線像：足関節2方向撮影像によって骨折の有無を確認する．
⑤ストレスX線像：内がえしストレス正面像から距骨傾斜角を計測する．前方引き出しストレス側面像から前方引き出しの距離を計測する（図7-6）．

表7-1　靭帯損傷（捻挫）の分類

病理	症状	関節裂隙開大*
第1度 grade 1 軽度の靭帯損傷，打撲・捻挫	関節不安定性（－）	－
第2度 grade 2 靭帯の部分断裂	関節不安定性（±～＋）	＋
第3度 grade 3 靭帯の完全断裂	関節不安定性（＋＋）	＋＋

（＊ストレスX線撮影所見）

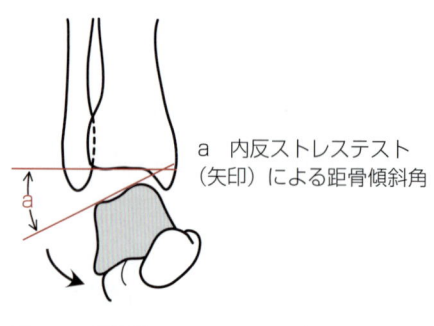

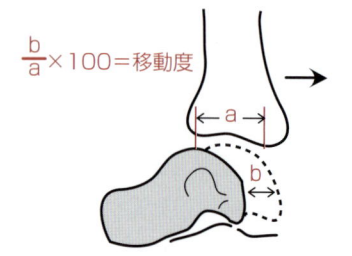

図7-6　足関節のストレスX線計測

a　内反ストレステスト（矢印）による距骨傾斜角

$\frac{b}{a} \times 100 =$ 移動度

前方引き出しテスト（矢印）による前方引き出し率

治　療

整形外科

①応急処置として，RICE，すなわちR（安静 rest），I（冷却 icing），C（圧迫 compression），E（挙上 elevation）を行う．

②保存療法：ギプス固定，テーピング，装具療法（サポーター）などが行われる．リハビリテーションとして，バイブラバス，超音波，レーザーなどの温熱療法を行う．また，足関節周囲組織の筋力と伸展性を得る目的で，足関節周囲筋（前脛骨筋，長・短腓骨筋，後脛骨筋）の筋力強化と足関節背屈15°以上の可動域確保，さらには固有感覚（位置覚）を獲得するためにバランスボードを用いたバランス訓練も重要である．

③手術療法：新鮮損傷例では靭帯縫合術，陳旧損傷例では，靭帯が残存している場合には縫縮術，残存していない場合には，短腓骨筋腱を利用した靭帯再建術を行う．

現代鍼灸

①鍼灸治療は靭帯損傷分類の grade 1（軽症），もしくは grade 2（中等症）でも症状が軽度である場合に適応されるが，受傷直後の急性期は RICE 処置が優先される．

②急性期以降の鍼灸治療は腫脹や疼痛の軽減を目的に行うが，強刺激を行うと症状はかえって増悪する可能性があるため，留意する．刺激部位は切皮程度の深度にて，腫脹部の周辺を取り囲むように置鍼する．受傷部位への鍼刺激は，増悪する可能性があるため，熱感がある程度引いた寛解期から行う方がよい．

③灸治療も同様に，腫脹部の周辺を取り囲むように糸状灸を用いて施灸し，寛解期には圧痛点を中心に施灸を行う．

④円皮鍼や皮内鍼も同様に行うと効果的である．

⑤複数の靭帯損傷が認められる，受傷時に断裂音がした，不安定性が大きい，熱感・腫脹が続くなどの徴候がみられた場合には，専門医の診断や治療が必要となる．

⑥内反捻挫では，触診により受傷部位の圧痛点を確認し，前距腓靭帯（丘墟）や踵腓靭帯（申脈），近位・遠位脛腓靭帯（解渓）への刺鍼を適宜選択する．前距腓靭帯は関節包内靭帯であるため，感染のリスクを考慮したうえで刺入深度に留意する．受傷部位への腫脹・熱感が強い場合は，遠隔部の前脛骨筋（足三里や上巨虚）や長・短腓骨筋（陽陵泉や懸鍾）への鍼灸刺激を用いる．また，熱感がある程度引いている場合は，足関節を可動させ循環を促進させる目的で，低周波鍼通電刺激を1～3Hzで15分程行っても効果的である．

⑦外反捻挫では，触診により受傷部位の圧痛点を確認し，三角靭帯（商丘，照海）への刺鍼を行う．三角靭帯は非常に強靭であるため，受傷時には裂離骨折を伴うことも少なくない．関節の極度の腫脹，骨髄性の出血が認められた場合には直ちに専門医へ紹介した方がよい．受傷部位への腫脹・熱感が強い場合は，遠隔部の後脛骨筋や長母指・長指屈筋（三陰交や漏谷，太渓）への鍼灸刺激を用いる．また，足関節を可動させ循環を促進させる目的で，低周波鍼通電刺激を1～3Hzで15分程行っても効果的である．

伝統鍼灸

①関節捻挫は足関節内反捻挫（前距腓靱帯の損傷）が最も多い．一方，多くの症例で習慣性に捻挫を繰り返す場合があるが，これは胆経の経絡・経筋に左右差があるために，足関節の脆弱性の左右差が残ることによって，起こるべくして捻挫が起こるものである．

②じゃり道，でこぼこ道など悪路もなく，ごく普通の道路上の歩行であるにもかかわらず捻挫を起こすことが多いが，胆および胆経の経絡・経筋の異常によるものであり，まず兪募穴や合穴，絡穴の過敏点への治療が重要である．

③ついで，足少陽経筋病に対する治療として，榮穴，兪穴である俠渓，足臨泣，あるいは地五会などへの刺鍼が有効である．

④急性捻挫を発症して，炎症症状が改善したにもかかわらず，痛みがいつまでも持続するケースがあるが，これも足少陽経脈・経筋の異常が改善されていないことを示唆する所見であり，榮穴，兪穴への刺激を行った途端に疼痛の寛解することが多い．

⑤ときに踵腓靱帯を傷めることがあるが，このケースは足太陽経脈・経筋病の治療を行えばよい．治療点は，通谷，京骨から束骨の間の第5中足骨外側の圧痛点が有用である．

3. アキレス腱炎・周囲炎，アキレス腱周囲滑液包炎
Achilles tendinitis, calcaneal paratendinitis, achillobursitis

概　念
①アキレス腱炎（腱実質部の炎症），アキレス腱周囲炎（腱自体は正常で，腱周囲のパラテノンに炎症），アキレス腱周囲滑液包炎（腱周囲の滑液包に炎症）の3つに分けられる．

②アキレス腱炎およびアキレス腱周囲炎は病因として，加齢による腱の変性，下腿三頭筋の筋力・柔軟性の低下などが関与している．アキレス腱周囲滑液包炎は，アキレス腱皮下滑液包，踵骨後部滑液包が踵骨後部と靴の間で圧迫刺激されて炎症を起こすもので，踵骨後方隆起部の形態（後方に突出しているもの）や靴の適合性が発症に関与している．

診　断
①運動時，歩行時のアキレス腱踵骨付着部の疼痛を認める．
②アキレス腱踵骨付着部に圧痛を認める．
③パンプス瘤（pump bump）：アキレス腱皮下滑液包炎ではアキレス腱踵骨付着部やや外側に母指頭大の腫瘤を触れる．同部に圧痛を認める．単純X線像で，滑液包炎では踵骨後上方隆起が後方に突出していることがある．
④MRI：アキレス腱炎では腱の肥厚，変性が認められる．

治　療

整形外科

①保存療法：安静，スポーツ活動の休止，靴の調整，消炎鎮痛剤の投与（外用剤など），ステロイド注射，足底板（踵挙上）などが行われる．

各論―3. アキレス腱炎・周囲炎，アキレス腱周囲滑液包炎

承筋
承山
飛揚
好発部位：踵骨隆起から近位3〜5cm付近

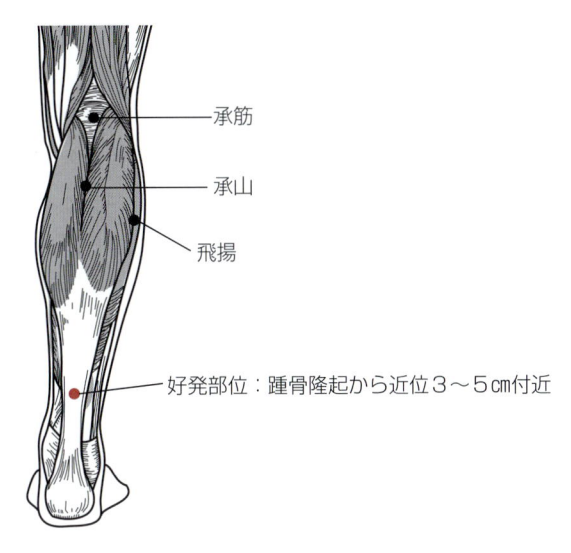

図7-7 アキレス腱炎・周囲炎の施術部位（右下腿後面）

②手術療法：滑液包炎では滑液包切除，踵骨隆起切除が行われる．

現代鍼灸

①アキレス腱炎の鍼灸治療は，鎮痛や消炎，腫脹の軽減などを目的に局所に刺鍼する（図7-7）．治療は腹臥位で行い，下腿三頭筋の筋緊張を軽減するために足関節の下にタオルなどを挿入し，膝関節を20〜30°屈曲した肢位で行う．安静を保ち，急性炎症期が過ぎれば，温熱療法，ストレッチなどと並行してアキレス腱およびその周囲組織の圧痛や硬結部などに軽い刺激を行う．太い鍼や雀啄術など激しい手技を行うとアキレス腱の腱鞘（パラテノン）を傷つけてしまうため，14・16号（0・1番）の細い鍼を使用する．
②運動時の疼痛や圧痛，腫脹を認める好発部位は，アキレス腱付着部の踵骨隆起から近位3〜5cm付近が多く，この部位に1，2本，5〜10mmの深度まで刺入し，10分間程度の置鍼術を施行する．
③アキレス腱周囲炎の症例は，疼痛を自覚する部位数カ所に軽度の雀啄術を行い，そのまま10分間程度の置鍼術を施行する．
④腓腹筋部の筋緊張を認める症例は，同部位への低周波療法や低周波鍼通電療法が効果的である．周波数は30〜50Hzで，強い痛みと強縮を認めない至適強度で10分間程度施行する．

伝統鍼灸

①アキレス腱の痛みを訴える場合は，腎・膀胱の臓腑病および足少陰・太陽経脈・経筋病によることが多い．治療穴は，足少陰経脈・経筋病には内・通谷，然谷，太渓などの経穴が効果的であり，足太陽経脈・経筋病では通谷，束骨，京骨が効果的である．なお，束骨と京骨の間の第5中足骨外方に軟弱で過敏な反応が出現しやすいことから，その過敏点を治療穴として選択するとより効果的である．

②切穴（経穴の反応の探索）によって圧痛や硬結等の反応が顕著な経穴を選択するとよい．ときに血瘀をきたして，アキレス腱部がズキズキ痛むという場合には，反応の強い硬結・圧痛部をねらって鍼の鍼響を目安として刺鍼し，ひびきがあれば，瀉法の手技を行って抜鍼するとよい．深刺して置鍼するのは痛みをかえって誘発する恐れがあり，注意が必要である．

4. 扁平足　flat foot

概　念

①足のアーチが低下した状態である．一般的には足の縦アーチが破綻し，土踏まずが消失した足部変形をいう（**表 7-2**，**図 7-8**）．
②後足部の外反変形を伴うものを外反扁平足という．
③横アーチが低下し，中足骨が広がるものは開張足（かいちょうそく）と呼ぶ．

診　断

①扁平足は一般的に，発症年齢によって，小児期扁平足，思春期扁平足，成人期扁平足の3期に分類され，それぞれ病態が異なる．
②成人期扁平足は，後脛骨筋腱機能不全が主な原因である．後脛骨筋には足関節を底屈，距骨下関節を回外，前足部を内転させ，内側縦アーチを挙上する働きがあるが，その機能が障害されると扁平足となる．

表7-2　足のアーチ構造（骨性）

縦アーチ
内側縦アーチ：踵骨－距骨－舟状骨－楔状骨－中足骨
外側縦アーチ：踵骨－立方骨－中足骨
横アーチ
前足部：第1～5中足骨
中足部：楔状骨，立方骨

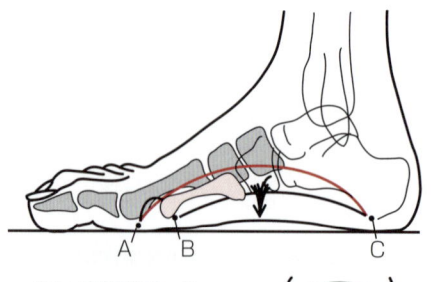

AC：内側縦アーチ
BC：外側縦アーチ
AB：横アーチ

a：足部アーチ（アーチの減少：矢印）　　b：扁平足

図7-8　足部アーチと扁平足

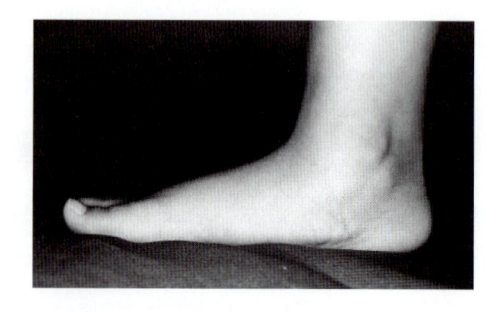

治療

整形外科

① 小児期扁平足の大部分は自然治癒する．
② 思春期扁平足には縦アーチを付けた足底挿板を用いる．
③ 成人期扁平足には肥満や筋力低下に注意して，足底挿板を処方する．

現代鍼灸

① 小児期扁平足は，発育過程と成長による体重の荷重に関係して下肢筋が発達し，正常になることが多いため，鍼灸治療も行わず経過観察する．
② 思春期扁平足は歩行時の足の疼痛を訴えるようになり，足の変形やアキレス腱も短縮するため，疼痛管理とともに下肢全体の筋疲労に対する鍼灸治療も行う．
③ 特に鍼灸治療が適応となるのは，成人期扁平足である．この場合，後脛骨筋腱機能不全が原因となっているため，このことを理解した上で鍼灸治療を行う．この筋に対する治療ポイントとなる三陰交，照海，築賓を中心に圧痛反応や硬結反応を確認し，16号鍼で約10分間置鍼する．また下肢全体の血液循環が悪い場合は，同部に温筒灸を3壮施灸する．足底部の疼痛を強く訴える場合は，湧泉を中心に足底筋膜に相当する部への反応を確認し，14号鍼で切皮痛を伴わないように置鍼をする．

伝統鍼灸

① 扁平足に対する治療ではないが，腎の臓腑病から足少陰経脈・経筋病へと発展して，下肢の痛みを訴える場合がある．腎と関連する兪募穴，合穴，絡穴などへの治療を重視する必要がある．
② 下肢の愁訴は，足少陰経脈・経筋病であり，滎穴，兪穴，原穴である内・通谷，然谷，太渓などを用いる．

5. 後脛骨筋腱機能不全
posterior tibial tendon dysfunction；PTTD

概念
① 土踏まずが消失，踵部は外反，前足部は外転・回外する．
② 症状：後脛骨筋腱に沿った疼痛，圧痛，腫脹が生じる．

診断
① 後脛骨筋腱が断裂し機能が低下すると，内がえし運動が困難となり，片脚でのつま先立ち（single heelrise）ができなくなる．起立させて後方から足をみると，患側ではみえる足趾の数が多い（too many toes 徴候，図7-9）．
② 単純X線像で立位背底像，側面像を撮影し，計測を行う．
③ MRIで後脛骨筋腱の炎症や断裂像が確認できる．

第 7 章　足および足関節

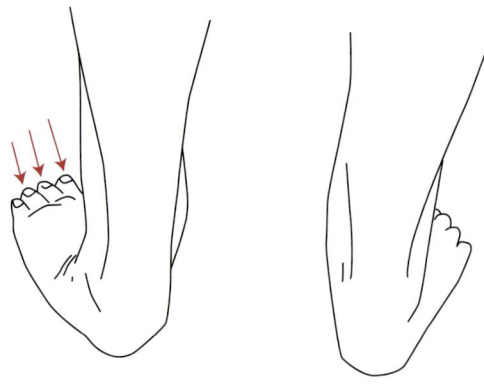

図 7-9　too many toes 徴候（後脛骨筋腱機能不全における）（矢印）

④その他，足底圧計，フットプリントなどの使用で病態を把握する．

治　療

整形外科

①保存療法：生活指導，靴・装具，薬物療法，運動療法を行う．
　(1)　生活指導：安静指示，運動制限，さらに体重制限などを指導する．
　(2)　靴・装具：縦アーチを保持するアーチサポートや，UCBL インサート（足底板）などを用いる．
　(3)　薬物療法：消炎鎮痛剤として，外用薬を含めて使用する．
　(4)　運動療法：自動内がえし運動，つま先立ち訓練や足内在筋の筋力訓練が大切である．
②手術療法：屈筋腱移行術，踵骨内側移動骨切り術，外側支柱延長術，関節固定術などの適応を判断して対応する．

現代鍼灸

①後脛骨筋は足関節を底屈・内反させる筋であるが，この筋の障害は足部の生理的アーチを減弱させ，扁平足，外反母趾，足底腱膜炎，シンスプリントなどの足部，下腿部の障害を引き起こし，足関節の障害は膝関節，股関節，腰部といった他の関節にも影響を及ぼす．
②後脛骨筋の機能不全にはアーチサポートなどによる足部アライメントの矯正が必須であるが，当該筋の炎症による痛み・炎症自体の抑制や機能不全に陥った筋の活性化，あるいは治療目的で行う筋力トレーニングによる筋疲労の回避を視野に入れた後脛骨筋や支配神経，さらには後脛骨筋の協力筋（下腿三頭筋，長趾屈筋，長母趾屈筋等）・拮抗筋（前脛骨筋，腓骨筋等）に刺鍼することは，後脛骨筋の機能改善の補助的治療に有用である．

伝統鍼灸

①下腿内側後面の痛みを伴うことから，足少陰経脈・経筋病が疑われる．したがって，内・通谷，然谷，太渓などの経穴が効果的である．

②局所的には，関連する経脈の気滞・血瘀によって生じるものであり，最も顕著な反応のある局所を1，2穴探して，ひびきを目安として瀉的な刺激を行えばよい．置鍼する必要はない．
③三陰交，足臨泣などの穴を使って活血化瘀を図ることが必要である．また，筋の緊張性の異常は，肝胆の臓腑の異常によって出現することが多いことから，四診法によってこれらの関与の有無やその程度を把握して，適宜追加する必要がある．

6. 外反母趾　hallux valgus

概　念
①母趾が第1中足趾節関節（MTP関節）で「く」の字状に屈曲し，第1中足骨頭が内側に突出した変形を呈する（図7-10）．
②女性に多く，先の細いパンプスやハイヒールなどの靴が発症要因としてあげられる．
③家族発症の報告も多い．
④母趾のMTP関節における変形がみられ，突出した中足骨頭内側に滑液包炎（バニオン bunion）を形成して疼痛を訴える．

診　断
①変形が強くなると，第2，3趾の底側に有痛性胼胝を形成する．
②荷重時足部正面X線像にて，外反母趾角（HVA），第1・2中足骨角（M1/2角）を計測し，外反母趾角15°以上，M1/2角10°以上を異常とする（図7-10）．

治　療

整形外科

①保存療法：原則的に保存療法から開始し，治療に抵抗性のものに手術を施行する．靴の指導（先端の広い靴），装具療法（縦アーチの減少例ではアーチサポート，矯正装具），そして運動療法（母趾のストレッチング，足内在筋の筋力訓練）が有効で，ときに薬物療法を併用する．
②手術療法：症状に応じて，軟部組織解離術，遠位中足骨骨切り術（Chevron法，Mitchell法），

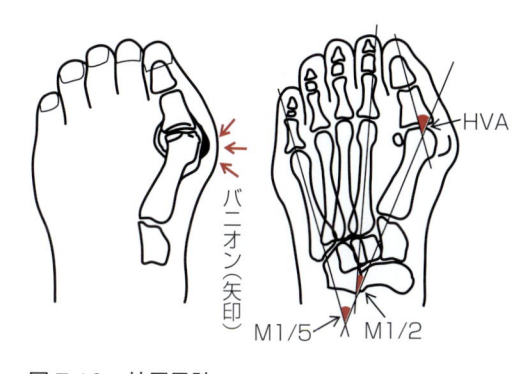

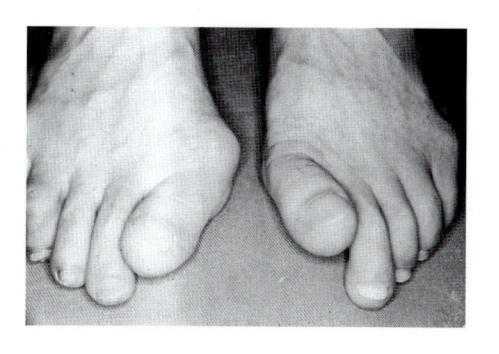

図7-10　外反母趾
荷重時の足部X線所見が有用である．外反母趾角（hallux valgus angle, HVA）正常15°まで，および第1・2中足角（図のM1/2角，正常9°まで）の増大を認める．

第7章 足および足関節

近位中足骨骨切り術（Mann法），関節固定術が適応となる．

現代鍼灸

①鍼灸治療では，足に重要な母趾外転筋や骨間筋などの筋のポイントに鍼治療を行い，横幅（横アーチ）の活性化をさせることである．このため治療ポイントとしては太白，陥谷，太衝に16号鍼で約10分間の置鍼を行う．

②外反母趾局部の変形部（母趾MP関節）の炎症がある場合は，14号鍼を用いて置鍼か温筒灸で2壮施灸を行う．鍼治療は炎症部位であるため，深く刺入するのではなく切皮程度の浅い刺入でよい．

③外反母趾の原因ともなる扁平足を伴い出現している場合は，後脛骨筋腱機能不全が原因となっているため，この筋に対する治療ポイントも併用を行い，三陰交，照海，築賓を中心に圧痛の反応や硬結の反応を確認し，16号の鍼で約10分間の置鍼を行う（図7-11）．

伝統鍼灸

①母趾内側は脾経，外側は肝経が流注する．高度な外反はストレスが強くイライラして食欲がなくなったり，下痢と便秘を繰り返すケースに多く，肝脾不和によって生じやすい．太衝，行間，期門，肝兪等で肝の疏泄作用を調整するとともに，太白，公孫，脾兪などを用いて脾の運化作用を調整する必要がある．

②飲食の不摂生や，七情のうちの「思」（思慮過度）が悪化要因であり，生活指導が必要である．

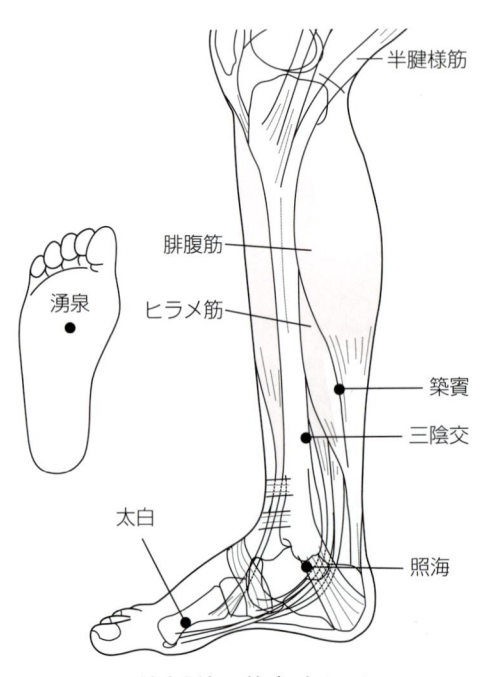

図7-11　下肢内側部の治療ポイント

7. 足根管症候群　tarsal tunnel syndrome

概　念

①足根管における脛骨神経の絞扼性障害を足根管症候群という．
②足根管とは，足関節内果後下方で屈筋支帯と足根骨（踵骨，距骨）に囲まれたトンネルであり，後脛骨筋腱，長趾屈筋腱，後脛骨動・静脈，脛骨神経，長母趾屈筋腱が走行している（図7-12）．
③足根管内に発生したガングリオン，足根骨癒合症（距踵骨癒合症）による骨性隆起，外傷，扁平足による変形，腫瘍（神経腫，神経鞘腫など），静脈瘤などが原因となる．明確な異常所見がない病因不明のものもある（特発性）．

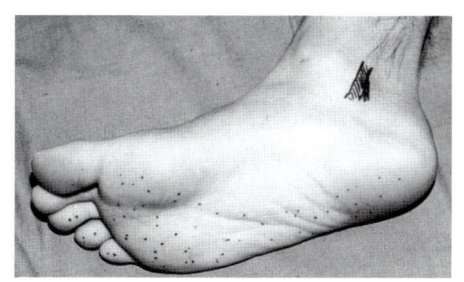

a：圧痛部（斜線）と放散痛（点）

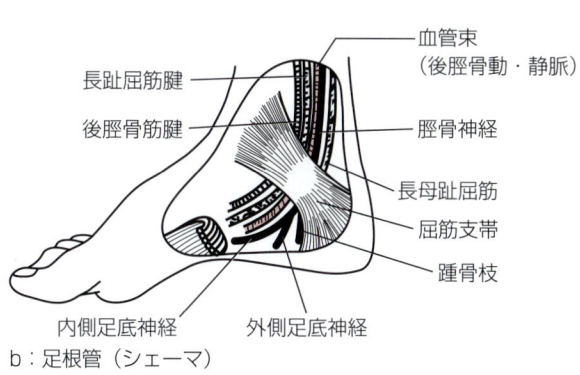

b：足根管（シェーマ）

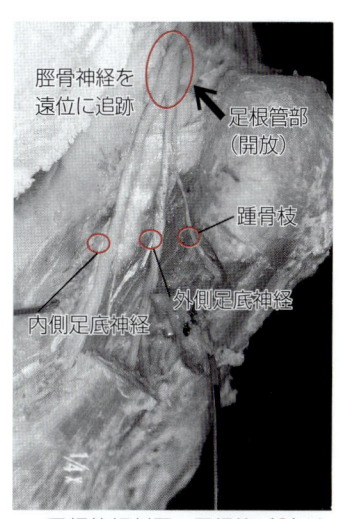

c：足根管解剖図：足根管（○）を開放し，脛骨神経を追跡した所見

図7-12　足根管症候群

第 7 章　足および足関節

診　断
①足底から足趾にかけての放散痛，足根管部痛を認める．
②足根管部に圧痛があり，チネル様徴候陽性である．
③足底部感覚障害を認める．

（1）誘発テスト
①ターニケットテスト：下肢にターニケットをまき，加圧すると足のしびれ感や疼痛が増強する．
②Kテスト：足関節を最大背屈，足部外がえし，足趾を最大伸展．疼痛・圧痛が誘発増強され，チネル様徴候が明確になる．
③ラムのテスト：足の内がえしと内旋により症状が再現される，などがある．

（2）画像
①単純X線所見・CT所見で，距踵骨癒合症，足部変形の有無を調べる．
②超音波・MRIではガングリオンなどの足根管部の占拠病変の有無を確認する．

（3）電気生理学的検査：筋電図検査や神経伝導速度などで経過を観察する．

（4）神経ブロック：神経ブロックの効果によって診断の補助とする．

治　療

整形外科

①保存療法：ステロイド注射が有効なことがある．
②手術療法：屈筋支帯切離，神経剥離，足根管内の神経圧迫因子の除去（ガングリオン摘出，骨性隆起の切除）を行う．

現代鍼灸

①最も一般的に行われる鍼治療は，図7-13に示すように足根管部の脛骨神経走行部への刺鍼である．脛骨神経は後脛骨動脈の直下を走行している場合が多く，動脈拍動を確認し，その直下を狙う（①②）．また，足根管部よりも近位の脛骨神経走行部や，脊髄神経後枝への刺激による前枝への影響を考え，脛骨神経に関連した傍脊柱部（L4～S3）への刺鍼も効果を示す場合がある．後枝支配領域への施術方法およびその理論に関しては傍脊柱部刺鍼の項を参照されたい（p86，87）．

②足根管症候群では同じ管状腔隙を後脛骨筋腱，長趾屈筋腱，長母趾屈筋腱が走行するため，これらの筋腱の炎症・浮腫により症状が増悪することがある．このような場合には，これらの筋腱への刺鍼も有効となる．これらの筋は下腿後側の深部に存在し，後脛骨筋は脛・腓骨間の骨間膜および脛骨，腓骨の隣接面から起こり，舟状骨，楔状骨へ停止する．長母趾屈筋は腓骨の後面の下方2/3から起始し，母趾の末節骨底へ停止する．長趾屈筋は脛骨の後面から起始し4本に分かれ示趾から小趾の末節骨へ停止する．これらの筋の停止部への刺鍼は強い痛みを有することから，起始部，筋・腱移行部，筋腹へ刺鍼することが多い（③～⑦）．

③足根管部においては比較的表層を脛骨神経が走行するため，足根管部への温灸も効果的である．

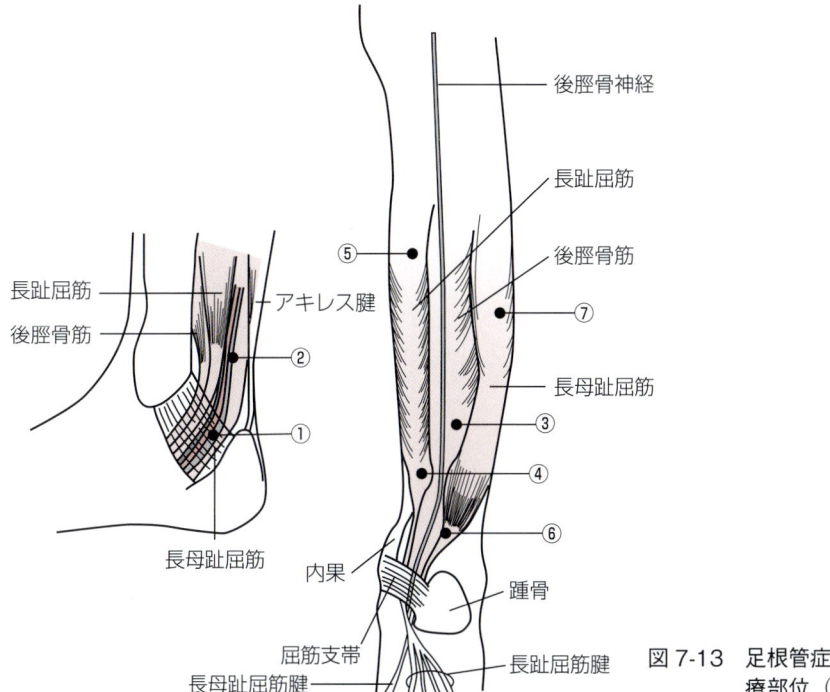

図 7-13 足根管症候群に対する鍼灸治療部位（下腿三頭筋は除去）

伝統鍼灸

①腎および足少陰経脈病と考えられる．したがって，腎兪，志室および足少陰腎経の経穴を切穴して，硬結・圧痛などの反応の顕著な穴を選択する必要がある．
②足根管部での神経の絞扼が原因であるが，東洋医学的には，足少陰経脈の気血不通によって生じるものである．足根管部での自発痛や顕著な圧痛（瘀血による）がみられる場合には，局所的に瀉法の手技を行ってもよいが，単刺や浅刺での置鍼がよく，強刺激を持続するのは適切ではない．

8. 足底筋（腱）膜炎　plantar fascitis

概念
①踵骨内側底面に付着する足底筋（腱）膜に繰り返し牽引力が加わり，その起始部に筋（腱）膜炎や骨膜炎，滑液包炎を生じて疼痛が起こる．長距離のランニングやジャンプなどのオーバーユースで生じることが多い（図7-14）．
②典型例では，起床時，歩き始める際に踵部の疼痛を訴える．長時間の立位・歩行が誘因となる．
③症状：起立時，歩行開始時に踵部痛が生じる．

診断
①踵骨結節前内側の足底筋（腱）膜付着部に圧痛を認める．
②単純X線像：踵骨側面像で踵骨底側に骨棘（踵骨棘）を認めることが多い．

第7章　足および足関節

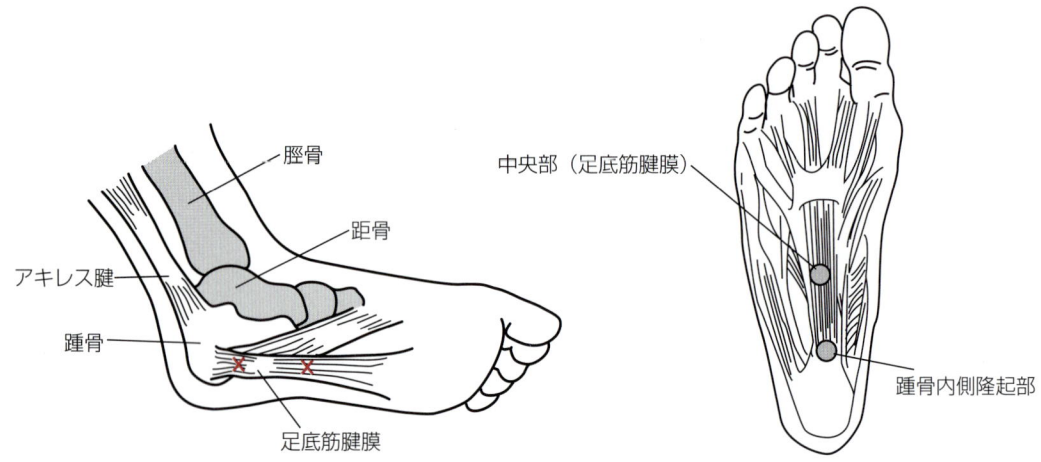

図7-14　足底筋（腱）膜炎
長距離ランニングやジャンプによるオーバーユースの結果，足底筋（腱）膜に痛みを生じる．特に踵骨の足底筋（腱）膜の起始部や足底中央部に多い（×印）．

図7-15　足底筋（腱）膜炎に対する鍼灸治療部位
施術部位は，主に踵骨の足底筋（腱）膜起始部付近の踵骨内側隆起部が多いが，足底部中央に圧痛などの病変があれば，足底筋（腱）膜部を用いる．

治　療

整形外科

（1）保存療法

①消炎鎮痛剤（外用，内服）を投与する．
②除圧のため圧痛部をくり抜いた足底板を作製する．
③扁平足例ではアーチサポートをつける．
④ステロイド局所注射も有効である．
　多くの例では保存療法で軽快する．

（2）手術療法

保存治療で軽快しない症例に対して，足底筋（腱）膜部分切除が行われる．

現代鍼灸

①鎮痛や消炎，足底筋（腱）膜部の筋緊張緩和などを目的に，疼痛や圧痛，腫脹を認める好発部位に刺鍼する（図7-15）．足底部は，ポリモーダル受容器などの痛覚感受性受容器の密度が高く切皮や刺入時痛を認めることが多いので，踵の内側あるいは外側下部の足底の境界部付近から刺入する．刺入の際，痛みを自覚するようであれば，すぐに抜鍼し，再度試みる．問題なければ10分間程度の置鍼術を施行する．
②鍼施術が困難な場合は，その代用としてSSPやTEASなどの低周波を用いた経皮的な経穴刺激などを試みる．低周波療法は筋膜の走行を考慮し，足底の疼痛部周波数30〜50Hzで，強い痛みと強縮を認めない至適強度で10分間程度施行する．
③灸施術は鍼と同様の部位に行うが，慢性期において熱感や強い圧痛，疼痛を認めなければ温灸を施行する．

伝統鍼灸

①腎および足少陰経脈病と考えられる．したがって，腎兪，志室および足少陰腎経の経穴を切穴して，硬結・圧痛等の反応の顕著な穴を選択する必要がある．足底部でも内側に生じることが多いが，足底の硬結・圧痛等が顕著な場合には単刺を追加してもよい．
②寒邪によって腎の陽気が障害されることによって誘発されることが多いことから，冷やさないような注意が必要である．
③逆に，腎陰虚によって足底のほてりとともに足底部の疼痛を訴える場合には，治療は同様であるが，夜更かしや飲食の不摂生，房事過度によって誘発されることが多いことから生活指導が必要である．また，足底の踵の中央に位置する失眠穴へ灸刺激を行い，3～5壮の半米粒大の灸刺激を行って，熱感があれば他の腎経の穴を用い，熱感が感じられなければ熱く感じるまで施灸するのも有用である．

9. モートン病　Morton disease

概　念

①脛骨神経は，内果後側下方を通過する部分（足根管）で内側足底神経，外側足底神経，内側踵骨枝に分枝するが，そのうち内側・外側足底神経は，足底部の筋や皮膚感覚を支配しつつ，総底側趾神経，固有底側趾神経となり足趾底側の感覚を司る．
②モートン病は，底側趾神経が深横中足靭帯部で圧迫されて生じる絞扼性障害である．
③神経圧迫により神経が肥大した神経腫を形成することが多い．
④第3・4趾間に最も好発し，次いで第2・3趾間にもみられる（図7-16-a，b）．
⑤中年以降の女性に多く，ハイヒールなどの靴の関与が推測される．

診　断

①症状：MTP関節を中心とした歩行時足底部痛を訴える．足趾感覚障害は，第3・4趾間の場合，第3趾外側と第4趾内側にしびれや感覚低下を認める．

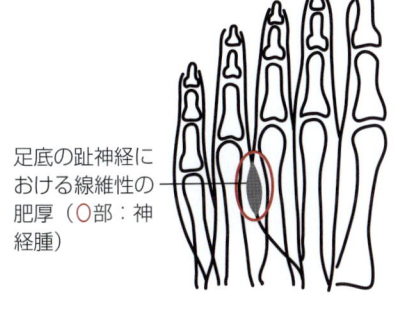

a：モートンの神経腫（neuroma）の好発部位
足底の趾神経における線維性の肥厚（○部：神経腫）

b：足底趾神経と横靭帯の関係（MP関節過伸展位）
第3・4足趾間神経と深足横靭帯との関係

図7-16　モートン病

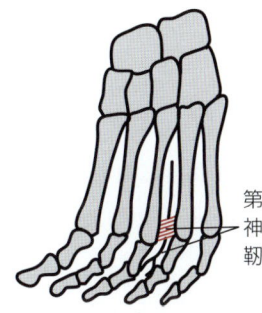

第7章 足および足関節

②趾間を底側から強く圧迫しながら触診することで神経腫を触れることがある．
③趾間を底背側から強く圧迫することで，疼痛を生じる（図7-17）．
④モルダー（Mulder）テスト：前足部に横軸圧を加えると痛みが誘発される．
⑤リドカインテスト：圧痛部に局所麻酔剤を注射することで疼痛が消失する．

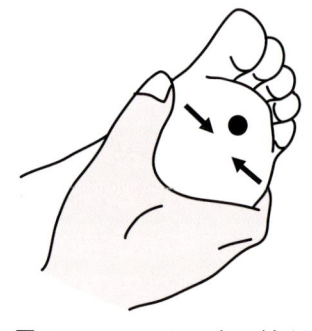

図7-17 モートン病に対する疼痛誘発テスト

治　療

整形外科

大部分が保存療法で軽快する．
①保存療法：靴の指導を行い，開張足には中足骨パッドを処方する．疼痛が強い場合には安静を指示する．ステロイドと局所麻酔剤の横中足靱帯深層への注射を行う．
②保存療法で軽快しない例に対して，横中足靱帯切離，神経腫を含めた趾神経切除などを行う．

現代鍼灸

①鍼治療は中足骨間（中足骨頭から骨頚部付近）に出現するチネル様徴候出現部に足底部から行い，当該神経を刺激することにより症状領域に刺激感を与える．足底からの刺鍼は刺入痛が強いので，抵抗するようであれば足背からの刺入を考える．
②中足骨トンネル（metatarsal tunnel）には虫様筋も存在し，虫様筋への刺鍼のみでも効果を示す場合もある．
③総底側趾神経，固有底側趾神経の本幹は脛骨神経であり，障害部よりも近位から脛骨神経に刺激することもできる（p88，89）．
④上記した刺鍼部位への温灸や糸状灸も効果的である．
⑤これらの病態は足関節の可動に関わる筋への負担を増大させ，そのことが更なる症状の増悪にもつながることから，これらの筋を対象とした治療は症状改善の補助となる．

伝統鍼灸

①足陽明および少陽経脈・経筋病であるが，局部の気滞・血瘀状態でもあり，局部的な最圧痛点への単刺刺激（瀉法）でもよい．
②治療穴としては，足少陽経に対しては侠渓，地五会，足臨泣，足陽明経に対しては，内庭，外・内庭または陥谷，外・陥谷が効果的である．

第8章
全身疾患

1. 関節リウマチ　rheumatoid arthritis：RA

概　念

①関節リウマチは，多発性関節炎を主徴とする原因不明の進行性炎症性疾患である．リウマチはラテン語の"流れる"という意味の言葉が語源で，いろいろな関節が腫れて痛むのが特徴である．

②滑膜の炎症から始まり，多彩な細胞から細胞間伝達物質であるサイトカインが産生され，炎症反応および関節破壊に関与するといわれている．滑膜が増殖し，徐々に軟骨，骨を破壊して関節の変形をきたす（図8-1）．

③日本で約70万人（有病率約0.5％）が罹患し，80％が女性である．発病は40〜50代が多いが，最近は高齢発症も増加している．

診　断

1）診断基準

①RAの診断基準として"アメリカリウマチ学会（ACR）の1987年改訂分類基準"（表8-1）が日本でも用いられてきた．7項目中4項目以上満たすものを関節リウマチと診断する．この診断基準は，非常に優れているが，皮下結節やX線像変化は早期には認められず，早期RAの診断には感度が低かった．

②2010年にアメリカリウマチ学会（ACR）と欧州リウマチ学会（EULAR）が共同で新基準："2010 ACR/EULAR基準"を発表した（表8-2）．RAの早期診断を可能にしていることが最大の特徴である．

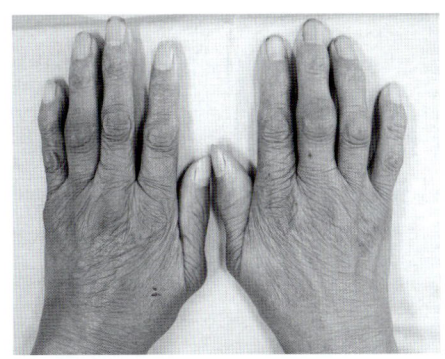

a：早期RA
両中指，環指PIP関節に対称性腫脹を認める．

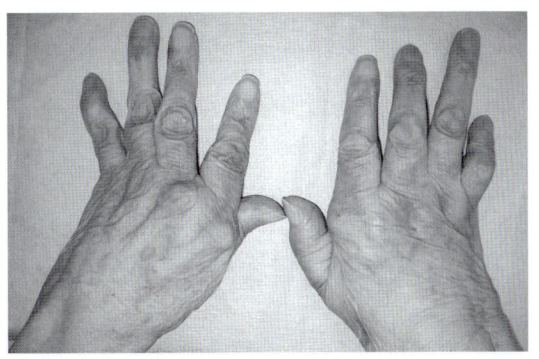

b：進行したRA
左手尺側変位，左小指スワンネック変形，右小指ボタンホール変形などRAに特徴的な手指変形を認める．

図8-1　関節リウマチの手

第8章　全身疾患

表 8-1　関節リウマチの診断基準（アメリカリウマチ学会 ACR：1987 年）

①朝のこわばり（1 時間以上）
②3 つ以上の関節の腫脹
③手関節または MCP（指節中手間関節）または PIP（近位指節間関節）関節の腫脹
④対称性関節腫脹
⑤皮下結節（リウマトイド結節）
⑥リウマチ因子陽性
⑦手指あるいは手関節の X 線像変化

①から④は 6 週間以上認められること．

表 8-2　関節リウマチ新分類基準（ACR/EULAR 2010）

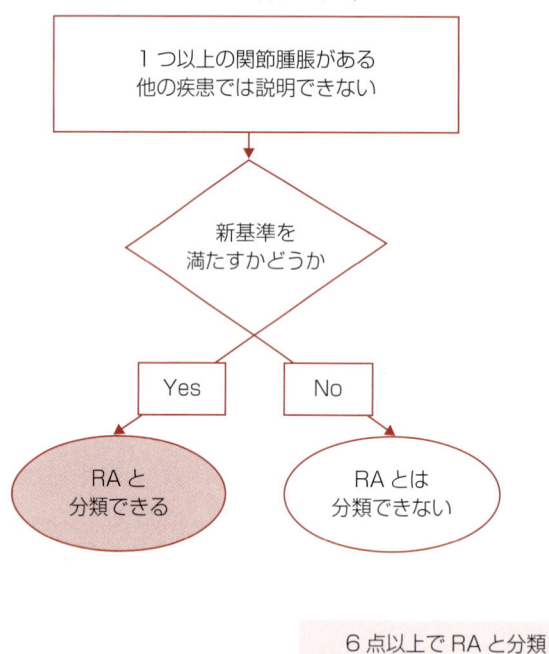

[フローチャート: 1つ以上の関節腫脹がある／他の疾患では説明できない → 新基準を満たすかどうか → Yes: RA と分類できる／No: RA とは分類できない]

6 点以上で RA と分類

	スコア（0-10）
腫脹関節数	
= 1	0
> 1　大関節	1
1-3　小関節	2
4-10　小関節	3
> 10　大小問わず	5
リウマトイド因子／抗 CCP 抗体	
陰　性	0
低　値	2
高　値	3
関節炎の持続期間	
< 6 週間	0
>= 6 週間	1
急性炎症蛋白	
正　常	0
異　常	1

③新基準は，1 関節以上の滑膜炎を認め，他の疾患が除外された場合，**表 8-2** に示す新基準を満たす場合に RA と診断できる．新基準は(1)腫脹関節数，(2)リウマトイド因子／抗 CCP 抗体の有無，(3)関節炎の持続期間，(4)急性炎症蛋白（CRP/ESR）の 4 群 12 項目の一覧表から該当する項目のスコアを合計し，6 点以上なら"RA と分類"する簡潔なものである．

④RA の関節破壊は発症して 2 年以内に 70％に起こるといわれている．早期に関節リウマチと診断し，積極的な治療を開始すれば，骨破壊などの不可逆的な進行を抑え，寛解（remission）の維持も可能になった．この時代の流れを反映して，軽度関節炎が認められた早期患者の中から，関節リウマチに移行する患者を識別する新しい診断基準として設計された．この診断基準は早期 RA の診断にはきわめて有用であるが，偽陽性が多く出る可能性があり，鑑別診断が大切と考えられる．

2) 画像診断

① X線検査では，はじめは骨萎縮のみで，炎症が続くと骨びらん（虫食い状に欠損）や関節裂隙狭小化（関節軟骨の消失）が起こり，徐々に骨・軟骨を破壊し関節の変形（図8-2），骨同士が融合する骨強直などの所見がみられる．
② MRIでは，滑膜炎，骨髄浮腫，X線に変化が現れる以前から骨の変化が確認できる（図8-3）．
③ また定期的な胸部X線像および単純CTは，肺炎や結核などの感染症の有無，および間質性肺炎や薬の副作用をみるためにも大切である．

3) 血液検査

① 血清学的検査にはリウマチ因子（RF）と，抗CCP抗体（抗シトルリン化ペプチド抗体：

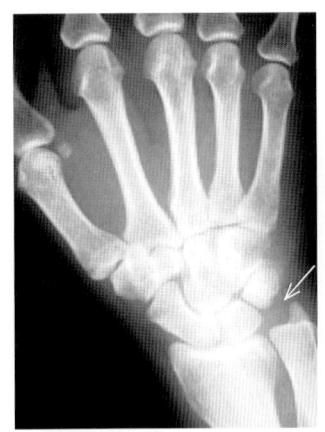

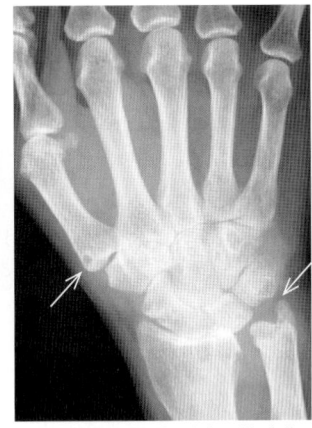

a：初診時．正常
b：2年後．関節裂隙の狭小化，第1中手骨基部の骨びらん．
c：4年後．骨軟骨破壊による関節変形の進行．

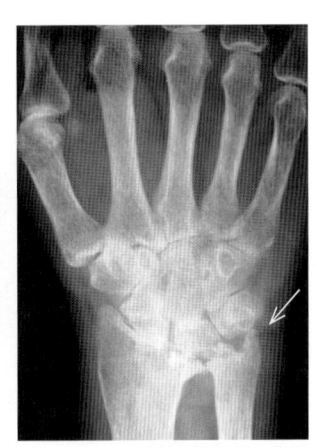

図8-2　右手関節単純X線像の変化

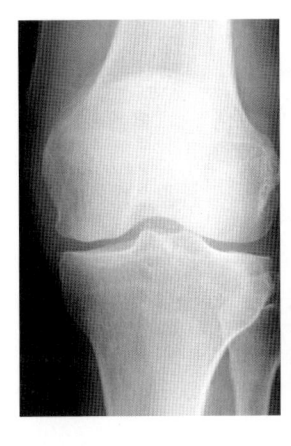

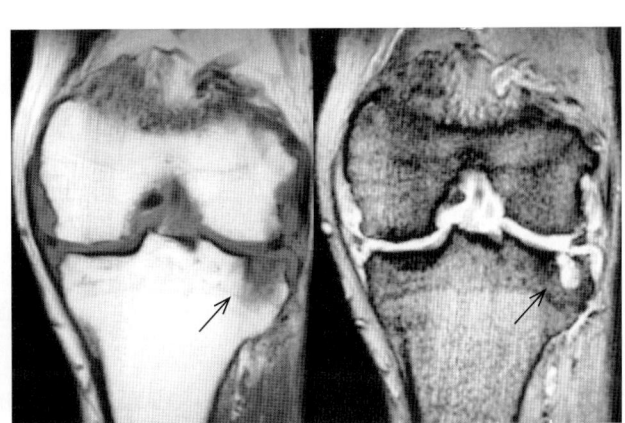

T1強調　　T2強調

a：単純X線像；軽度関節裂隙狭小化のみ認める．
b：MRI；滑膜の増殖と脛骨外顆に骨変化（T1強調 low，T2強調 high）を認める．

図8-3　左膝関節

ACPA) を用いている．RFは，ヒトIgGのFc部分と反応する抗体で，抗原との結合により一部の構造に変化をきたしたIgGに対して生じた自己抗体と考えられる．リウマチ患者の約8割で陽性となる．

②抗CCP抗体は，RAにおける感度はRFと同じ程度であるが，特異度は非常に高く，早期RA患者でも2/3に陽性で，早期診断に重要である．

③炎症マーカーとして，赤沈（ESR）とC反応性蛋白（CRP）を用いている．臨床では，血清メタロプロテアーゼ（MMP-3）や血清アミロイドA蛋白（SAA）もRAの活動性の指標として用いられる．

治 療

整形外科

関節リウマチ治療の4本柱として，基礎療法，薬物療法，手術療法，リハビリテーションが重要といわれてきたが，最近最も注目されているのが，薬物療法である．RAの原因はまだ解明されていないが，有効な薬物治療によってRAの進行速度を抑えることが可能になってきた．近年，生物学的製剤（抗サイトカイン療法）が導入され，治療目標は，関節の疼痛や腫脹など症状の改善のみならず，X線学的に関節破壊の進行を防止することである．早期の治療開始のため，現在では，効果的な抗リウマチ剤を診断後3カ月以内に導入することが推奨されている．

1）薬物療法

治療薬は大きく次の4つに分けられる．

（1）抗炎症剤

炎症を抑え，痛みを和らげる作用を持つ薬．非ステロイド性抗炎症剤（non-steroidal anti-inflammatory drug：NSAID）にはたくさんの種類がある．以前は，RA治療の第一選択薬であったが，現在は関節の痛みの程度により用いる．選択的COXⅡ阻害薬が胃に負担が少ない．

（2）副腎皮質ホルモン（ステロイド）

特に炎症が強いとき，少量のステロイド剤の内服を追加する．強力な抗炎症効果が期待できるが，副作用（感染，ステロイド骨粗鬆症など）があり，慎重に使用する必要がある．

関節炎が著しい場合，微量のステロイドを，ヒアルロン酸や局所麻酔薬とともに関節内注射する．ステロイドは滑膜の炎症を鎮静化し，ヒアルロン酸は軟骨の変性を防止する効果がある．

（3）抗リウマチ剤（disease modifying anti-rheumatic drug：DMARD）

RAの免疫異常を是正して活動性をコントロールするリウマチ治療に欠かせない薬で，早期から使用を開始することが推奨されている．特に近年では多くの抗リウマチ剤が開発され，病気の進行を遅らせることが期待できる．なかでもメトトレキサート（MTX）は，抗リウマチ剤の基準薬として推奨されている．少量の内服で，強い抗リウマチ作用があり，効果発現が早く，持続率が高い．副作用として，急性間質性肺炎，骨髄障害やそれに付随する感染症に注意を要する．

（4）生物学的製剤（biologics）

RAの関節に対する炎症・破壊に重要な役割をするサイトカインを選択的に抑制することを目

表8-3 日本でRAに用いられる生物学的製剤（2013年）

分類		一般名	商品名	投与経路	投与間隔・用量
サイトカインまたはその受容体を標的とする生物学的製剤 TNF	キメラ型抗TNFαモノクローナル抗体	インフリキシマブ	レミケード	点滴	0, 2, 6W, その後8W 基準 3mg/kg/回, 基準 MTX併用必須
	完全ヒト型抗TNFαモノクローナル抗体	アダリムマブ	ヒューミラ	皮下	1回/2W 40mg/回
	TNF受容体-Fc融合蛋白	エタネルセプト	エンブレル	皮下	1〜2回/週, 10〜25, 50mg/回 50mg/W以下
	完全ヒト型抗TNFαモノクローナル抗体	ゴリムマブ	シンポニー	皮下	1回/4W 50mg/回 基本
	抗ヒトTNFαモノクローナル抗体（ペグ化）	セルトリズマブペゴル	シムジア	皮下	0, 2, 4週 400mg/回 その後2W基準 200mg/回
IL-6	ヒト化抗IL-6受容体モノクローナル抗体	トシリズマブ	アクテムラ	点滴（皮下）	1/4Wごと, 8mg/kg/回, (1/2W 162mg)
T細胞を標的とする生物学的製剤	CTLA4-Fc融合蛋白	アバタセプト	オレンシア	点滴（皮下）	0, 2, 4週, その後4W 10mg/kg/回, (1/1W 125mg)

的に開発された．生物学的製剤は，"生体内に存在する物質"という意味で，標的を絞り込んでその分子のみを抑える薬剤として作製された．サイトカインの中でも，RAの病態形成過程で中心的な役割を担う腫瘍壊死因子（tumor necrotizing factor：TNF）を標的にしたTNF阻害療法が2003年に日本に導入された．現在日本では，5種類のTNF阻害薬としてインフリキシマブ，エタネルセプト，アダリムマブ，ゴリムマブ，セルトリズマブペゴル，抗IL-6受容体抗体であるトシリズマブ，T細胞の活性化を抑制するアバタセプトが承認・販売されている（表8-3）．

生物学的製剤の最大の利点は，関節破壊抑制効果にある．生物学的製剤とMTX（メトトレキサート）併用により，①寛解導入，②関節破壊進行の抑制，さらに③ADLと生命予後の改善が見込まれる．ただし，重篤な副作用として結核・肺炎や他の感染症の合併症には注意が必要である．

2）手術療法

RAが進行し，関節の変形をきたし，日常生活が不自由な場合には手術療法が行われる．代表的な手術療法として次の2つがある．

（1）滑膜切除術

炎症を起こしている関節の滑膜を取り除く手術で，主に早期に行われる．手指，肘，膝関節などが多く，軟骨や骨の侵食を防ぎ，変形を防止する．

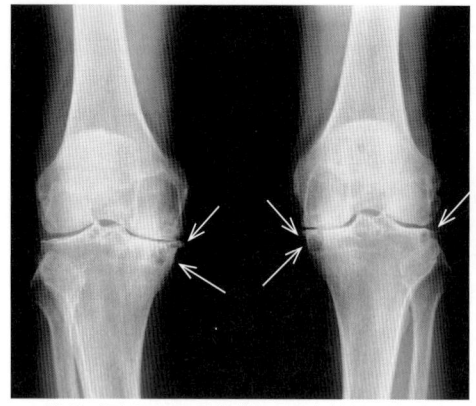

a：術前（図8-3の4年後）；両内外側関節裂隙の著しい狭小化，両脛骨の骨透亮像（geode）を認める．
b：術後

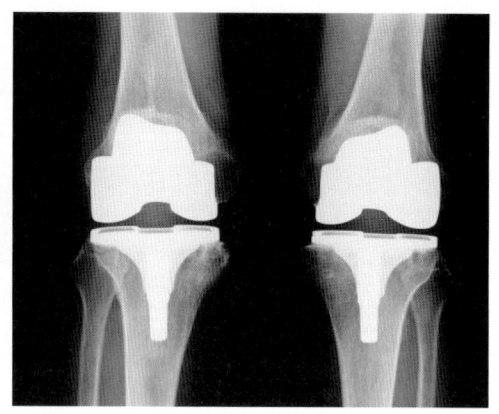

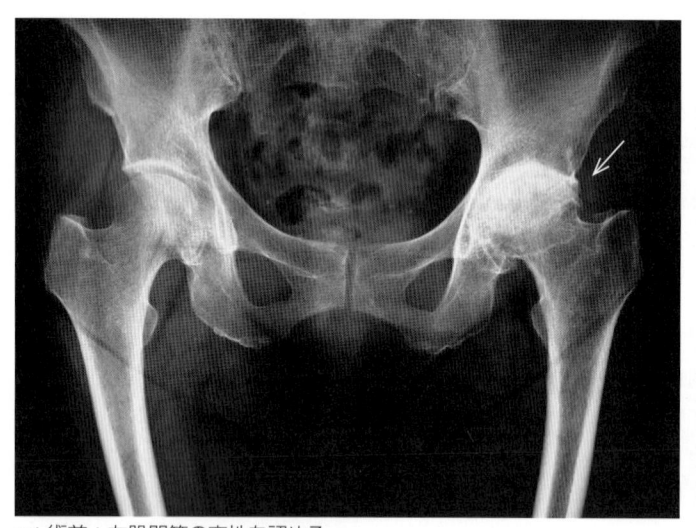

図8-4　両人工膝関節置換術（TKA）

a：術前；左股関節の変性を認める．
b：術後

図8-5　左人工股関節置換術（THA）

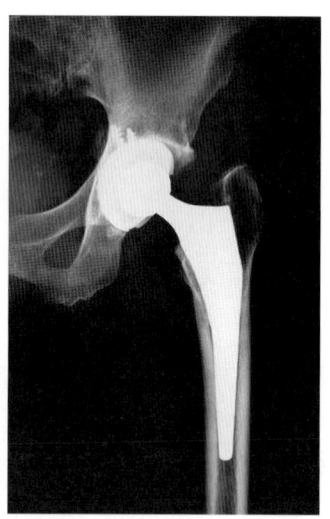

(2) 人工関節置換術

　関節破壊が進行した場合に，人工の関節に取り換える手術である．膝関節，股関節に多く行われている（図8-4, 5）．関節の痛みがとれて支持性ができ，歩行が容易になる利点がある．技術，材質ともに進歩してきたため，最近では比較的若い患者にも行うことが可能になった．肘，肩，手指，足趾などの人工関節も開発されている．

　このほか，変形のために不安定になった関節を固定する関節固定術，関節形成術，脊椎の手術なども行われる．

3）リハビリテーション

　基礎療法には，十分な睡眠とバランスのよい食事，心身の安静と適切な運動などがあげられる．さらにリハビリテーションも関節の拘縮を予防し，筋肉がやせるのを防ぐために必要である．

予　後

　早期診断およびMTXと生物学的製剤使用により，関節の破壊が抑制され，近年RAの手術は減少傾向にある．以前は，日常生活面からみると，発症10年で，5％が臥床患者，80％が何らかの障害を有し，15％が健常人同様の生活を営んでいるといわれてきた．しかし，最近の治療法の急速な進歩により，この比率は大きく改善されていくと考えられる．不治の病と考えられていた関節リウマチは，寛解を目指す時代になり，変革のときを迎えている．ただし，RAの病因はいまだ不明であり，今後の研究による解明と，より有効で安全な治療法の開発が期待される[12]．

現代鍼灸

①鍼灸治療開始時，整形外科で「関節リウマチ」の確定診断がされ，また薬物療法の併用治療が開始されているかを知ることが重要である．すでに述べたように，抗リウマチ薬，抗炎症剤，ステロイド剤や，近年生物学的製剤が使用され，関節破壊の進行を抑制することができるようになっている．このため，薬物療法なしで鎮痛を目的とした鍼灸治療は決して行わない．しかし，たとえ薬物療法を行っていても，関節の疼痛管理や易疲労また関節破壊に伴う軟部組織への負担から日常生活動作の問題が存在する場合もある．これらの問題に対し鍼灸治療を併用することは，患者のQOL向上を図る意味からも重要と考えられる．このように鍼灸治療初診時，朝の手のこわばり，指および手関節などの対称的腫脹や疼痛といった関節リウマチ様症状が疑われるときは必ず確定診断を勧め，薬物療法を開始した後に現代医学的鍼灸治療を積極的に併用するとよい．

②現代医学的鍼灸治療では，薬物療法の結果残っている関節疼痛や腫脹，また関節変形や関節破壊による機能障害の結果から出現する筋緊張や疲労の緩和が主目的となる．

1）手関節，肘関節の疼痛や腫脹に対する治療

①関節リウマチで症状が出現しやすい手関節，肘関節の疼痛がある場合，陽池，外関，養老，神門，大陵，陽渓，合谷，曲池，尺沢，少海などを用いる．特に陽池，陽渓，曲池は上肢の圧痛反応が出現しやすく，また治療ポイントとしても使用頻度が高い．ここでの鍼灸治療は，決して刺激量が強くなり過ぎないように気をつけることが重要である．鍼治療の方法は特に自発痛の強い部や，最も圧痛が確認できる経穴に対し40mm16号鍼で約10分間の置鍼を行う．特に関節周囲への刺鍼は，関節腔内への刺入を目的に行わなくてもよく，切皮から数mmの刺鍼でもその効果は確認できる．関節部以外のポイントにおいても数mmから1cmの刺入深度でよい．

②関節リウマチの症状に対しては，灸治療を積極的に行うことで患者の治療満足度が高くなる傾向がある．関節の炎症性反応（特に関節の熱感）の存在時にも，刺激量を考慮しながら行えば決して鍼灸治療は不適応ではない．また，遠位指節関節（DIP関節），近位指節関節（PIP関節），中手指節関節（MP）にも腫脹と疼痛を訴える場合は，鍼治療より，訴えがある部の関節に対し温筒灸を2・3壮施灸を行う．温筒灸以外でも半米粒大7分灸を3壮前後行うと痛みの軽減に効果がある．

2) 膝関節の疼痛や腫脹に対する治療

①関節リウマチの症状で膝関節に限局した疼痛や腫脹も決して珍しくはない．この部の症状には圧痛の反応をよく確認し，その部位への治療を行う．治療ポイントとしては内側関節裂隙部，足三里，陰陵泉，陽陵泉，内膝眼，外膝眼などの経穴を用い，40mm16号鍼で置鍼を行う．内側関節裂隙部への刺鍼は，関節腔内への刺入を行わなくとも，切皮から数mmの刺鍼でその効果は確認できる．その他の経穴においても数mmから1cmの刺入深度でよい．

②関節内水腫，熱感，滑膜肥厚などの炎症性症状が存在する場合の膝関節痛は疼痛の程度も強く患者の不安も強くなる．水腫や滑膜肥厚に対する鍼灸治療は，膝関節の炎症を抑え，関節内の水腫も抑制する．特に膝蓋骨上方にある血海，梁丘や膝窩部の委中への灸治療は，関節リウマチによる関節内水腫を抑制する．ときとして膝窩部の肥厚が確認できる場合がある．このときは膝窩部中央に位置する委中への灸治療がよい．

③炎症性反応が強く滑膜増殖をきたしているとき，あるいはステロイドの治療を併用している場合，関節の感染リスクを考慮に入れ衛生的な治療を心がけることが重要である．このため灸治療を行う場合でも，水疱などができるまで治療を行えばよいということではない．むしろ温灸や間接灸などが好ましい．特に膝関節の滑膜増殖などが存在している場合，円筒型温灸を用いて，足三里，内側関節裂隙部2カ所，血海，梁丘，委中に各2壮の施灸を行う．

伝統鍼灸

①肝，脾，腎を中心とした臓腑病であり，単純に局所治療をして良くなるものではない．
②冷えによって疼痛が誘発されるものは腎，雨天によって悪化するものは脾，ストレスや風邪によって悪化するものは肝が関わっていることを示唆する．
③これら臓腑の治療を十分に行いつつ，疼痛部位と関連する経絡上の末梢の顕著な圧痛点に対して刺激（疏通経脈）を行うことによって鎮痛効果を期待することができる．
④経筋病に対しては，手，足，膝の痛みに準じて治療を行う．

2. 結晶誘発性関節炎　crystal induced arthritis

1) 痛風　gout

概　念

①痛風では尿酸の生成または排泄異常により高尿酸血症をきたし，関節の滑膜や軟骨下骨に尿酸結晶が沈着する．結晶が関節腔内に放出されると急性の関節炎を起こす．
②成人男性に圧倒的に多く，家族内発生が多いために何らかの遺伝的素因が発症に関与すると考えられている．

診　断

①母趾（第1趾）の中足趾（MP）関節に発症するものが過半数であるが，手足の小関節にも発

症する．
②急性発作は夜間に発生することが多く，腫脹，発赤，熱感と激痛を伴う．
③検査所見では赤沈値の亢進，CRP上昇，白血球増加など炎症反応を認め，血中の尿酸値が高値を示す．
④X線像は初期のものでは変化を示さないが，進行したものでは尿酸の沈着により関節周辺の骨組織に打ち抜き像を認める．
⑤関節液を顕微鏡で観察すると，尿酸の結晶を証明することができる．

治療

整形外科

①尿酸（プリン体）を多く含む食品や，暴飲暴食を避け，生活習慣を正す指導を行う．
②高尿酸血症をコントロールするため，プロベネシド（尿酸排泄の促進）もしくはアロプリノール（尿酸生成の抑制）の投与を行う．
③急性期には炎症を抑えるため非ステロイド性消炎鎮痛剤を投与する．コルヒチンは発症早期には有効だが，副作用があり，最近はあまり用いない．ステロイド剤の関節内注射も効果がある．
④尿路結石の発生などに注意する．

現代鍼灸

①急性発作で激しい症状を伴う痛風は，薬物療法で高尿酸血症を安定させることが根本的な治療方針となる．しかしこれら薬物療法においても症状の安定が図れないときは，鍼灸治療を行うことにより疼痛が軽減する場合もある．
②この疾患の発作の大部分は足の第1中足趾節関節部の疼痛である．
③現代医学的鍼灸治療としては，大都，太白，行間といったポイントに14号鍼のような細めの鍼で浅く単刺する．特に激痛で炎症が強いときは腫脹部そのものより少し遠隔の部分に軽く置鍼する．
④それ以外の治療としては，体全体の状態を整えるためにも伝統的鍼灸治療の考え方で行う．

伝統鍼灸

①痛風は古典医書の中で別名を「白虎歴節風」「歴節風」「白虎風」ともされている．これらは四肢の激しい関節痛を示す病証であり，現代の痛風という概念よりも広く，実際には関節リウマチなども包含していた可能性が高い．
②痛風の伝統医学的な病態としては，風寒邪が経脈を阻滞させることで痛みを生ずる痺証とされているため，治療は疎風散寒に加え気血を巡らせることを目的とする．治療としては疼痛部近辺への透熱灸，体重節痛（体が重く，節々が痛む）を主治とする兪木穴および兪土穴への刺鍼あるいは施灸を行う．
③痛風の症状が母趾に多いこと，食事が原因となること，瘀血を生じること，食欲不振を引き起こすなど，足太陰脾経の経脈病もしくは脾胃の病証と捉えられる症例も多い．この場合，

健脾を目的に治療をすることも必要であり，太白，足三里，建里（けんり），胃兪への灸治療を行う．
④関節部の変形が著明で，尿量が減少している場合には，補腎と利尿を目的とした配穴（偏歴（へんれき），然谷（ねんこく）など）も加える．
⑤関節の腫脹や熱感が強い場合には，関連する経脈の滎水穴（けいすいけつ）・滎火穴（けいかけつ）への治療を加える．
⑥疼痛発作のある際には，痛み部位と関連する経脈の郄穴（げきけつ）に対する治療も加える．

2）偽痛風　pseudogout

概　念
①ピロリン酸カルシウムの関節内沈着による結晶滑膜炎であり，高齢者に多い．
②ときに急性発作を起こす場合がある．

診　断
①急性発作では関節痛が突然現れ，関節腫脹・水腫，体温上昇，赤沈値・CRPの亢進など強い関節炎症状を認める（発赤や熱感はない）．膝関節に発症することが多い．
②急性発作では関節液は混濁し，化膿性関節炎との鑑別が必要である．
③関節液にピロリン酸カルシウムの結晶を認める．
④単純X線像で，関節軟骨や半月板に石灰化を認める．

治　療

整形外科

①非ステロイド性消炎鎮痛剤の投与を行う．
②急性発作では少量のステロイド剤の関節内注射が著効する．

現代鍼灸

①膝関節に発症した場合の治療方針として，局所患部の安静，および消炎鎮痛剤やステロイド剤の関節内投与も重要となる．これに併せて鍼灸治療の併用を行ってもよい．
②膝関節の消炎鎮痛を目的とした現代医学的鍼灸治療の考え方は，おおむね「変形性膝関節症」と同様の考え方で行う．
③内側関節裂隙部や，足三里，陰陵泉，陽陵泉，内膝眼，外膝眼などの経穴を用いる．40mm18号鍼か16号鍼で置鍼を行う．また，灸治療は円筒型温灸を用いて足三里，内側関節裂隙部，血海，梁丘，委中に各2壮施灸を行う．

伝統鍼灸

①偽痛風は脾および足太陰経脈の病証である．飲食の不摂生によって，脾の陽気が障害されることによって，脾経上の気血の運行が阻害され，熱に転化して疼痛を発するにいたる．
②したがって，脾兪，章門といった兪募穴（ゆぼけつ）ならびに合穴（ごうけつ）（陰陵泉），絡穴（らくけつ）（漏谷（ろうこく））などを使って，脾の働きを調整するとともに，反対側の滎穴（けいけつ）や兪穴（ゆけつ）である大都（だいと），太白（たいはく）への刺鍼を行う．

第9章
統合医療と鍼灸

　統合医療（integrative medicine or integrated medicine）とは，現代西洋医学と補完・代替医療（complementary and alternative medicine；CAM）を組み合わせた医療である．統合医療の目的は，疾患の治療はもちろんのこと，予防や治未病（未病とは，健康と病気の中間の状態，病気の前段階をいい，未病の段階で，治療し，本格的な病気にならないようにすることを治未病という），健康増進や維持，active agingなどである．統合医療は，全人的で，しかもQOLやADLを考慮した理想的な医療を実現する（図9-1）．

1. 補完・代替医療の種類，特徴，問題点

　補完・代替医療の定義は，主流の現代西洋医学以外の医学であり，実に様々な療法が含まれる[13]（表9-1）．したがって，補完・代替医療は，信頼性の高いものから低いものまで，また体系だったものやそうでないものなど，まさに雑多なものから構成されている．

　このようなことから，補完・代替医療すべてに共通している特徴を述べることはできないが，ここでは漢方・鍼灸などの代表的なものを想定して，現代西洋医学と比較してみる（表9-2）．

　補完・代替医療は，それぞれ独自の生命観や宇宙観などを持っており，それらに基づいて体系化されている特徴をもつ．これに対し，現代西洋医学は，検証を受けた根拠をもとに，科学理論を展開していく．補完・代替医療では，包括的に病態を捉え，全人的に診断・治療し，個人個人の病態を把握することによりオーダーメイドの医療を可能にする．しかし，経験に基づくことで，主観的要素が多くなりがちである．これに対して，現代西洋医学では，病態を分析し，臓器系に焦点を当てていくことから，全体をおろそかにする傾向がある．また，現代西洋医学の手法は，統計学的解析を用いた集団医学的方法であり，きわめて客観的である．

　現代西洋医学では，根本治療を目標としているが，補完・代替医療では，QOLの向上を目的とすることが多い．

　以上のような，補完・代替医療と現代西洋医学の違いがあり，それぞれに長所短所がある．

　また，補完・代替医療には，様々な問題点も指摘されている．すなわち，

①患者は補完・代替医療の実施について医師に相談しているか（コミュニケーションギャップ）．

　一般的には，患者は，いろいろな理由で，医師に相談することは，大変少ないものと思われる．実際，われわれの調査でも，がん患者の場合，約30％しか相談していないのが実

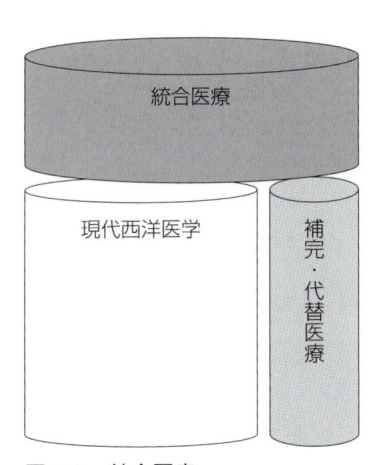

図9-1　統合医療

表9-1 補完・代替医療の種類

民族療法などの体系的医療	漢方，鍼灸，アーユルベーダ，チベット医学，ユナニ，その他各国の民族療法，ホメオパシー，自然療法，人智医学
食事・ハーブ療法	栄養補助食品（サプリメント，健康食品），絶食療法，ハーブ療法，長寿食，菜食主義，メガビタミン療法，マクロビオティック，バッチ・フラワーレメディ
心に働きかける療法	バイオフィードバック，催眠療法，瞑想療法，リラクセーション，イメージ療法，メンタルヒーリング，漸進的筋弛緩療法
体を動かして行う療法	太極拳，ヨーガ，運動療法，内気功，ダンスセラピー
動物に触れたり，植物を育てることで行う療法	アニマルセラピー（動物介在療法），イルカ療法，ホースセラピー，園芸療法
感覚や感情を通して，行う療法	アロマセラピー，芸術療法（絵画療法），ユーモアセラピー，光療法，音楽療法
物理的刺激を利用した療法	温泉療法（温浴療法），電磁療法，温熱療法，波動医学，生体共鳴
外からの力で行う療法	指圧，カイロプラクティック，整骨療法，オステオパシー，リフレクソロジー，マニピュレーション，マッサージ，ボディワーク，セラピューティックタッチ，霊気，浄霊
環境を利用した療法	森林療法（クナイプ療法），スパセラピー（温泉療法），タラソセラピー（海洋療法），地形療法
宗教的療法	クリスタル療法，信仰療法，シャーマニズム

表9-2 補完・代替医療と現代西洋医学との比較

補完・代替医療	現代西洋医学
哲学的，思想的背景に基づく	科学理論に基づく
包括的	分析的
全人的	臓器別
経験的	統計学的解析
主観的	客観的
自然治癒力を期待	原因治療を目標
切れ味は悪い	切れ味は良い
副作用弱い	副作用強い
QOLの向上を重視	根本治療を重視
テーラーメード医学	集団医学
天然品，自然の力を利用	合成品，人工的エネルギーを利用
複合成分	単一成分

状である[14]．

②医師は補完・代替医療に関する知識はあるか（教育）．

　多くの医師は，補完・代替医療についての知識はあまり持っていないのが現状であろう．しかし，最近では，学部学生に対する東洋医学の講義は，全医学部で行われており，補完・代替医療についても，卒前教育されるところが増えてきている．

③医師は補完・代替医療の効果について，信頼をおいているか．

　漢方や鍼灸については，医師は効果の信頼性をおいているが，その他の補完・代替医療については，必ずしも高くない．

④科学的根拠はあるか.

　西洋医学に比べれば，科学的根拠が確立しているとは言い難い．それでも，漢方，鍼灸，一部のサプリメント，温泉療法などについては，比較的科学的データがそろっている方である．しかし，その他の補完・代替医療については，まだまだといったところであろう．

⑤情報は正しく伝わっているか.

　現在，少数であるが，補完・代替医療に関するデータベースの構築が行われている．なかでもサプリメントについては，たとえば，国立健康栄養研究所のデータベースがよく知られている．

⑥補完・代替医療施術者の資格，認定.

　補完・代替医療を実践することのできる資格としては，医師を除いては，鍼師，灸師，あんま指圧マッサージ師だけであり，たとえば，臨床心理士，アロマセラピスト，音楽療法士などは民間資格である．

⑦補完・代替医療施術施設の認定.

　補完・代替医療を施術する施設も，医療機関や鍼灸，マッサージの施術所を除けば，まったく基準などはなく，いわば野放し状態といってもよい．

　以上のように，補完・代替医療には多くの問題点が指摘されており，補完・代替医療の実施においては，これらを解決していく必要がある．

2. 統合医療の現状

　最近，医療機関，介護施設，自治体などが，西洋医学と補完・代替医療を組み合わせた統合医療を実践してきている．それらの目的は，疾患の予防，治療，治未病，健康増進などである．どんな統合医療であれ，心身一如という考えの下に，精神と肉体の健康を意識したもので，自己治癒力の強化，全人的医療，生活の質（QOL）の向上，オーダーメイドの医療を目指している点では共通している．

　現在，わが国で実践されている統合医療には，様々な形態，目的があり，生活習慣病，メタボリック症候群の予防を目指した統合医療，がんの予防や治療あるいは緩和医療を目的とした統合医療，抗加齢（アンチエイジング）や認知症の予防・治療，ストレス軽減を目的とした統合医療などが，実施されている．これらを実施するために，一般の診療所や病院内で，さらに院外の施設（鍼灸やマッサージ治療院，アロマセラピー，カイロプラクティックなどの施術所）と提携して，またホスピスや老健施設などで，あるいはツアーリングで行うなど，様々な形態をとっている．

3. 次世代型統合医療

　われわれは，現行の統合医療にあき足らず，次世代をみすえた統合医療を提唱してきた．次世代型統合医療では，現行の統合医療に，さらに"スピリチュアリティの向上"とそれを図るための実践の場としての"環境"の2つのキーワードが目標となる．

第9章　統合医療と鍼灸

すなわち，現行の統合医療は，スピリチュアリティの面まで考慮されているとは言い難い．肉体的，精神的，社会的に良好な状態を保つだけでは，今後の健康増進の目標としては，不完全であり，スピリチュアリティを良好状態にすることが必要不可欠であると考えられる（**表9-3，図9-2**）．さらに，このような肉体的，精神的，さらにスピリチュアルに良好な状態を強化する環境，いいかえれば「癒しの空間」といったようなものを構築することも次世代型統合医療の大きな要素となる．

このようなことから，次世代型統合医療は，

① 身体的，精神的健康だけでなく，スピリチュアリティの面に関する健康の維持，改善，
② 身体的，精神的健康だけでなく，スピリチュアルな健康の増進や維持・改善に積極的に寄与する環境のデザインと構築，を包含することになる．

健康を保ち，あるいは増進を図り，しかも環境にやさしい空間（eco-health space）を模索していくことが重要なのである．

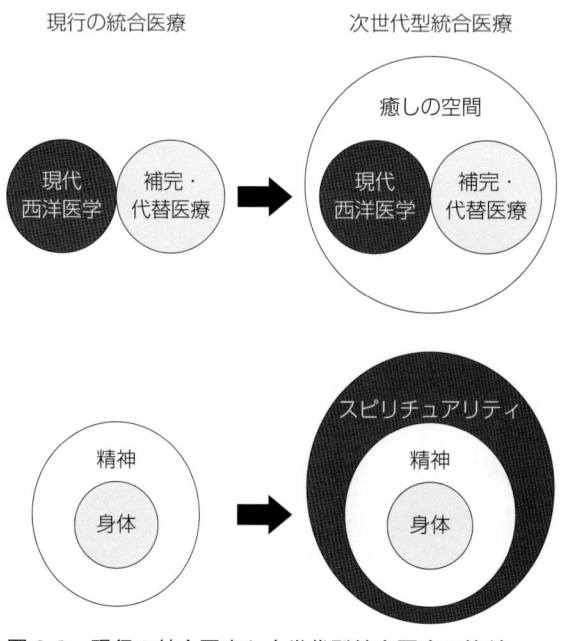

表9-3　現行の統合医療と次世代型統合医療の比較

	現行の統合医療	次世代型統合医療
手法	西洋医学と補完・代替医療の組み合わせ	西洋医学と補完・代替医療の組み合わせ
目的	疾患の予防，治療，健康増進，治未病	疾患の予防，治療，健康増進，治未病，健康維持，生きがい感を増す，疾患の予知，active aging
介入の対象	身体的・精神的健康	身体的・精神的健康，スピリチュアリティの向上
癒し空間としての環境の重要性	小さい	必要不可欠

図9-2　現行の統合医療と次世代型統合医療の比較

1) スピリチュアリティとは

　最近，スピリチュアリティ（spirituality）という言葉が盛んに用いられてくるようになった．その理由の一つに，WHOの健康の定義としてスピリチュアリティという言葉を導入しようとしたことがあげられる．もう一つは，最近の社会構造あるいは社会情勢の変化が深く関連している．すなわち，①多忙な生活環境で自分を振り返る時間がないこと，②経済原理が優先して心，精神，魂への関心が欠けていること，③仕事中心の社会で結果中心主義，プロセスにおける喜びが欠けていること，④家族の崩壊によって，基本的人間関係の崩壊，親密な関係がないことなどがあげられている．

　スピリチュアリティの概念は，われわれにとって，きわめてわかりにくい概念である．一般に，スピリチュアリティには，「人生の意味の探求」や「納得の行く死」といった実存的な意味と，「絶対的なもの（たとえば，神）の存在」といった宗教的な意味の2つがあると考えられる．

　スピリチュアリティは，身体，精神以外のものと考えられ，それぞれの間に，図9-3に示すように相互関係が存在しているのである．身体と精神の区別は容易である．一方，精神とスピリチュアリティの違いについては少しわかりにくい．私個人の考えではあるが，医療における「精神」は，うつや躁，不安感，恐怖感，嬉しい，悲しい，苦しい，楽しい，イライラ感，怒りなどの原始的な感情を表すものである．一方，「スピリチュアリティ」は，それよりももっと上位の概念を指している．すなわち，幸福感や生きる喜び，生きる力，生への畏敬，自我の存在感，生きる意欲などである．また，自然に対する畏敬の念や，自然との共生感，自然の中での自我の存

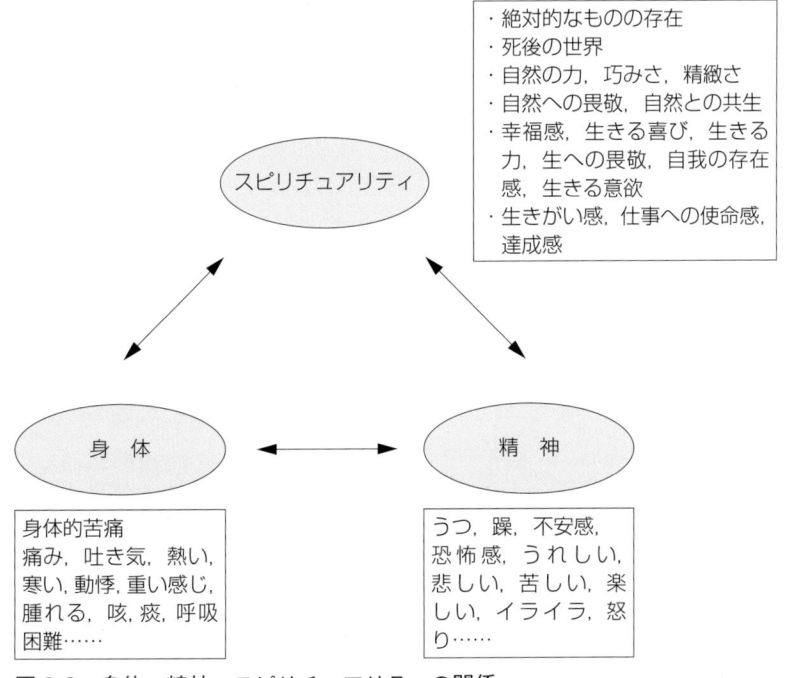

図9-3　身体，精神，スピリチュアリティの関係

第9章 統合医療と鍼灸

```
       リラクセーション ←→  QOLの向上
         (STAI)           (SF-36)
          ↑↓    ↘    ↗    ↑↓
          ↑↓     ↘  ↗     ↑↓
       疲労回復 ←→ スピリチュアリティの向上 ←→ 感情の改善
        (CSF)                              (POMS)
          ↑↓     ↗  ↘     ↑↓
          ↑↓    ↗    ↘    ↑↓
     サーカディアンリズム ←→ 免疫能の増強
        の改善              (NK活性)
      (アクティグラフィ)
```

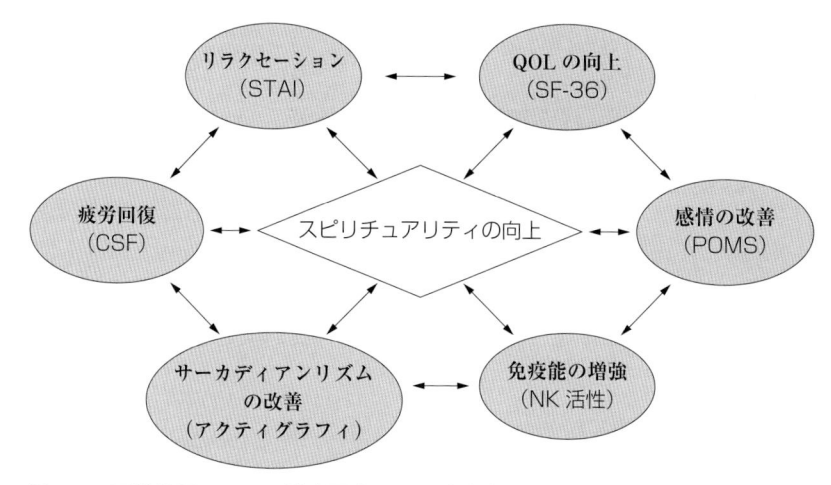

図9-4 万博公園における統合医療による癌患者のスピリチュアルケアの要約

在などがさらに上位の概念として続く．これは，自然の力の大きさ（偉大さ）や巧みさ，精緻さに対する畏敬の念にもつながってくる．さらに，宗教的な意味合いを持つものとして，「納得のゆく死」あるいは「死後の世界」，「死生観」，さらに，「魂の存在」，「絶対的なものの存在」，すなわち「神の存在」などが含まれることになる．

このように，スピリチュアリティという言葉の中には様々な意味合いが含まれており，また，それを使う場によっても異なってくる．

2）次世代型統合医療の試み

われわれは最近，次世代型統合医療のモデルとして，いくつか実践してきた．その例として，一つは寺院を利用した統合医療の試みであり，もう一つは，緑地公園（大阪万博記念公園）を利用した統合医療の試みがある．後者において，癌患者に対して，緑地公園という環境を利用して，スピリチュアルケアを行った結果，全般として免疫能の増強，ストレス軽減，サーカディアンリズムや睡眠状態の改善，森林療法や園芸療法を通じてのスピリチュアリティの向上などがみられるなど一定の効果を得ることができた（図9-4）．

4. 鍼治療を含めた統合医療による認知症予防

京都府北部に在住の住民を対象に，軽度認知障害（MCI）あるいはその疑いのある者に対して，生活習慣の改善と鍼灸治療を行い，認知症の予防を図ることができるか検討した．

被験者をAおよびBの2つの群に無作為に分けた．A群では，生活習慣の改善指導および鍼灸による介入を3カ月間行った．B群では，生活習慣の改善指導のみを同期間行った．A群は，11名，B群は，10名であった．鍼治療の頻度は1週間に1回とし，施術を行わない日は，経皮的ツボ電気刺激（TEAS）を自宅で行ってもらった．生活習慣の改善として，①ウォーキング（1日5,000歩の連続歩行を目標），②日記（食事日記，運動日記，仕事日記，その他），③脳力トレー

ニング（1日1課題）を行ってもらった．
　その結果，鍼治療群と非鍼治療群の両者を合わせた全体の介入前後の効果をみたところ，mini-mental status examination（MMSE）で有意な上昇がみられ，また，Wechsler Memory Scale（WMS-R）で一般的記憶と遅延再生で有意な上昇がみられた．このことは，これらの介入が認知機能を高めること示すものであり，認知症の予防として十分な効果が得られるものと大いに期待できた．さらに，アクティグラフによる客観的な睡眠障害の評価においても，介入により，睡眠時間の増加，睡眠効率の上昇がみられた．
　鍼治療群と生活習慣改善だけの非鍼治療群とに分けて解析すると，MMSEでは，鍼治療群で有意差は認められたが，非鍼治療群では有意な上昇がみられなかったことから，やはり鍼治療を加える方がよいように思われる．しかしながら，より厳密な解析法である分散分析を行うと，有意差は認められなかった．同様なことは，WMS-Rの遅延再生についてもいえる．しかしながら，アクティグラフによる解析項目では，鍼治療群と非鍼治療群に差は認められなかった．
　以上より，認知症の予防には，生活習慣改善だけでも有効であるが，さらに鍼治療を加えることにより，より有効性が増すのではないかと期待された．

統合医療における鍼灸医学

　わが国における統合医療を考えると，多くは，西洋医学に漢方，鍼灸を組み合わせたものが多い．診療所や病院に統合医療センターを附設しているものの中には，鍼灸だけのものも結構ある．もちろん，この場合，診療所や病院では，西洋医学，漢方などの診療を行っていることはいうまでもない．われわれも，明治国際医療大学附属統合医療センターを2010年11月に設立し，鍼灸を含めた統合医療を行っている．ここでは，今まで述べてきたような現行型および次世代型統合医療を行うことを目的としている．
　当センターでは，診療所と鍼灸・マッサージの治療所を併設している．診療所では，一般診療（内科，心療内科，精神科）と漢方診療を保険診療で行っている．その他，温泉療法，心理カウンセリングなども行っている．一方，治療所では，鍼灸，マッサージ，アロマセラピーなどを行っている．
　当センターの場合，患者はまず診療所で医師が診察し，必要であれば，治療所の鍼灸師，マッサージ師と協議のうえ，治療計画を立てて，施術を行う．そのことにより，一人ひとりの患者にあったオーダーメイドの統合医療を行うことができる．すなわち，現行型の統合医療を行っているのである．来所患者の特徴としては，鍼灸，マッサージ，アロマセラピーがあるためもあり，運動器疾患が予想以上に多い．なかでも，肩こり，腰痛，坐骨神経痛，変形性関節症，その他の関節疾患，腱鞘炎，神経痛などで，整形外科的治療に反応しにくい疾患や症状などが多い．
　このような現行型統合医療に加えて，一般市民を対象とした次世代型統合医療のプログラムも実施している．現在では，認知症予防プログラムを行っているところである．
　このように当センターでは，現行型および次世代型統合医療を様々な形で，一般市民，患者に提供しているのである．

おわりに

　統合医療は，現代西洋医学と補完・代替医療を組み合わせることにより，それぞれの欠点を補うことのできる理想的な医療である．統合医療により，様々な疾患の治療，予防，治未病，健康増進，active aging などを図ることができる．

　わが国では，漢方や鍼灸などのいわゆる東洋医学が特異な位置を占めている．特に運動器疾患の統合医療では，鍼灸をうまく組み込むことが肝要である．

付 章
鍼灸の基礎知識

1. 毫鍼の名称と鍼管

　長く尖っている極めて細い毛のことを毫という．鍼療法に用いる用具で最も使われているのは医療に用いる毫鍼（ごうしん）（fillform acupuncture needle）である（図付-1）．単に鍼ということが多い．注射針は管状だが，鍼はそうではなく，鍼体径は 0.20mm（20号鍼と呼ぶ）が頻用される．無痛で皮下に刺入するようテクニックが要求される．刺痛を少なくすることから，鍼先は松葉のような形状がよい．毫鍼は号数が大きくなるに従って直径は太くなる．注射針は逆で，号数が大きくなると細くなる．

　鍼管は江戸時代に杉山和一により創案され，今でも広く利用されている．その鍼管は穿皮痛を少なくするためのものであり，鍼の長さより約3mm短くできている．

　鍼を鍼柄のほうから鍼管内に入れて，経穴の皮膚上に密着させて，指頭で軽く，2，3回鍼柄を叩打し，無痛で刺入する．

　鍼体の材質は一般にステンレス鋼線であり丈夫である．鍼柄の材質は金属製のものと，合成樹脂（プラスチック）のものとがある．ディスポーザブルの場合，鍼管（1本）付きの毫鍼（1本）で個別包装になっている（酸化エチレンガス滅菌済）．

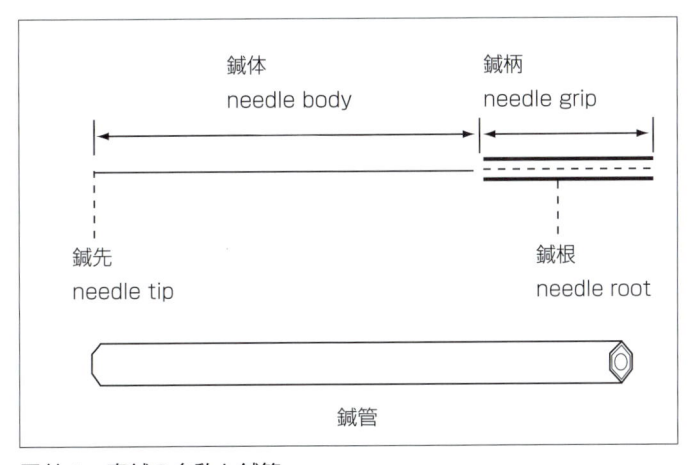

図付-1　毫鍼の名称と鍼管

毫鍼の鍼体長と鍼体径

　鍼の長さ（鍼体長）においては，1寸3分（旧呼称）は40mm鍼という．1寸であれば30mm鍼である．毫鍼の鍼柄の長さを除いた鍼体の長さをメートル法で表示される．鍼の太さ（鍼体径）は，たとえば直径が0.20mmならば20号鍼と呼称している（表付-1，2）．呼称から直径が容易に分かる（全日本鍼灸学会は1986年4月1日から新規格表示を実施している）．

表付-1　多用される毫鍼の長さと新しい名称

新名称	長さ（mm）	旧名称
30mm鍼	30.0	1寸
40mm鍼	40.0	1寸3分
50mm鍼	50.0	1寸6分

表付-2　多用される毫鍼の太さと新しい名称

新名称	直径（mm）	旧名称
16号鍼	0.16	1番鍼
18号鍼	0.18	2番鍼
20号鍼	0.20	3番鍼

厳重に施行される消毒

　1治療点に1本の鍼を使い切る．同一患者で1本の鍼を数カ所の治療点に刺鍼しない．

①毫鍼と金属製のシャーレ，ピンセットの滅菌

　これはオートクレーブ（高圧蒸気滅菌器）を適正に使用して滅菌する．ディスポーザブル鍼を使用する場合は，すでにガス滅菌されているので，ただちに治療に使用できる．

②施術部位

　刺鍼をしようとする部位の消毒は，消毒用エタノール（70％）を使用し，アルコール綿花にてこれを浸して刺鍼の前後に行う．消毒は刺鍼点を中心に広く清拭する．

③手指

　施術者の手指は流水でよく洗浄したのち，擦式手指消毒剤（速乾性擦込式エタノールローション）を用いて消毒する．手指グローブや指サックの使用は患者と術者を保護する．施術者の手指に傷があるときは，必ずグローブを装着する．

④鍼用具の廃棄

　使用済みの鍼は廃棄容器に捨てる．特に血液が付着した鍼や綿花などは専用の廃棄容器に廃棄する．処理は廃棄物処理業者に委託する．

　以上は医療従事者として厳重に順守すべき事項である．

2. 刺鍼法

　毫鍼の刺入法には，撚鍼法（中国伝来の技法）および，わが国で考案された管鍼法がある．撚鍼法は鍼柄を持って刺鍼する．相当の訓練がいる．別に鍼管を使って刺鍼する管鍼法は切皮時の痛みを軽減できて重宝である．杉山和一（1610-1694）創案の管鍼法は切皮が無痛で行えるので，わが国から世界へ広く普及した方法である．

　おろそかにできないのが，刺鍼の前後に行う前揉法と後揉法である．前揉法は刺鍼部を刺鍼直前に指頭で圧迫，揉むことである．後揉法は抜鍼後，アルコール綿花で消毒と同時に圧迫することである．注射針と同じである．

　無痛で刺鍼することに集中する．患者が少しの痛みを感じてもいけない．もし，痛みがあるときは再度，刺鍼することである．自分の下肢に刺鍼すれば自ずと技術が上達する．

3. 鍼灸治療の方法と手技

　現在，よく使用されている鍼灸療法の種類と手技を解説する（図付-2）．

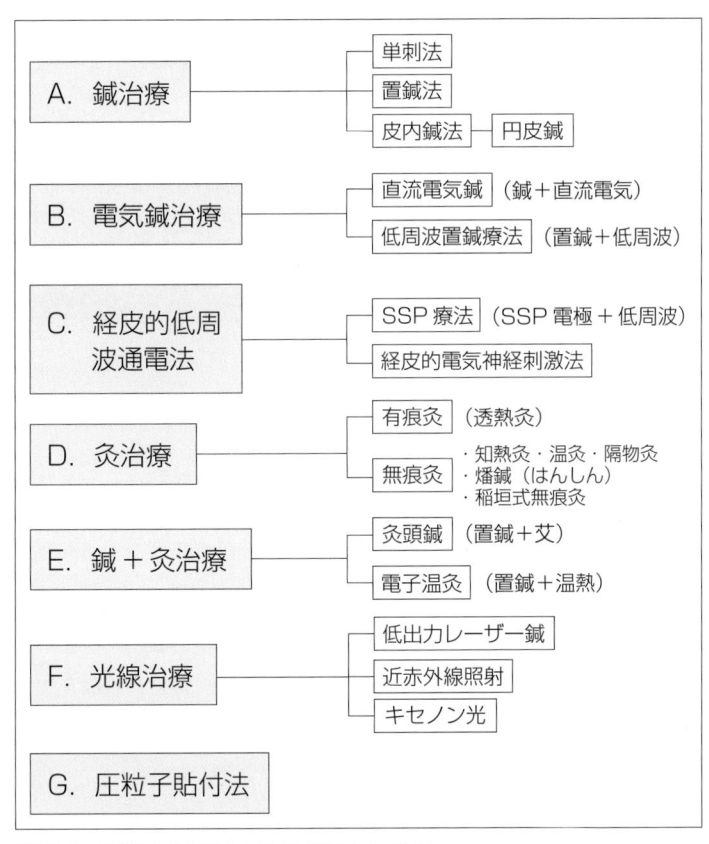

```
A. 鍼治療 ─┬─ 単刺法
          ├─ 置鍼法
          └─ 皮内鍼法 ─ 円皮鍼

B. 電気鍼治療 ─┬─ 直流電気鍼（鍼＋直流電気）
              └─ 低周波置鍼療法（置鍼＋低周波）

C. 経皮的低周波通電法 ─┬─ SSP療法（SSP電極＋低周波）
                      └─ 経皮的電気神経刺激法

D. 灸治療 ─┬─ 有痕灸（透熱灸）
          └─ 無痕灸 ・知熱灸・温灸・隔物灸
                    ・燔鍼（はんしん）
                    ・稲垣式無痕灸

E. 鍼＋灸治療 ─┬─ 灸頭鍼（置鍼＋艾）
              └─ 電子温灸（置鍼＋温熱）

F. 光線治療 ─┬─ 低出力レーザー鍼
            ├─ 近赤外線照射
            └─ キセノン光

G. 圧粒子貼付法
```

図付-2　刺激の種類による現代鍼灸の分類

1）鍼治療法

（1）基本的な手技の単刺法（simple insertion technique）

1本の鍼で経穴に刺鍼し，抜鍼する方法である（図付-3）．置鍼法とともによく使われる手技である．鍼の深さは垂直の場合10mmまでが安全である．刺入時に鍼管（鍼の長さより約3mm短い管）を用いて切皮を行う方法と，鍼管を使わないで切皮，刺入する方法がある．

刺入後は組織の硬さや反応（患者が訴える鍼のひびきなど）をみながら徐々に鍼を進め，通常，雀啄術（じゃくたくじゅつ）（雀がついばむようにすること）もしくは一定の深さのところで左右に半回転すると強い鍼のひびきが得られる．氣を得たら，抜鍼はゆっくりと行う．

（2）安定した効果の置鍼法（leaving needle technique）

鍼を体内に刺入し，そのまま留置させておく方法を置鍼法という（図付-4）．これは単一な刺激を与えることができる．適応として衰弱している患者，刺激に過敏な患者に適している．苦痛を与えず，じわじわと効いてくる．刺鍼により鎮痛，筋弛緩，自律神経系の安定した効果が得られる．置鍼する時間は10～30分間が普通で，たとえば浅刺なら同時に10～20本刺鍼してもよい．置鍼をした20～30cm上方から遠赤外線（熱刺激）を照射することもできる．末梢循環が促進されて鍼の効果を上げることができることを臨床試験で確認している．

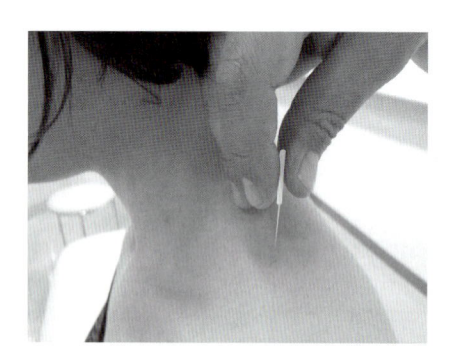

図付-3　単刺法

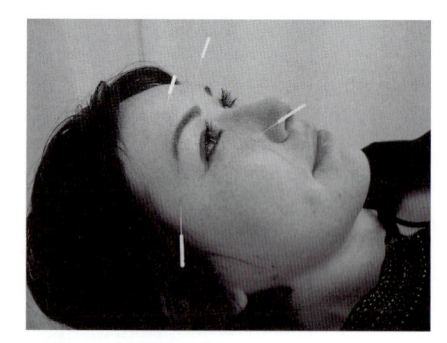

図付-4　置鍼法

爽快な鍼響（鍼のひびき）

鍼を身体に刺入して慎重に鍼を進めると，ある深さのところで，鍼を受けた側に鍼のひびき（鍼響，鍼感）感覚を得ることがある．ときには，それがある決まった方向に刺鍼部から離れたところで出現することもある．単なる痛みではない．特有の快感覚である．このような感覚を「鍼のひびき」または「鍼響」（しんきょう）という．鍼響を増強させるには回旋，雀啄や振顫を加える方法がある．臨床的には鍼響を得た場合，治療効果がよいとされている．

古典医書の記載にあるような経絡（経脈）にそって鍼のひびきが出現することを，または皮膚の色が異常（皮疹など）になったりすることを経絡現象といっている．

2) 電気鍼治療

(1) 速効的な直流電気鍼 (direct current electro stimulation)

単刺法の際に行うもので，特別な鍼管（ER 鍼）が使われる．ノイロメータという装置の不関電極（⊕極）を患者に持たせ，人体を電気回路にする．標準の通電量は 200 マイクロ・アンペアで 7 秒間通電する．鍼には⊖極が通電される．痛みやこりの局所治療には直流電気鍼が速効的に効く．中谷義雄（1923-1978）は良導絡理論を提唱したが，良導絡自律神経調整の方法のなかで，1952 年から直流電気鍼が特徴的に多用される（図付-5）．

(2) ハリ麻酔からヒントを得た低周波置鍼療法 (low frequency electrical acupuncture treatment；LFEA, electro low frequency treatment method)

これはハリ麻酔の治療への応用で，まず置鍼を平均 8 部位行い，それぞれにコードを接続し，低周波（双極性棘波）を通電する方法である（図付-6）．通常 10 〜 20 分間通電する．慢性疾患の治療によく用いられる．諸外国で acupuncture といえば，低周波置鍼法が普通であり，それほど普及している．入門者には単刺法より効果が期待できる．兵頭正義（1926-1994）が開発し，1974 年，著書[15]にまとめ，新しい鍼療法として世に問うている．

3) 経皮的低周波通電法

(1) 患者にソフトな SSP 療法 (silver spike point therapy)

鍼を用いないが，経穴上に小さな表面電極を置き低周波を通電する方法である．三角錐型をした金属製の SSP 電極を用いる（図付-7）．適応症は鍼灸と同様であり，鍼治療に近い効果が得られる．鍼を怖がる患者に最適である．兵頭正義が開発した．

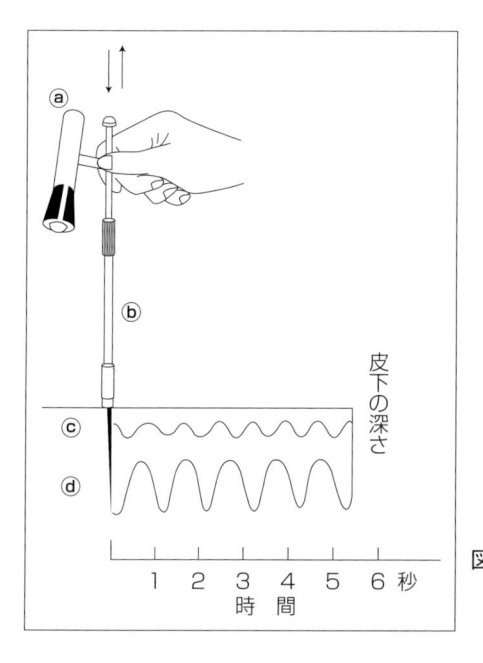

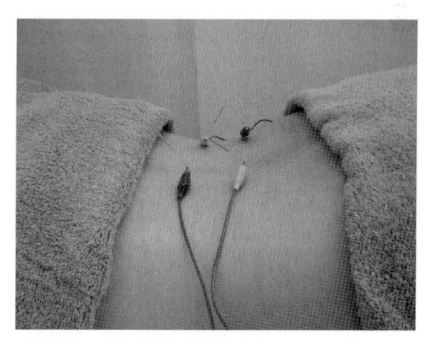

図付-6 低周波置鍼療法

図付-5 特別な鍼管を使った直流電気鍼
ⓐノイロメータの測定導子 ⓑ鍼管 ⓒ上下に小さい雀啄 ⓓ大きい雀啄

付　章　鍼灸の基礎知識

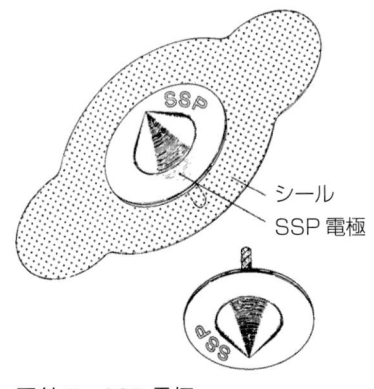

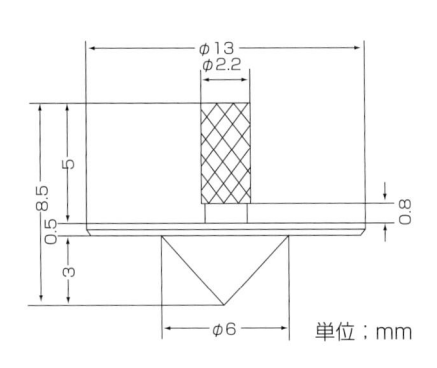

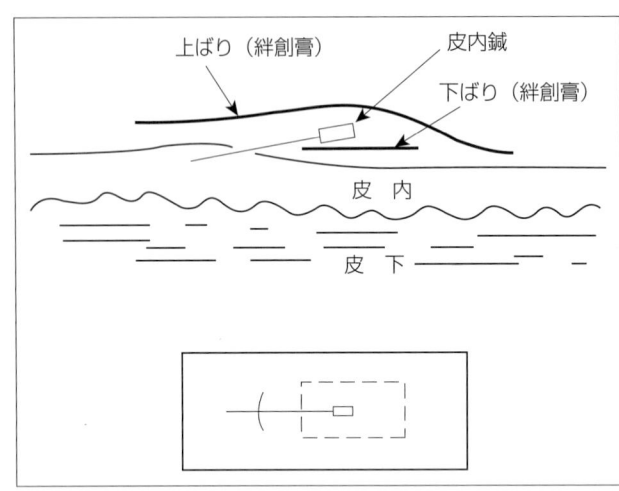

図付-7　SSP 電極

図付-9　円皮鍼

図付-8　皮内鍼法

（2）経皮的電気神経刺激法（TENS）

　伝導性ゴム電極を体表面にあて低周波通電する治療法で，欧米で普及しているのが，経皮的電気神経刺激法（transcutaneous electrical nerve stimulation；TENS）である．

（3）数日間留置できる皮内鍼法（embedded acupuncture needle, subcutaneous acupuncture needle, intradermal needle）

　長さ5〜8mmの短い鍼を皮内にわずか2, 3mm水平に刺入する．皮下組織や筋肉に刺入しない．皮内鍼の鍼柄は体内に進まないように板状や円形状になっている．皮内鍼の鍼柄と皮膚の間に小さい絆創膏を挟む．その上に皮内鍼全体を覆う大きい絆創膏（かぶれが少ないもの）を貼付する．鍼の違和感もなく，持続して刺激を与えられる．チクチクすれば再刺鍼する．皮内に数日間，固定する（図付-8）．同法は補法の効果がある．赤羽幸兵衛（1885-1983）が開発した．

（4）簡単に刺鍼できる円皮鍼（press acupuncture needle, tack acupuncture needle）

　材質は鋼線であるが画鋲のような形状で垂直に刺入される．円皮鍼（えんぴしん）の刺入には専用のピンセットを用いる．刺入後に円形の絆創膏で皮膚上に固定する．たとえば3〜4日間の持続的刺激を与

えられる．毎日，貼り替えてもいい（図付-9）．樹脂で固定された円皮鍼の上に絆創膏が付いている便利なものもある（個別包装され開封まで無菌維持）．極めて簡単に刺鍼できる．競技前のスポーツ競技者に円皮鍼を施術しておくと筋痛，筋疲労に効果がある．同法は瀉法の効果がある．

4）灸治療

灸治療に使う，もぐさ（艾）はヨモギ（蓬）の葉から製作される．皮膚を介して適度の温熱刺激を生体に与えられるため，古来より疾病の治療に用いられた．灸治療の代表的なものをあげる．

治療点を的確にする骨度法

①骨度法

東洋医学では身体上の部位をあらわすのに，合理的な物差しを利用している．たとえば，両乳頭間－8寸，前髪際から後髪際－1尺2寸，胸骨上端から下端－9寸，胸骨下端から臍－8寸，臍から恥骨上線－5寸，前腕－1尺2寸，全長－75等分．

このような方法を骨度法と称する．つまり，この寸は「くじら」や「かね」の尺寸ではなくて，個人に応じた身体の分割度なのである．

②同身寸

この簡便法として同身寸が用いられる．中指と母指で輪をつくり，中指の第1節と第2節の間，あるいは母指の第1関節の幅を1寸とする．また，示指，中指，薬指，小指を揃えた4指幅を3寸とする．示指，中指，薬指の3指幅を2寸とする（図付-10）．

しかし，どんなに尺度法で正確に取穴しても生理的あるいは機能的な意味での本当の経穴に必ずしも一致するものではない．したがって，だいたいの基準で目安をつけたら，術者の指の感覚と患者の訴えを参考にして治療点を定めるのである．

便法として皮膚通電のよく流れる点を，ノイロメータ電流計で探索して治療点とすることも臨床上行われる．動物実験では経穴の同定に利用されている．

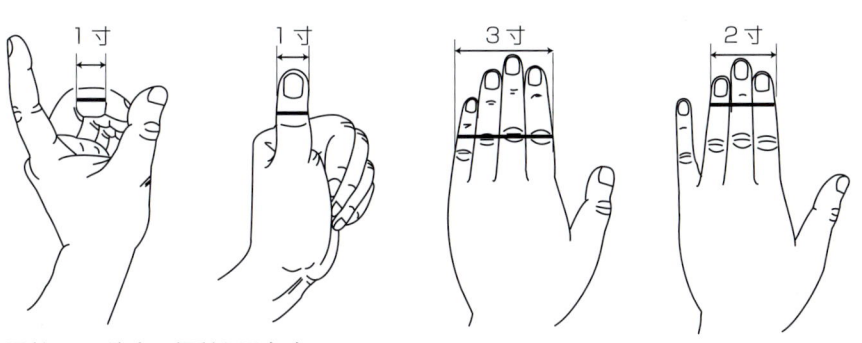

図付-10　臨床に便利な同身寸

（1）有痕灸（透熱灸 scarring moxibustion）

艾を米粒大，半米粒大（米粒大の半分くらいの大きさ）にひねり，円錐形にする．治療点に付けて点火する．施灸の痕はしばらく残る場合がある．

（2）無痕灸（indirect moxibustion）

知熱灸は艾に点火するが熱感を与えたところで消す．また，皮膚と艾の間に生姜，ニンニク，味噌，塩などを挟んで温熱を与える隔物灸がある．熱傷にならず瘢痕を残さないで快感である．他に温筒灸，艾条灸（棒灸）などがある．

（3）温筒灸（warming cylinders）

紙製の筒（例：内径 8mm，高さ 12mm）の中に温灸用艾を入れる．有痕灸に用いる上質艾はかえってよくない．皮膚面と艾との間に空間をつくる．点火して間接的に輻射熱を与える．灸痕を残さず，手間もかからない．

5）光線治療

経穴刺激治療というのは，なにも伝統的技術に限定されるべきものではない．

最近の動向として光線治療の開発の進歩により，臨床の場に出現してきたことは，時代の要請であろう．鎖骨上窩に位置する欠盆穴などは経穴として存在するものの，施鍼や施灸は高い技術が必要なために，臨床応用されなかった．光線治療の登場は抗凝固剤内服中の症例に対しても，そのハードルを超える可能性を示唆しているようである．

（1）光刺激の低出力レーザー鍼

低出力レベルレーザー治療（low level laser therapy；LLLT）は，非温熱性かつ非侵襲的治療法である．低出力レーザーは，極めて弱いレーザー光（1〜100mW）を皮膚の表面から，疼痛局所，経穴に対し照射する．

（2）直線偏光型近赤外線照射（近赤外線照射）

近赤外線照射は，光の中で最も生体深達性の高い波長帯の近赤外線（600〜1,600nm）を高出力（10W）でスポット状に照射できる光線治療としている．この照射装置は皮下約 5cm の深達性を有しているため高度な技術が要求される星状神経節ブロックの代替として，星状神経節近傍への照射の臨床報告がある．

（3）キセノン光

キセノンとは希ガス元素の一つで，元素記号は Xe である．大気中にも微量に存在している気体で，発光させると白色の光を放つ性質がある．キセノンガスを使った光源は写真撮影のストロボに応用されたり，映写機の光源に使われている．キセノン光の発する近赤外線光は，生体を透過しやすい波長帯と近似している．これにより，皮膚表面を透過した光で，生体の深部を加温できる治療器である．

6）圧粒子貼付法

小粒でも効く圧粒子貼付法（acu patch, AcuTappet アキュタペット）．鍼ではないが物理的刺激のうち最も簡単で，仁丹粒ぐらいの小さな金属粒子を肌色絆創膏で経穴上に貼る方法である

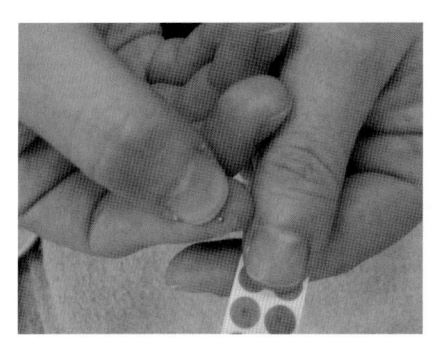

図付-11 圧粒子貼付法

（図付-11）．通常，3，4日間（効果のピーク）貼付する．痒くなれば除去する．痛みやこりに対しては，その極点に貼るだけで予想以上に有効である．中国では王不留行（おうふるぎょう）という植物の種子を絆創膏で貼付している．耳鍼穴を刺激するのに向いている．

7）SSP療法

（1）SSP療法の三大特徴

SSP療法はsilver spike pointの略である．特徴としては，第1に特有なSSP電極を用いること，第2に東洋医学の経穴に置き，第3に従来なかった特別な波形（双方向性指数関数波）の低周波通電を行う．種々の疼痛疾患のみならず，昨今，ストレスの緩和やリハビリテーション分野にも広く用いられている療法である．

（2）SSP電極の形状

電極は通電をよくするために銀メッキで被膜された逆三角の円錐形を呈している．直径13mmで，先端は90°の鋭角である．SSP電極（8部位前後）をアルコール綿で皮膚を拭った後に経穴に置き，シールまたは吸引装置で固定する．これが経穴に圧迫効果を及ぼすことによって，鍼を刺入した場合に近い刺激効果が得られる．

（3）TENSとSSP療法との違い

ハリ麻酔から由来したSSP療法とはまったく別に，欧米では現在，経皮的電気神経刺激法（TENS）が，新しい鎮痛法として普及している．TENSとSSPの両者は，「体表面を低周波電気で刺激することによって，薬物などでは期待できない鎮痛効果を得る」という点では同じである．しかし，TENSとSSP療法との違いとして，次の点があげられる．

① 開発の由来が異なる：SSPはあくまでハリ麻酔という実践を通して生まれ，TENSはgate control theoryからの理論の産物として生まれた．
② 治療点が異なる：SSPは経穴を指向し，TENSは単に疼痛局所に，あるいは神経支配に基づいて治療点をとる．
③ 電極の形状が異なる：SSP療法による治療効果は，特殊な形状をしたSSP電極と装置にある．TENSは伝導性のゴム平板電極である．
④ 通電方法が異なる：ハリ麻酔に由来したSSP療法は低頻度の低周波を主体的に用いる．TENSは中ないし高頻度の低周波を用いる．

(4) SSP療法の利点

SSP療法の利点について，まとめてみると次のようになる．

恐怖，不安などを患者に抱かせると，痛みは増幅される．痛覚閾値も低下する．こんな状態で治療を行っても良い結果は得にくい．SSP療法は，この面からも患者に安心感を与える治療法である．快適な20分間の治療で眠ってしまう患者もいる．

SSP療法の活用で薬物量を抑え，効果的な治療を図ることが望まれる．鍼治療と比べても，折鍼，気胸などはもちろん，肝炎などの感染の心配がないことは，SSP療法の大きな利点の一つである．この点については，特に外国人医師が注目している．

また，SSP療法は処置料の項の消炎鎮痛を目的とした理学療法として，保険点数が算定可能である．

(5) 運動器疾患におけるSSP療法

SSP療法は特に疼痛疾患，頚部痛（外傷性頚部症候群），肩こり，肩痛，腰痛（筋・筋膜性腰痛），変形性膝関節症などに有用である．

リハビリテーションを行う際，その阻害因子となる痛みや筋緊張の軽減を目的にSSP療法を施行すると効果的である．

(6) 鍼とSSPの機序

SSPのような体表面刺激の鎮痛は，浅部とはいえ，体内に刺した鍼による鎮痛と作用機序が同じなのかどうか疑問が生ずる．SSPの場合は，しかし，体表面といっても，かなりの圧迫効果が加わる．この圧迫は，鍼と同じような効果を生体に及ぼすと考えられる．その根拠に，SSP刺激で上昇した痛覚閾値はnaloxoneの投与により，鍼とまったく同じように一過性に低下する．SSPは鍼と同じようにオピオイド・ペプチド（内因性モルヒネ様物質）を介する作用機序があることが分かる．

同じ体表面刺激であっても，TENSの場合，メカニズムは異なっている可能性がある．naloxoneによる拮抗作用は必ずしも証明されない．そうなると，TENSによる鎮痛は，純末梢性のもの，あるいはせいぜいゲート・コントロール理論（gate control theory）的なものでエンドルフィン（endorphins）などはあまり関係していないのかもしれない．エンケファリン（enkephalin）分解酵素の作用を抑制するD-フェニルアラニン（D-phenylalanine）を投与すると，痛覚閾値の上昇は，鍼の場合もSSPの場合も助長されるが，TENSの場合はこの助長効果が明確ではない．

佐藤昭夫はSSP，鍼刺激の有効性を支持する考えを述べている[16]．皮膚や筋肉への様々な刺激が脳に伝えられると，無意識のうちに反射性に自律神経を介して内臓などに影響を及ぼす．このような反射を「体性―自律神経反射」と呼んでいる．この反射には刺激された部位にあまり関係なく，どの部位への刺激によってでも起こる全身性の反射と，特定部位への刺激のみが反射を誘発する刺激部位依存性の反射，つまり分節性の反射がある．このような皮膚や筋肉を刺激して体の調子を整える方法は，東洋に何千年も昔から発達してきた経験医術で，この大変古い療法が再び見直されてきている．

このほかにSSP療法によって鎮痛作用が生じるメカニズムとしては，局所血流の改善による発痛物質の除去（筋緊張の緩和，新陳代謝の促進，老廃物の除去など）などが鍼治療と同様に考

えられている.

8) 鍼治療の予期せぬ反応

鍼治療において次の事項も周知すべきことである.

(1) 漢方薬や鍼に起こる瞑眩という反応

刺激の反応として，治療後に微熱，倦怠感，下痢などの一時的症状の出現がみられることがある．その後，急速に回復することを瞑眩（めんけん・めんげん）と呼ぶ．刺激の度合が過度になったときなどに起こる．鍼治療では初めて受療した患者に起こりやすい．

(2) 肩上部に深刺すると気胸のおそれ

鍼治療によって気胸を起こした症例は，多くは肩上部（肩井穴）とその周囲，肩背部，肩甲間部の諸経穴への深い刺鍼である．浅く刺鍼して治療効果を出すのが理想である．気胸の特徴的な症状は胸痛と呼吸困難（息切れなど）である．自然気胸もあり得るので鑑別が必要である．

(3) 鍼は極細なので折鍼も起こり得る

刺鍼中に鍼体が折れて体内に迷入することを折鍼という．ステンレス製の鍼であれば，曲がることがあってもまず折鍼（broken needle）には至らない．

(4) 鍼が初めてのときは一過性脳虚血を用心

俗に脳貧血といわれ，初めて鍼を受けた患者に対して適切でない過剰な鍼刺激を施術すると，患者が気を失うことがある．顔面蒼白，全身に冷や汗，眩暈や立ちくらみ，気が遠くなったりする．

眩暈とは異なる瞑眩

刺激量が過度になった場合，強い全身反応が起こって鍼灸治療後，当日ないし翌日に全身に強い疲労感，倦怠感，眠気，ほてりを覚えることがある．衰弱している人では，発熱や下痢を起こしたり，一時症状が増悪したように思われる．これらは副作用ではなく，瞑眩（めんけん・めんげん）と呼ばれる．

また，灸あたりという用語がある．これも瞑眩の一種で，1カ所に施灸壮数が多過ぎるか，または，多数の経穴に施灸すると灸あたりが起こり得る．刺激量が適切でない．

実際の治療上，同程度の刺激を与えても人によってまったく反応がないものと，瞑眩を起こすものとがあり，初診時は区別しがたい．したがってあらかじめ全身反応が起こり得る可能性のあること，それはむしろ好ましいことであることなどを患者に言っておいた方がよい．鍼灸治療後，筋弛緩が起こり快い眠気を感じることがある．治療効果の現れである．

同じように漢方薬を内服して1,2日不快な症状が起こることがある．これらは好転反応と捉えて瞑眩という．

4. 伝統鍼灸

1）伝統鍼灸医学の身体の捉え方

　伝統鍼灸医学は，2千年前の中国で体系化され，いくつかの変遷を経ながら，6世紀には日本に伝わり，独自の継承・発展をしている．この伝統鍼灸医学は，自然界の摂理から導き出した陰陽五行学説や臓腑経絡学説など，特徴的な考え方を根本としている．

　また人間の身体は，常に自然界の影響を受け，病気が発症する要因に季節や気候，地域による風土などの環境要因が関係するとしている．さらに「こころ」と「からだ」の関係を，「心身一如」として，心と体は密接に関連するとしている．感情的あるいは精神的異常があると，身体にもその影響が及ぶ．たとえば人間関係のトラブルから抑鬱状態となって，膝関節痛が発症する．また，身体的な異常が長く続くと，感情や精神に影響を与える．これらのことは2千年以上の前から，人に影響を及ぼすものとして重視されている．

2）伝統鍼灸医学の診察

　伝統鍼灸医学の診察は，望診・聞診・問診・切診の4つの診察法から構成されている（図付-12）．望診は主に目でみる診察法であり，現代医学の視診に類似する．患者の顔色や艶・表情，舌の診察，目・口・鼻・耳・髪，爪や皮膚の状態を診察する．また直感的に把握できる生命力や元気の状態，精神的状態も重要な望診の内容である．聞診は声の状態（声の高低・清濁・強さ）や話しぶりを診察する．また聞診には臭いの診察（体臭や口臭など）も含む．

　問診は現代医学の問診と同様であるが，心身の状態を把握するために整形的な疾患でも，必ず便通・睡眠・食欲，汗の状態，感覚器の状態などを尋ね，伝統鍼灸医学的に主訴と関連がないかを確認する．切診は手や指で触れて診察する（触診）ことで，脈診（左右の橈骨動脈の拍動を診る診察法）や腹診（現代医学と異なった診察で，腹部の寒冷・湿潤・腹皮の緊張・硬結・圧痛・感覚異常などを診る），背診（脊柱や背部の筋の状態，経穴の状態などを診る）がある．また伝

陰陽五行学説

伝統鍼灸

　中国伝統医学では，自然界の事象を陰と陽に属性を分けることができると考えている．陰と陽は単に二元的に区分する学説でなく，陰と陽との両方の属性があって，対立的な意味もあるが，陰と陽が合わさって一つが存在するという捉え方である（二元的一元論）．たとえば，身体の部位における陰陽の属性は，上半身は陽・下半身は陰，背中は陽・腹部は陰，手掌は陰・手背は陽などとしている．身体の各部で陰陽に属性区分は可能であるが，身体そのものは一つである．なお病との関連では病の属性を分類するために用いることが多い．

臓腑経絡学説

伝統鍼灸

　臓腑は中国伝統医学における内臓のことを意味している．経絡は体表に巡る一定の経路であり，体内にも巡って臓腑と連絡して関係を持っている．臓腑に異常があると，経絡にも影響を及ぼして症状を出現する．たとえば，食欲不振，腹部の膨満，下痢がある場合（中国伝統医学の脾の異常）は，その症状と関連する経絡が巡る母指の内側や下腿内側（脛骨内側の後縁）に緊張・硬結・軟弱・圧痛などの経穴反応が出現する．逆に母指の内側や下腿内側に緊張・硬結・軟弱・圧痛などの反応があれば，脾の症状や手足のだるさ・痛み，思い悩みやすいなどがある．伝統鍼灸医学では，これらの経穴反応がある経穴に鍼灸治療を施術することで経絡の異常を調整できるとしている．また臓腑の異常も経絡を通じて調整できることから，経絡に関係する経穴を用いて鍼灸治療を行うことで，臓腑の病を治すことができる．

臓腑

　中国伝統医学では臓器でなく，「臓腑」として形態よりも機能を重視している．臓腑には六臓六腑があり，六臓とは心・肺・肝・脾・腎・心包，六腑とは主に中空性のもので胃・胆・小腸・大腸・膀胱・三焦がある．なお心包と三焦は医学的に存在しない器官であり，機能的な面から付けられた名称である．

経絡

　経絡は経脈と絡脈に分けることができる．経脈は身体を縦に走る経路で，気や血が流れる．ツボあるいは穴は経絡と関連があるものは経穴という．また経脈は臓腑と密接に関連がある．特に，十二経脈（正経十二経脈）は，臓腑に関連しているため，経脈名に臓腑名が含まれている（例．手の太陰肺経，足の陽明胃経など）．

　絡脈は経脈と連絡する経路である．なお広義の経絡は，経絡系統とされ，狭義の経絡と十二経筋（筋肉，腱に分布し，臓腑と関連はない），十二皮部（皮膚に分布）に分けられる．

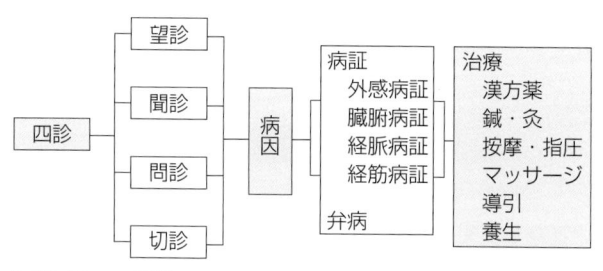

```
             ┌─ 望診 ┐
             │      │         ┌ 病証        ┌ 治療
             ├─ 聞診 ┤         │  外感病証    │  漢方薬
    四診 ────┤      ├─ 病因 ──┤  臓腑病証    │  鍼・灸
             ├─ 問診 ┤         │  経脈病証    ├  按摩・指圧
             │      │         │  経筋病証    │  マッサージ
             └─ 切診 ┘         └ 弁病        │  導引
                                             └  養生
```

図付-12　四診法

統鍼灸医学では，手足や体幹にめぐる経絡の診察（切経）や手足にある重要な経穴の診察（経穴の皮膚の表面を触れたり按圧して，軟弱・硬結・緊張・膨隆・陥凹などの反応をみる；切穴）を行う．

　これらの4つの診察法（四診）を合わせて，「病証」（中国伝統医学の診察法で診断する症候のこと）を判断する．証の診断ができれば治療法を導き出すことができる（図付-12）．

3）伝統鍼灸医学の病因について

　中国伝統医学の病因には内因と外因がある（**表付-3**）．内因は文字通り，身体の内部から発する要因である．怒り・喜び・憂い・悲しみ・驚き・恐れなどのある特定の感情が強くなって（七情の乱れ），気血や臓腑に影響を与える病因である．たとえば，「怒り」すぎると中国伝統医学の肝を傷つけ，気血が上部に昇り，目の充血，頭痛，筋の痙攣が生じて，他の臓にも影響を及ぼす．「思い」すぎると脾を傷つけ，気血が結ぼれ，心にも影響を与える．過食・飲食の偏りがあるなどの飲食の異常（飲食の不摂生），働きすぎ（労働過度），房事の不摂生（セックスの過不足），怠惰な生活や運動不足（安逸過度）などがある．内因は主に気血津液や臓腑に影響を与えやすい．

　外因は外部から影響する要因である．主に季節や気候で生じる風・寒・湿・暑・燥・火がある（六気）．これらは通常は問題ではないが，季節や天候によって過剰・不足・時期はずれなどの場合に病因（六淫）となる．夏季が暑すぎると（暑邪によって），汗が多く出て気力や体力を消耗しやすく，冬季が寒すぎると（寒邪によって），身体や四肢が冷たくなり，関節痛や下痢，感冒を起こしやすい．梅雨時期あるいは別の時期に雨が多すぎると湿度が高くなり（湿邪により），

表付-3　伝統鍼灸医学の病因

1. 外因
    1) 六淫（風・寒・暑・湿・燥・火；季節や気候・環境などによって発生）
    2) 感染力が強い病；戻気（癘気）
    3) 外傷（転倒，刀傷，火傷，凍傷，虫や獣による刺し傷や咬傷）

2. 内因
    1) 七情（喜・怒・憂・思・悲・恐・驚）の乱れ
    2) 飲食不摂生 … 飢餓，過食，偏食，飲食不潔
    3) 労働過度・運動過度，心労過度，房事の不摂生
       休息しすぎ，怠惰な生活，運動の不足
       内生要因 … 血の滞り（瘀血），水の停滞（痰飲）
       その他，体質要因，先天不足など

頭や身体が重だるい，倦怠感，食欲不振，思い悩みやすいなどの症状が現れる．また流行性で感染力が強いものは戻気（癘気）といい，区別している．

なお体質的な素因も関与し，身体がもともと虚弱である人は感冒にかかりやすく，胃腸や腰や下肢に異常があることが多い．

4) 伝統鍼灸医学の病について

伝統鍼灸医学の病には，症候的な病を診断する弁証と疾病的な病を診断する弁病がある．症候的な弁証には臓腑病（臓腑弁証），経脈病（経脈病証），経筋病（経筋病証），外感病(外感弁証)がある（表付-4）．臓腑病とは，主に内因によって臓腑が失調して起こる病のことである．

心の病証では主に動悸，胸痛，胸がモヤモヤする，舌の荒れ・痛み，不眠，夢を多くみるなどの症状がでる（中国伝統医学における心の生理作用は，血の循環の統括，精神の維持安定，舌との関連などがある）．経脈病とは，内因や外因によって経脈に異常が生じて起こる病であり，発症部位の属する経脈における気血の流れが悪くなって起こる．経脈病は臓腑病から波及する場合もある．また経脈病から臓腑病へ移行することもある．

経筋病とは，運動や労働によって過度に筋に負担がかかった場合に生じ，運動時痛，ひきつり，痙攣がある（安静時痛や夜間痛はない）．また冷え（寒邪）や湿気（湿邪）で生じることもある．なお経脈には十二経脈と奇経八脈があり，それぞれに経脈病がある．経筋は十二経筋があって，それぞれに経筋病がある．

弁病とは，伝統医学における病名のことである．たとえば関節痛は痺証，糖尿病は消渇，脳梗塞は中風などがある．

表付-4 弁証と病因・症状

	主な病因	症状の特徴
臓腑病証	①精神的要因，②飲食の不摂生，③労働の過度，④休みすぎ，⑤外因，⑥二次病因（瘀血，痰飲）など	臓腑の生理機能の失調による症状，感情・精神症状，気象変動で悪化
経脈病証		経脈走行上の症状
経筋病証	①使いすぎ，②外傷，③六淫	動作時の局所的な痛み・ひきつれ・痙攣
外感病証	①六淫；風寒湿暑燥火，②癘気	病邪の特徴によって生じる症状

5) 運動器疾患で多い病証

運動器疾患で多いのは，臓腑弁証で肝腎陰虚証，気血津液弁証で気血両虚証，血瘀証，痰湿証，弁病で痺証などである．また経脈病や経筋病では障害部位を通る経脈や経筋が深く関係している．

(1) 肝腎陰虚証

多くは慢性病，労働による身体的疲労（労働過度），精神的ストレス，感染症（温熱病邪）などによって，中国伝統医学の肝や腎の陰液が消耗して起こる．また加齢や怠惰な生活や運動不足などによっても起こる．この証は，腎が失調して肝へ影響を及ぼす，あるいは肝が失調して腎へ影響を及ぼす，あるいは肝腎ともに失調して起きる病証である．

主な症状と所見（図付-13）

腎の失調による所見：めまい，耳鳴（蟬が鳴くよう），腰・膝がだるい（力が入らない），不眠，男子は遺精，女子は月経量の減少．

肝の失調による所見：眼の症状（かすむ，夜盲，眼の乾き），肋脇部の痛み，手のしびれ．

他の症状と所見：五心煩熱，口や咽が乾燥する，体が痩せる，盗汗，便が乾燥．

頰が紅い，紅舌，少苔あるいは無苔（鏡面舌），乾燥．細く一定の脈力があって，1分間90回以上の速い脈（細数脈）．

治　療

伝統医学の肝腎を滋養して補う．照海（あるいは然谷），三陰交，肝兪，腎兪に補法を用いる．太衝と太陽に単刺を行い，瀉法を用いる．

東洋医学の腎の所見
めまい・耳鳴

腰や膝のだるさ・痛み

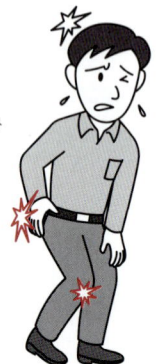

東洋医学の肝の所見
目のかすみ

胸肋や胸脇部の痛み

肝腎陰虚証の上記以外の所見：手足や胸のほてり（五心煩熱），口や咽の乾燥，痩せ，寝汗（盗汗），便が乾燥．頰が紅い，舌は紅色，舌苔は少ない・ない，乾燥．脈は細く速い脈（90回／分以上）．

図付-13　肝腎陰虚証

（2）気血両虚証

捻挫や打撲などの外傷によって気血が不足したために生じる．あるいは過度の労働，病が慢性となったために気血の生成ができなくて生じる．また出血によっても起こることがある．このために気血が巡らず，痛みやしびれ，麻痺などが生じる．

主な症状と所見 （図付-14）

倦怠感や無力感，息切れ，動悸，話をするのが面倒である．自汗，不眠，夢が多い，顔面は蒼白または萎黄，舌診は淡白舌・嫩舌，脈診は細弱．

治療

気と血を補う治療をする．配穴は中脘，気海，三陰交，足三里，百会，脾兪を用いる．いずれも補法で置鍼する．また経脈の異常への局所配穴も用いる．

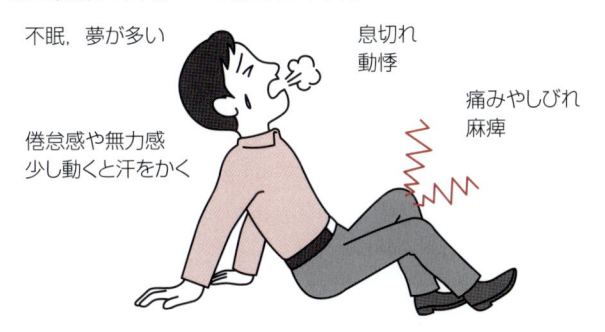

図付-14　気血両虚証

（3）血瘀証

全身・局所の血の運行の滞り，停滞あるいは脈管外に溢れて残留している血を血瘀という．打撲や捻挫などの外傷，慢性病，寒冷の環境に長くいる，出血後などの病因によって起こる．

主な症状と所見 （図付-15）

顔は黒色でくすむ，口唇や爪の色は青紫色（チアノーゼ），皮膚はガサガサで粗い（うろこ状

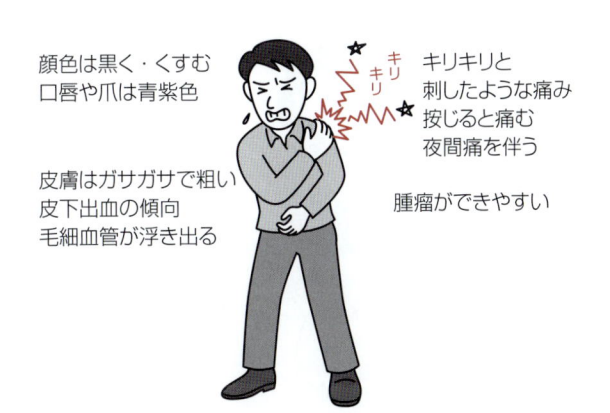

図付-15　血瘀証

の場合もある）あるいは黒くくすむ，痛みは針で刺した痛み，按じると痛い，一定した所の痛み，夜間痛を伴うことが多い．皮下出血の傾向にあり，赤紫色の出血，血塊が混じることが多い．紫斑（皮下出血），細絡（毛細血管が浮き出る）．

腫瘤ができやすく，体表に腫瘤あれば青紫色を呈する．暗紫舌，瘀斑(おはん)や瘀点(おてん)，舌の裏の静脈怒張と細絡を認める．脈診は細，渋脈(しょくみゃく)（濇脈(しょくみゃく)：濇を渋で代用）．女性では月経不順，経色は赤黒色で血塊が混じる．産後によくみられる．また本証では下肢の静脈瘤，腹壁の静脈瘤を認める場合は慢性に移行している．なお外傷などによる一時的な内出血の場合も血瘀として治療することがある．

治 療

血行を良くして血の停滞を取り除く．寒冷の環境に長くいて起こった場合，障害部位の経脈へ単刺（瀉法），合谷，三陰交に温灸（補法の施灸）を加える．慢性に移行した場合は，障害部位の経脈へ置鍼（平補平瀉法）し，命門・腎兪（補法の施灸）を加える．

なお女性で月経痛や月経後に症状が悪化する場合は，上記だけの治療では対応できない．

月経痛を伴う場合は三陰交，地機，中極，次髎(じりょう)などに，月経後に悪化する場合は三陰交，血海，気海などに鍼で瀉法を合わせて用いる．

（4）痰湿証

労働過度や運動過度による場合，体が濡れた状態や湿度の高い所で長くいる場合，味の濃いものを過食するなどの飲食不摂生の場合などに起こる．

身体や手足が重く痛み，むくみがある，眩暈，悪心，胸苦しい，淡白舌で胖・白膩苔(はくじたい)・沈濡(ちんじゅ)脈(みゃく)，滑脈などを呈する．寒冷によって悪化する場合は寒がる，四肢の冷え，口渇がない，軟便・下痢，小便の色は透明で量が多いなどの症状を伴う（図付-16）．

治 療

内関，陰陵泉，足三里に鍼を行い，寒冷で悪化する場合は脾兪，三焦兪もしくは腎兪に温灸の壮数を増やす．また喀痰には豊隆に鍼を行い，局所治療も加える．

めまい，悪心，
胸が苦しい

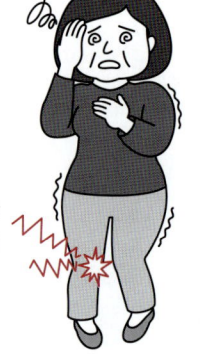

手や足が重く痛む
体や手足がむくむ

寒冷で悪化する場合は
寒がる，四肢の冷え，
軟便・下痢，小便の色は
透明で量が多い

痰湿証の上記以外の所見：舌は，淡白色で
はれぼったい（胖大），舌苔は白膩．脈は，沈濡，滑．

図付-16　痰湿証

(5) 痺証

痺証とは，季節や天候，湿度など環境要因が，関節や筋腱および経絡に影響を及ぼして起こる病である．中国伝統医学では，風寒湿の3つの邪気が交じり合って，関節や筋腱などの罹患部や経絡（罹患部から離れている所であるが，経絡の流れが関連する所）を侵襲して留まり，気血の働きが失調して起こる．病邪の程度によって症状の性質も変化し，風邪に長くあたって起こるもの（風邪を主とするもの）を風痺（行痺），寒冷刺激が影響したもの（寒邪を主とするもの）を寒痺（痛痺），風雨に晒される・湿度が高い環境に長くいる・水に長くつかるために起こるもの（湿邪を主とするもの）を湿痺（着痺）という．なお，風寒湿痺の慢性化によって炎症が強いと熱痺になる〔体内に気の流れが停滞して熱を発して生じる（内熱）〕．その要因には，運動不足や味が濃いもの・脂っこいものの過食・飲酒が多いなどがある．

主な症状と所見 （図付-17）

疼痛，しびれ，筋のひきつりやこわばり，運動制限（屈伸困難など）．

①風痺：遊走性の疼痛，②寒痺：疼痛の程度が激しい，温めると軽減する，③湿痺：固定性の疼痛，腫痛，関節の重圧感，④熱痺：関節が紅く腫れる，熱が出て痛み，発熱，悪風，口渇，胸悶などを伴う．

治　療

風・寒・湿・熱痺に対する基本穴と，主訴の部位における局所配穴を用いる．

①風痺：風邪を除去するために，外関，太衝，風池を用いて経脈の気の流れを良くし，血を巡らすために血海，膈兪などに鍼を用いる．

②寒痺：陰陵泉に鍼を行い，関元，命門，腎兪などに温灸を行って陽気を補う．

③湿痺：湿邪を除去するために陰陵泉，足三里，経脈の気の流れを良くするために外関，風市，風府などに鍼を行う．

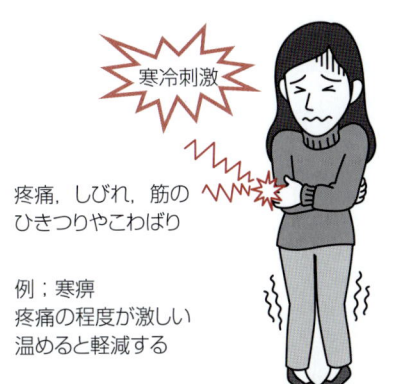

寒冷刺激

疼痛，しびれ，筋のひきつりやこわばり

例：寒痺
疼痛の程度が激しい
温めると軽減する

運動制限
（屈伸困難など）

痺証の上記以外の所見
痺証は風・寒・湿邪が合わさっている病で，邪の症状の強さによって名が異なる．
①風痺（風邪が強い場合）：遊走性の疼痛．
②寒痺（寒邪が強い場合）：疼痛の程度が激しい，温めると軽減する．
③湿痺（湿邪が強い場合）：固定性の疼痛，腫痛，関節の重圧感．

図付-17　痺証

④熱痺：合谷，曲池，大椎，内庭などによって熱邪をさます．

肩部を必要とする場合は圧痛部に鍼を行う．

局所配穴；局所配穴では経脈の走行との関連，圧痛の有無などを考慮して用いる．

- ●脊柱部；身柱，腰陽関，夾脊，水溝，命門，腎兪，委中．
- ●頸部；風池，天柱，完骨．
- ●肩部；肩髃（けんぐう），肩髎，臑兪（じゅゆ）．
- ●肘部；曲池，合谷，天井，外関，尺沢．
- ●腕部；陽池，外関，陽渓，腕骨．
- ●中手指節関節；二間，三間，液門，前谷，八邪．
- ●股部；秩辺，承扶，風市，陽陵泉．大腿部；環跳，居髎，懸鍾．
- ●膝部；犢鼻（とくび），梁丘，陽陵泉，膝陽関，陰谷，曲泉．
- ●足部；申脈，照海，太渓，解渓，商丘，丘墟，崑崙．
- ●中足趾節関節；公孫，太衝，衝陽，足臨泣，然谷，八風．

（6）経脈病

経脈の走行上に出現する症状があって，障害部位に関連する経脈に所属する経穴に反応が現れる．特に五行穴（肘関節もしくは膝関節から下にある経穴で，井穴・滎穴・兪穴・経穴・合穴の5つの特性を持った経穴のこと）に現れる．経脈に沿って触れると，緊張や硬結，軟弱，陥凹，圧痛などの経穴反応を認める（**図付-18**）．

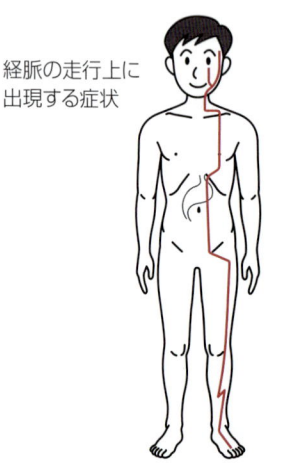

例；足陽明胃経の経脈病

経脈の走行上に出現する症状

顎関節痛，前頸部の腫れ

前胸部痛
腹部痛
鼠径部痛

下肢前外側痛・
足背部痛・
第2，3足趾のしびれ
運動障害

経脈病の所見：経脈の走行上に出現する症状があって，障害部位に関連する経脈に所属する経穴に反応が現れる．なお経脈病は臓腑（東洋医学の内臓）の病と関連しており，経脈病と臓腑病が併発することが多い．

図付-18　経脈病

治療

症状や経脈の状態，五行穴に現れるツボ反応をみて，また経穴の虚実を判断して，虚の反応に補法を，実の反応に瀉法を施術する．また臓腑病と関連する場合は臓腑病の治療も加える必要がある．

なお経穴の反応について，虚の反応は発汗・軟弱・陥凹・按じると気持ちがよい痛み（圧痛で喜按）があり，実の反応は緊張・硬結・膨隆・按じると痛みがあり，按じることを嫌がる（圧痛で拒按）．

（7）経筋病

筋・筋膜性の異常は，その異常部位にある経筋病が最も関連が深い．異常がある局所周辺の圧痛点や，異常部位に関連する経筋の経穴反応（滎穴と兪穴に緊張・硬結・圧痛が出現しやすい）を確認して，どの経筋が関わっているかを診断する．圧痛が著明なところは診断点でもあり，治療点となる（図付-19）．この部位を按じると運動時痛は一過性に軽減もしくは消失する．

治療

異常となっている経筋の滎穴（けいけつ），兪穴（ゆけつ）の反応穴，最圧痛点に鍼もしくは皮内鍼を刺入する（中枢側に向かって，0.5mm程度の横刺）．古来の方法では火鍼（燔鍼（はんしん））を用いているが，毫鍼（ごうしん）でも十分に効果がある（深く刺入し，強刺激は筋損傷を起こすため，避けたほうがよい）．

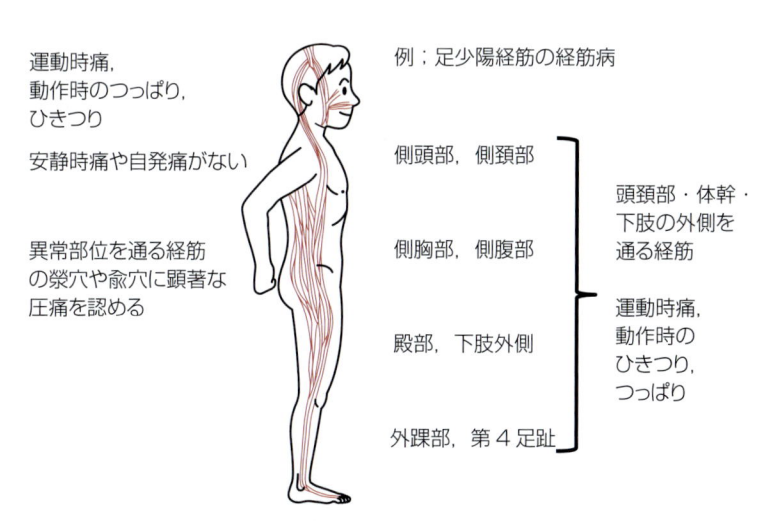

運動時痛，
動作時のつっぱり，
ひきつり

安静時痛や自発痛がない

異常部位を通る経筋の滎穴や兪穴に顕著な圧痛を認める

例；足少陽経筋の経筋病

側頭部，側頸部

側胸部，側腹部

殿部，下肢外側

外踝部，第4足趾

頭頸部・体幹・下肢の外側を通る経筋

運動時痛，動作時のひきつり，つっぱり

経筋病の所見：筋・筋膜性の異常は，その異常部位を通る経筋が関連する．特に異常である局所周辺の圧痛点や，異常部位に関連する経筋のツボ反応（滎穴や兪穴に顕著な圧痛や緊張，硬結など）がみられる．
経筋病の特徴は，動作時に発現し悪化する．痛み，ひきつり，つっぱり，などの症状である．

図付-19　経筋病

6）伝統鍼灸医学の治療について

　陰陽の平衡がとれているのが健康状態であり，疾病はこの陰陽の平衡が失調している状態であると考えている．このため，治療原則は陰陽を調えることが重要とされる．たとえば，高熱で，口渇・便秘がある場合に，陽が盛んで（陽が過剰）相対的に陰が衰えている（陰が不足）．この場合の治療は陽が盛んであるのを抑えるために，熱をさます方法（清熱）と陰を補う方法（補陰もしくは滋陰）を用いる．

　逆に冬に長時間，寒い所におり，寒冷刺激（東洋医学では寒邪のこと）を受けると，手足や身体が冷えて，関節痛やこわばりが生じる．これは，陰が盛んで（陰が過剰）相対的に陽が衰えている（陽が不足）．この場合は，陰を抑えるために，寒（邪）を取り去る方法（去寒）と陽を補う方法（温陽もしくは温補）を用いる．

　また伝統鍼灸医学では，経絡に流れる気や血の調整を治療原則としている．経絡には気血が止まることなく流れており，休むことなく循環して，臓腑と密接に関連することにより人体を維持している．外因や内因によって，臓腑や経絡が影響を受けると，経絡における気血の流れが停滞したり，不足したりする．このため治療では異常のある臓腑や経絡を調整するために，鍼灸を施術して，経絡の運行状態の改善や，気血の乱れ（不調和）を調える．

　なお，臓腑と経絡は密接に関連しており，臓腑病のみ，経脈病のみと，単独の病である場合は治療しやすい．一般的には，臓腑病と経脈病が併発することが多い．また気血津液と臓腑は東洋医学の生理的機能として関係があるため，気血津液の病と臓腑病が同時に発することがほとんどである．先に記載した肝腎陰虚証（臓腑病）と気血両虚が同時に起こることがある．このため，治療では，どの病が主体であるかを明確にして，どの病から治療を進めるかを見極めることが重要である．

文　献

引用文献

1) Hoppenfeld, S. : Orthopaedic Neurology. J.B. LippincottCo., 1977, より一部改変.
2) Keegan, J.J. & Garrett, F. D., 1984.
3) Simons, D.G. et al. : Myofascial Pain and Dysfunction. *The Trigger point. Manual* 1. Upper Half of Body, 1999.
4) 長谷川徹：内科医が知っておきたい頚椎疾患の知識. *Modern physician*, 20（4）：431-436, 2000.
5) 平澤泰介・編著：新外来の整形外科学. 南山堂, 2005.
6) Chusid, J.G., McDonald, J.J. : Correlative Neuroanatomy and Functional Neurology, Lange Medical Publ., Los Altos, 1964.
7) Froment, J, 1915 より引用
8) 平澤泰介：*M.B. orthop*-7（5）：7-11, 1994.
9) Hollinshead, W. H. : The Back and Limbs-Anatomy for Surgeons. Hoeber-Harper Book, 1964.
10) Newman, P. H : *J.B. J.S.*, 45-B：39, 1963.
11) Meyerding H.W. : Spondylolisthesis. *Surg Gynecol Obstet* 54：374, 1932.
12) 明治国際医療大学誌　2号：1-9, 2009.
13) 今西二郎・編：医療従事者のための補完・代替医療. 金芳堂, 京都, 2003.
14) Hyodo I, Amano N, Eguchi K, Narabayashi M, Imanishi J, Hirai M, Nakano T, Takashima S. : Nationwide survey on complementary and alternative medicine in cancer patients in Japan. *J Clin Oncol*, 23：2645-2654, 2005.
15) 兵頭正義・監修・北出利勝：低周波置針療法の実際―ハリ麻酔の治療への応用. 医歯薬出版, 1974.
16) 佐藤昭夫：自律神経系の働き. 医療新報, 1994.

参考文献

1. 鳥巣岳彦・監修：標準整形外科, 第10版. 医学書院.
2. 久保俊一・他編著：図解　整形外科. 金芳堂.
3. 渡辺泱・他編：チーム医療従事者のための臨床医学全科. 金芳堂.
4. 坂井建雄・他監訳：プロメテウス解剖学アトラス　解剖学総論運動器系　第2版. 医学書院.
5. James E. Anderson, M. D. : Grant's Atlas of Anatomy, Williams & Wilkins.
6. 松村讓兒：イラスト解剖学, 第6版. 中外医学社.
7. 津下健哉：私の手の外科―手術アトラス―, 改定第3版. 南江堂.
8. 糸井恵：関節リウマチの治療法の進歩―生物学的製剤を中心に―. 明治国際医療大学雑誌, 2号：1-9, 2009.

付表・付図　　●経穴 五十音配列

あ
瘂門	GV15
足竅陰	GB44
足五里	LR10
足三里	ST36
足通谷	BL66
足臨泣	GB41
頭竅陰	GB11
頭臨泣	GB15

い
譩譆	BL45
彧中	KI26
意舎	BL49
胃倉	BL50
委中	BL40
維道	GB28
胃兪	BL21
委陽	BL39
陰郄	HT6
陰交	CV7
陰谷	KI10
陰市	ST33
陰都	KI19
隠白	SP1
陰包	LR9
殷門	BL37
陰陵泉	SP9
陰廉	LR11

う
雲門	LU2

え
翳風	TE17
会陰	CV1
液門	TE2
会宗	TE7
会陽	BL35
淵腋	GB22

お
横骨	KI11
屋翳	ST15
温溜	LI7

か
外関	TE5
外丘	GB36
解渓	ST41
外陵	ST26
華蓋	CV20
膈関	BL46
角孫	TE20
膈兪	BL17
滑肉門	ST24
禾髎	LI19
頷厭	GB4
関元	CV4
関元兪	BL26
陥谷	ST43
完骨	GB12
間使	PC5
関衝	TE1
環跳	GB30
関門	ST22
肝兪	BL18

き
気海	CV6
気海兪	BL24
気穴	KI13
気戸	ST13
気舎	ST11
気衝	ST30
箕門	SP11
期門	LR14
丘墟	GB40
鳩尾	CV15
急脈	LR12
強間	GV18
胸郷	SP19
侠渓	GB43
頬車	ST6
侠白	LU4
曲垣	SI13
曲差	BL4
極泉	HT1
曲泉	LR8
曲沢	PC3
曲池	LI11
玉枕	BL9
玉堂	CV18
曲鬢	GB7
魚際	LU10
曲骨	CV2
居髎	GB29
帰来	ST29
齦交	GV28
筋縮	GV8
金門	BL63

け
経渠	LU8
迎香	LI20
京骨	BL64
瘈脈	TE18
京門	GB25
下脘	CV10
下関	ST7
郄門	PC4
下巨虚	ST39
厥陰兪	BL14
血海	SP10
欠盆	ST12
下髎	BL34
下廉	LI8
肩外兪	SI14
肩髃	LI15
懸鍾	GB39
懸枢	GV5
肩井	GB21
肩中兪	SI15
肩貞	SI9
建里	CV11
懸釐	GB6
顴髎	SI18
肩髎	TE14
懸顱	GB5

こ
行間	LR2
後渓	SI3
膏肓	BL43
合谷	LI4
孔最	LU6
交信	KI8
公孫	SP4
光明	GB37
肓門	BL51
肓兪	KI16
合陽	BL55
巨闕	CV14
巨骨	LI16
五処	BL5
腰陽関	GV3
五枢	GB27
後頂	GV19
庫房	ST14
巨髎	ST3
魂門	BL47
崑崙	BL60

さ
三陰交	SP6
三間	LI3
三焦兪	BL22
攢竹	BL2
三陽絡	TE8

し
経穴	コード
至陰	BL67
二間	LI2
紫宮	CV19
支溝	TE6
志室	BL52
支正	SI7
糸竹空	TE23
膝関	LR7
日月	GB24
四瀆	TE9
四白	ST2
四満	KI14
耳門	TE21
尺沢	LU5
周栄	SP20
臑会	TE13
臑兪	SI10
至陽	GV9
正営	GB17
少海	HT3
小海	SI8
照海	KI6
上脘	CV13
上関	GB3
承泣	ST1
商丘	SP5
商曲	KI17
承筋	BL56
条口	ST38
承光	BL6
上巨虚	ST37
承山	BL57
承漿	CV24
少商	LU11
少衝	HT9
上星	GV23
少沢	SI1
小腸兪	BL27
少府	HT8
承扶	BL36
承満	ST20
衝門	SP12
章門	LR13
商陽	LI1
衝陽	ST42

221

上髎	BL31	大腸兪	BL25	天突	CV22	**へ**	
承霊	GB18	大椎	GV14	天府	LU3	秉風	SI12
消濼	TE12	大都	SP2	天牖	TE16	偏歴	LI6
上廉	LI9	大敦	LR1	天容	SI17	**ほ**	
食竇	SP17	太白	SP3	天髎	TE15	胞肓	BL53
次髎	BL32	大包	SP21	**と**		膀胱兪	BL28
顖会	GV22	帯脈	GB26	瞳子髎	GB1	豊隆	ST40
人迎	ST9	大陵	PC7	陶道	GV13	僕参	BL61
神闕	CV8	兌端	GV27	犢鼻	ST35	歩廊	KI22
神蔵	KI25	膻中	CV17	督兪	BL16	本神	GB13
身柱	GV12	胆兪	BL19	**な**		**め**	
神庭	GV24	**ち**		内関	PC6	命門	GV4
神道	GV11	地機	SP8	内庭	ST44	**も**	
神堂	BL44	築賓	KI9	**に**		目窓	GB16
神封	KI23	地五会	GB42	乳根	ST18	**ゆ**	
申脈	BL62	地倉	ST4	乳中	ST17	湧泉	KI1
神門	HT7	秩辺	BL54	**ね**		幽門	KI21
心兪	BL15	中脘	CV12	然谷	KI2	兪府	KI27
腎兪	BL23	中極	CV3	**の**		**よ**	
す		中渚	TE3	脳空	GB19	陽渓	LI5
頭維	ST8	中衝	PC9	脳戸	GV17	陽綱	BL48
水溝	GV26	中枢	GV7	**は**		陽交	GB35
水泉	KI5	中注	KI15	肺兪	BL13	陽谷	SI5
水道	ST28	中庭	CV16	白環兪	BL30	膺窓	ST16
水突	ST10	中都	LR6	魄戸	BL42	陽池	TE4
水分	CV9	中瀆	GB32	腹通谷	KI20	陽白	GB14
せ		中府	LU1	**ひ**		陽輔	GB38
睛明	BL1	中封	LR4	髀関	ST31	腰兪	GV2
青霊	HT2	肘髎	LI12	膝陽関	GB33	陽陵泉	GB34
清冷淵	TE11	中髎	BL33	臂臑	LI14	養老	SI6
石関	KI18	中膂兪	BL29	眉衝	BL3	**ら**	
脊中	GV6	聴会	GB2	百会	GV20	絡却	BL8
石門	CV5	聴宮	SI19	脾兪	BL20	**り**	
璇璣	CV21	長強	GV1	飛揚	BL58	梁丘	ST34
前谷	SI2	輒筋	GB23	**ふ**		梁門	ST21
前頂	GV21	**つ**		風市	GB31	**れ**	
そ		通天	BL7	風池	GB20	霊墟	KI24
率谷	GB8	通里	HT5	風府	GV16	蠡溝	LR5
束骨	BL65	**て**		風門	BL12	厲兌	ST45
素髎	GV25	手五里	LI13	腹哀	SP16	霊台	GV10
た		手三里	LI10	伏兎	ST32	霊道	HT4
太乙	ST23	天渓	SP18	復溜	KI7	列欠	LU7
太淵	LU9	天衝	GB9	浮郄	BL38	廉泉	CV23
大横	SP15	天枢	ST25	府舎	SP13	**ろ**	
大赫	KI12	天井	TE10	腹結	SP14	労宮	PC8
太渓	KI3	天泉	PC2	扶突	LI18	漏谷	SP7
大迎	ST5	天宗	SI11	浮白	GB10	顱息	TE19
大巨	ST27	天窓	SI16	附分	BL41	**わ**	
大杼	BL11	天池	PC1	不容	ST19	和髎	TE22
太衝	LR3	天柱	BL10	跗陽	BL59	腕骨	SI4
大鍾	KI4	天鼎	LI17				

●十四経脈と経穴一覧

●督脈（28穴）
Governor Vessel, GV

GV1	長強・ちょうきょう（督脈の絡穴）
GV2	腰俞・ようゆ
GV3	腰陽関・こしようかん
GV4	命門・めいもん
GV5	懸枢・けんすう
GV6	脊中・せきちゅう
GV7	中枢・ちゅうすう
GV8	筋縮・きんしゅく
GV9	至陽・しよう
GV10	霊台・れいだい
GV11	神道・しんどう
GV12	身柱・しんちゅう
GV13	陶道・とうどう
GV14	大椎・だいつい
GV15	瘂門・あもん
GV16	風府・ふうふ
GV17	脳戸・のうこ
GV18	強間・きょうかん
GV19	後頂・ごちょう
GV20	百会・ひゃくえ
GV21	前頂・ぜんちょう
GV22	顖会・しんえ
GV23	上星・じょうせい
GV24	神庭・しんてい
GV25	素髎・そりょう
GV26	水溝・すいこう
GV27	兌端・だたん
GV28	齦交・ぎんこう

●任脈（24穴）
Conception Vessel, CV

CV1	会陰・えいん
CV2	曲骨・きょっこつ
CV3	中極・ちゅうきょく（膀胱の募穴）
CV4	関元・かんげん（小腸の募穴）
CV5	石門・せきもん（三焦の募穴）
CV6	気海・きかい
CV7	陰交・いんこう
CV8	神闕・しんけつ
CV9	水分・すいぶん
CV10	下脘・げかん
CV11	建里・けんり
CV12	中脘・ちゅうかん（胃の募穴, 八会穴の腑会）
CV13	上脘・じょうかん
CV14	巨闕・こけつ（心の募穴）
CV15	鳩尾・きゅうび（任脈の絡穴）
CV16	中庭・ちゅうてい
CV17	膻中・だんちゅう（心包の募穴, 八会穴の気会）
CV18	玉堂・ぎょくどう
CV19	紫宮・しきゅう
CV20	華蓋・かがい
CV21	璇璣・せんき
CV22	天突・てんとつ
CV23	廉泉・れんせん
CV24	承漿・しょうしょう

●手の太陰肺経（11穴）
Lung Meridian, LU

LU1	中府・ちゅうふ（肺の募穴）
LU2	雲門・うんもん
LU3	天府・てんぷ
LU4	侠白・きょうはく
LU5	尺沢・しゃくたく（肺経の合水穴）
LU6	孔最・こうさい（肺経の郄穴）
LU7	列欠・れっけつ（肺経の絡穴, 四総穴, 八脈交会穴）
LU8	経渠・けいきょ（肺経の経金穴）
LU9	太淵・たいえん（肺の原穴, 肺経の兪土穴, 八会穴の脈会）
LU10	魚際・ぎょさい（肺経の滎火穴）
LU11	少商・しょうしょう（肺経の井木穴）

●手の陽明大腸経（20穴）
Large Intestine Meridian, LI

LI1	商陽・しょうよう（大腸経の井金穴）
LI2	二間・じかん（大腸経の滎水穴）
LI3	三間・さんかん（大腸経の兪木穴）
LI4	合谷・ごうこく（大腸の原穴, 四総穴）
LI5	陽渓・ようけい（大腸経の経火穴）
LI6	偏歴・へんれき（大腸経の絡穴）
LI7	温溜・おんる（大腸経の郄穴）
LI8	下廉・げれん
LI9	上廉・じょうれん
LI10	手三里・てさんり
LI11	曲池・きょくち（大腸経の合土穴）
LI12	肘髎・ちゅうりょう
LI13	手五里・てごり
LI14	臂臑・ひじゅ
LI15	肩髃・けんぐう
LI16	巨骨・ここつ
LI17	天鼎・てんてい
LI18	扶突・ふとつ
LI19	禾髎・かりょう
LI20	迎香・げいこう

●足の陽明胃経（45穴）
Stomach Meridian, ST

ST1	承泣・しょうきゅう
ST2	四白・しはく
ST3	巨髎・こりょう
ST4	地倉・ちそう
ST5	大迎・だいげい
ST6	頬車・きょうしゃ
ST7	下関・げかん
ST8	頭維・ずい
ST9	人迎・じんげい
ST10	水突・すいとつ
ST11	気舎・きしゃ
ST12	欠盆・けつぼん
ST13	気戸・きこ
ST14	庫房・こぼう
ST15	屋翳・おくえい
ST16	膺窓・ようそう
ST17	乳中・にゅうちゅう
ST18	乳根・にゅうこん
ST19	不容・ふよう
ST20	承満・しょうまん
ST21	梁門・りょうもん
ST22	関門・かんもん
ST23	太乙・たいいつ
ST24	滑肉門・かつにくもん
ST25	天枢・てんすう（大腸の募穴）
ST26	外陵・がいりょう
ST27	大巨・だいこ
ST28	水道・すいどう
ST29	帰来・きらい
ST30	気衝・きしょう
ST31	髀関・ひかん
ST32	伏兎・ふくと
ST33	陰市・いんし
ST34	梁丘・りょうきゅう（胃経の郄穴）
ST35	犢鼻・とくび
ST36	足三里・あしさんり（胃経の合土穴, 四総穴, 胃の下合穴）
ST37	上巨虚・じょうこきょ（大腸の下合穴）
ST38	条口・じょうこう
ST39	下巨虚・げこきょ（小腸の下合穴）
ST40	豊隆・ほうりゅう（胃経の絡穴）
ST41	解渓・かいけい（胃経の経火穴）
ST42	衝陽・しょうよう（胃の原穴）
ST43	陥谷・かんこく（胃経の兪木穴）
ST44	内庭・ないてい（胃経の滎水穴）

ST45	厲兌・れいだ (胃経の井金穴)	HT6	陰郄・いんげき (心経の郄穴)	BL6	承光・しょうこう	BL38	浮郄・ふげき	
				BL7	通天・つうてん	BL39	委陽・いよう (三焦の下合穴)	
●足の太陰脾経 (21穴) Spleen Meridian, SP		HT7	神門・しんもん (心の原穴, 心経の兪土穴)	BL8	絡却・らっきゃく			
				BL9	玉枕・ぎょくちん	BL40	委中・いちゅう (膀胱経の合土穴, 四総穴, 膀胱の下合穴)	
		HT8	少府・しょうふ (心経の滎火穴)	BL10	天柱・てんちゅう			
SP1	隠白・いんぱく (脾経の井木穴)			BL11	大杼・だいじょ (八会穴の骨会)	BL41	附分・ふぶん	
		HT9	少衝・しょうしょう (心経の井木穴)			BL42	魄戸・はっこ	
SP2	大都・だいと (脾経の滎火穴)			BL12	風門・ふうもん	BL43	膏肓・こうこう	
		●手の太陽小腸経 (19穴) Small Intestine Meridian, SI		BL13	肺兪・はいゆ (肺の背部兪穴)	BL44	神堂・しんどう	
SP3	太白・たいはく (脾の原穴, 脾経の兪土穴)					BL45	譩譆・いき	
				BL14	厥陰兪・けついんゆ (心包の背部兪穴)	BL46	膈関・かくかん	
SP4	公孫・こうそん (脾経の絡穴, 八脈交会穴)	SI1	少沢・しょうたく (小腸経の井金穴)			BL47	魂門・こんもん	
				BL15	心兪・しんゆ (心の背部兪穴)	BL48	陽綱・ようこう	
SP5	商丘・しょうきゅう (脾経の経金穴)	SI2	前谷・ぜんこく (小腸経の滎水穴)			BL49	意舎・いしゃ	
				BL16	督兪・とくゆ	BL50	胃倉・いそう	
SP6	三陰交・さんいんこう	SI3	後渓・こうけい (小腸経の兪木穴, 八脈交会穴)	BL17	膈兪・かくゆ (八会穴の血会)	BL51	肓門・こうもん	
SP7	漏谷・ろうこく					BL52	志室・ししつ	
SP8	地機・ちき (脾経の郄穴)	SI4	腕骨・わんこつ (小腸の原穴)	BL18	肝兪・かんゆ (肝の背部兪穴)	BL53	胞肓・ほうこう	
						BL54	秩辺・ちっぺん	
SP9	陰陵泉・いんりょうせん (脾経の合水穴)	SI5	陽谷・ようこく (小腸経の経火穴)	BL19	胆兪・たんゆ (胆の背部兪穴)	BL55	合陽・ごうよう	
						BL56	承筋・しょうきん	
SP10	血海・けっかい	SI6	養老・ようろう (小腸経の郄穴)	BL20	脾兪・ひゆ (脾の背部兪穴)	BL57	承山・しょうざん	
SP11	箕門・きもん					BL58	飛揚・ひよう (膀胱経の絡穴)	
SP12	衝門・しょうもん	SI7	支正・しせい (小腸経の絡穴)	BL21	胃兪・いゆ (胃の背部兪穴)			
SP13	府舎・ふしゃ					BL59	跗陽・ふよう (陽蹻脈の郄穴)	
SP14	腹結・ふっけつ	SI8	小海・しょうかい (小腸経の合土穴)	BL22	三焦兪・さんしょうゆ (三焦の背部兪穴)			
SP15	大横・だいおう					BL60	崑崙・こんろん (膀胱経の経火穴)	
SP16	腹哀・ふくあい	SI9	肩貞・けんてい	BL23	腎兪・じんゆ (腎の背部兪穴)			
SP17	食竇・しょくとく	SI10	臑兪・じゅゆ			BL61	僕参・ぼくしん	
SP18	天渓・てんけい	SI11	天宗・てんそう	BL24	気海兪・きかいゆ	BL62	申脈・しんみゃく (八脈交会穴)	
SP19	胸郷・きょうきょう	SI12	秉風・へいふう	BL25	大腸兪・だいちょうゆ (大腸の背部兪穴)			
SP20	周栄・しゅうえい	SI13	曲垣・きょくえん			BL63	金門・きんもん (膀胱経の郄穴)	
SP21	大包・だいほう (脾の大絡)	SI14	肩外兪・けんがいゆ	BL26	関元兪・かんげんゆ			
		SI15	肩中兪・けんちゅうゆ	BL27	小腸兪・しょうちょうゆ (小腸の背部兪穴)	BL64	京骨・けいこつ (膀胱の原穴)	
		SI16	天窓・てんそう					
●手の少陰心経 (9穴) Heart Meridian, HT		SI17	天容・てんよう	BL28	膀胱兪・ぼうこうゆ (膀胱の背部兪穴)	BL65	束骨・そっこつ (膀胱経の兪木穴)	
		SI18	顴髎・けんりょう					
		SI19	聴宮・ちょうきゅう	BL29	中膂兪・ちゅうりょゆ	BL66	足通谷・あしつうこく (膀胱経の滎水穴)	
HT1	極泉・きょくせん			BL30	白環兪・はっかんゆ			
HT2	青霊・せいれい	●足の太陽膀胱経 (67穴) Bladder Meridian, BL		BL31	上髎・じょうりょう	BL67	至陰・しいん (膀胱経の井金穴)	
HT3	少海・しょうかい (心経の合水穴)			BL32	次髎・じりょう			
		BL1	睛明・せいめい	BL33	中髎・ちゅうりょう	●足の少陰腎経 (27穴) Kidney Meridian, KI		
HT4	霊道・れいどう (心経の経金穴)	BL2	攢竹・さんちく	BL34	下髎・げりょう			
		BL3	眉衝・びしょう	BL35	会陽・えよう			
HT5	通里・つうり (心経の絡穴)	BL4	曲差・きょくさ	BL36	承扶・しょうふ	KI1	湧泉・ゆうせん (腎経の井木穴)	
		BL5	五処・ごしょ	BL37	殷門・いんもん			

十四経脈と経穴一覧

KI2	然谷・ねんこく (腎経の榮火穴)	PC5	間使・かんし (心包経の経金穴)	●足の少陽胆経（44穴） Gallbladder Meridian, GB		GB37	光明・こうめい (胆経の絡穴)
KI3	太渓・たいけい (腎の原穴, 腎経の兪土穴)	PC6	内関・ないかん (心包経の絡穴, 八脈交会穴)			GB38	陽輔・ようほ (胆経の絡穴)
KI4	大鍾・だいしょう (腎経の絡穴)	PC7	大陵・だいりょう (心包の原穴, 心包経の兪土穴)	GB1	瞳子髎・どうしりょう		
				GB2	聴会・ちょうえ	GB39	懸鍾・けんしょう (八会穴の髄会)
				GB3	上関・じょうかん		
KI5	水泉・すいせん (腎経の郄穴)	PC8	労宮・ろうきゅう (心包経の榮火穴)	GB4	頷厭・がんえん	GB40	丘墟・きゅうきょ (胆の原穴)
				GB5	懸顱・けんろ		
KI6	照海・しょうかい (八脈交会穴)	PC9	中衝・ちゅうしょう (心包経の井木穴)	GB6	懸釐・けんり	GB41	足臨泣・あしりんきゅう (胆経の兪木穴, 八脈交会穴)
				GB7	曲鬢・きょくびん		
KI7	復溜・ふくりゅう (腎経の経金穴)	●手の少陽三焦経（23穴） Triple Energizer Meridian, TE		GB8	率谷・そっこく	GB42	地五会・ちごえ
				GB9	天衝・てんしょう	GB43	侠渓・きょうけい (胆経の榮水穴)
KI8	交信・こうしん (陰蹺脈の郄穴)			GB10	浮白・ふはく		
		TE1	関衝・かんしょう (三焦経の井金穴)	GB11	頭竅陰・あたまきょういん	GB44	足竅陰・あしきょういん (胆経の井金穴)
KI9	築賓・ちくひん (陰維脈の郄穴)			GB12	完骨・かんこつ		
		TE2	液門・えきもん (三焦経の榮水穴)	GB13	本神・ほんじん	●足の厥陰肝経（14穴） Liver Meridian, LR	
KI10	陰谷・いんこく (腎経の合水穴)			GB14	陽白・ようはく		
		TE3	中渚・ちゅうしょ (三焦経の兪木穴)	GB15	頭臨泣・あたまりんきゅう		
KI11	横骨・おうこつ			GB16	目窓・もくそう	LR1	大敦・だいとん (肝経の井木穴)
KI12	大赫・だいかく	TE4	陽池・ようち (三焦の原穴)	GB17	正営・しょうえい	LR2	行間・こうかん (肝経の榮火穴)
KI13	気穴・きけつ			GB18	承霊・しょうれい		
KI14	四満・しまん	TE5	外関・がいかん (三焦経の絡穴, 八脈交会穴)	GB19	脳空・のうくう	LR3	太衝・たいしょう (肝の原穴, 肝経の兪土穴)
KI15	中注・ちゅうちゅう			GB20	風池・ふうち		
KI16	肓兪・こうゆ	TE6	支溝・しこう (三焦経の経火穴)	GB21	肩井・けんせい	LR4	中封・ちゅうほう (肝経の経金穴)
KI17	商曲・しょうきょく			GB22	淵腋・えんえき		
KI18	石関・せきかん	TE7	会宗・えそう (三焦経の郄穴)	GB23	輒筋・ちょうきん	LR5	蠡溝・れいこう (肝経の絡穴)
KI19	陰都・いんと			GB24	日月・じつげつ (胆の募穴)		
KI20	腹通谷・はらつうこく	TE8	三陽絡・さんようらく				
KI21	幽門・ゆうもん	TE9	四瀆・しとく	GB25	京門・けいもん (腎の募穴)	LR6	中都・ちゅうと (肝経の郄穴)
KI22	歩廊・ほろう	TE10	天井・てんせい (三焦経の合土穴)				
KI23	神封・しんぽう			GB26	帯脈・たいみゃく	LR7	膝関・しつかん
KI24	霊墟・れいきょ	TE11	清冷淵・せいれいえん	GB27	五枢・ごすう		
KI25	神蔵・しんぞう	TE12	消濼・しょうれき	GB28	維道・いどう	LR8	曲泉・きょくせん (肝経の合水穴)
KI26	彧中・いくちゅう	TE13	臑会・じゅえ	GB29	居髎・きょりょう		
KI27	兪府・ゆふ	TE14	肩髎・けんりょう	GB30	環跳・かんちょう	LR9	陰包・いんぽう
●手の厥陰心包経（9穴） Pericardium Meridian, PC		TE15	天髎・てんりょう	GB31	風市・ふうし	LR10	足五里・あしごり
		TE16	天牖・てんゆう	GB32	中瀆・ちゅうとく	LR11	陰廉・いんれん
		TE17	翳風・えいふう	GB33	膝陽関・ひざようかん	LR12	急脈・きゅうみゃく
PC1	天池・てんち	TE18	瘈脈・けいみゃく	GB34	陽陵泉・ようりょうせん (胆経の合土穴, 八会穴の筋会, 胆の下合穴)	LR13	章門・しょうもん (脾の募穴, 八会穴の臓会)
PC2	天泉・てんせん	TE19	顱息・ろそく				
PC3	曲沢・きょくたく (心包経の合水穴)	TE20	角孫・かくそん	GB35	陽交・ようこう (陽維脈の郄穴)	LR14	期門・きもん (肝の募穴)
		TE21	耳門・じもん				
PC4	郄門・げきもん (心包経の郄穴)	TE22	和髎・わりょう	GB36	外丘・がいきゅう (胆経の郄穴)		
		TE23	糸竹空・しちくくう				

付表・付図

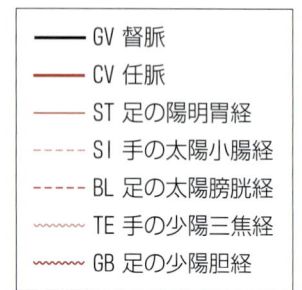

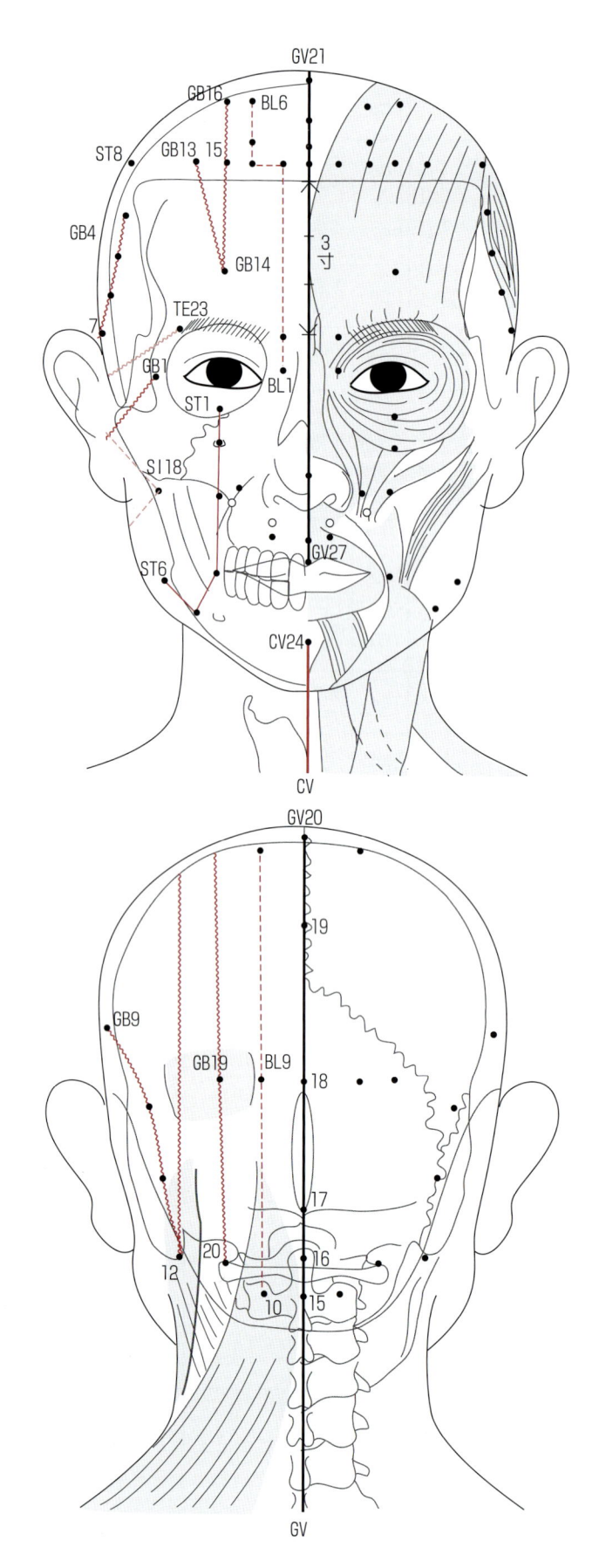

●経脈・経穴図 1

- ── GV 督脈
- ── CV 任脈
- ── ST 足の陽明胃経
- --- SI 手の太陽小腸経
- --- BL 足の太陽膀胱経
- ～～ TE 手の少陽三焦経
- ～～ GB 足の少陽胆経

●経脈・経穴図2

凡例:
- —— GV 督脈
- —— LI 手の陽明大腸経
- —— ST 足の陽明胃経
- ‐‐‐ SI 手の太陽小腸経
- ‐‐‐ BL 足の太陽膀胱経
- ～～ TE 手の少陽三焦経
- ～～ GB 足の少陽胆経

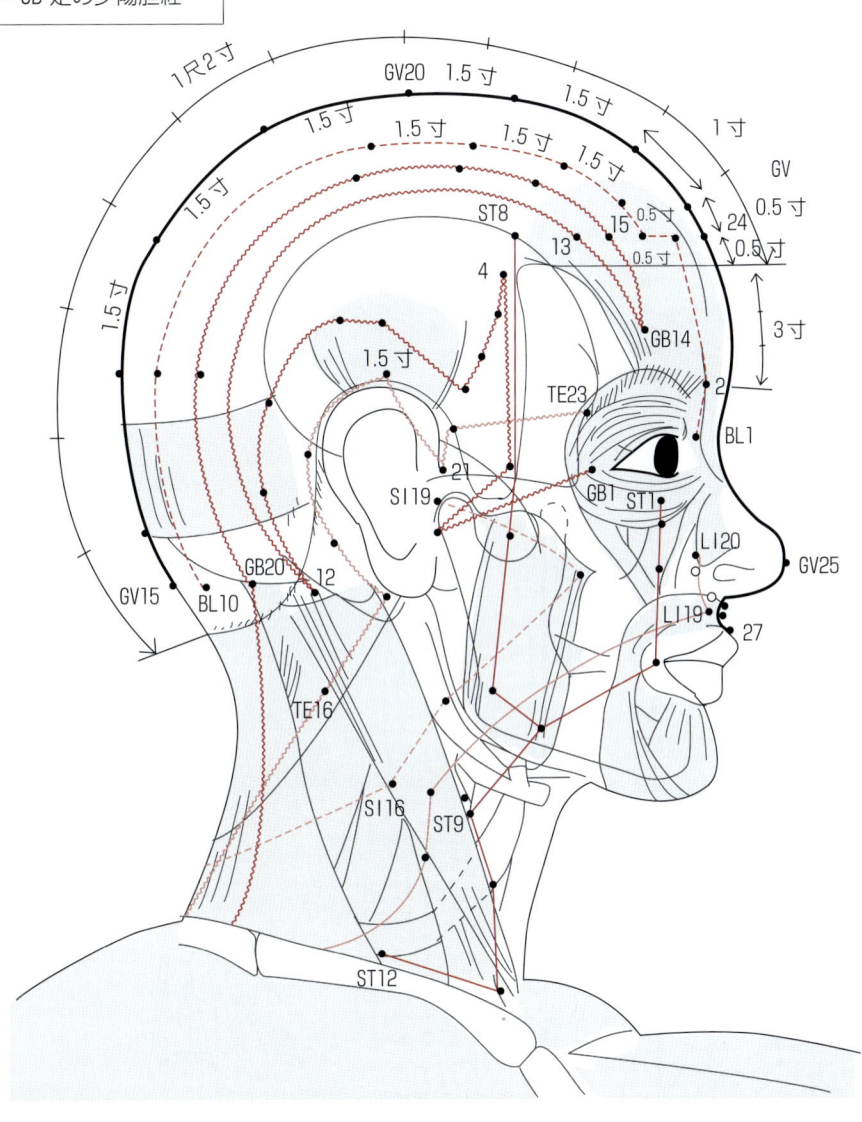

付表・付図

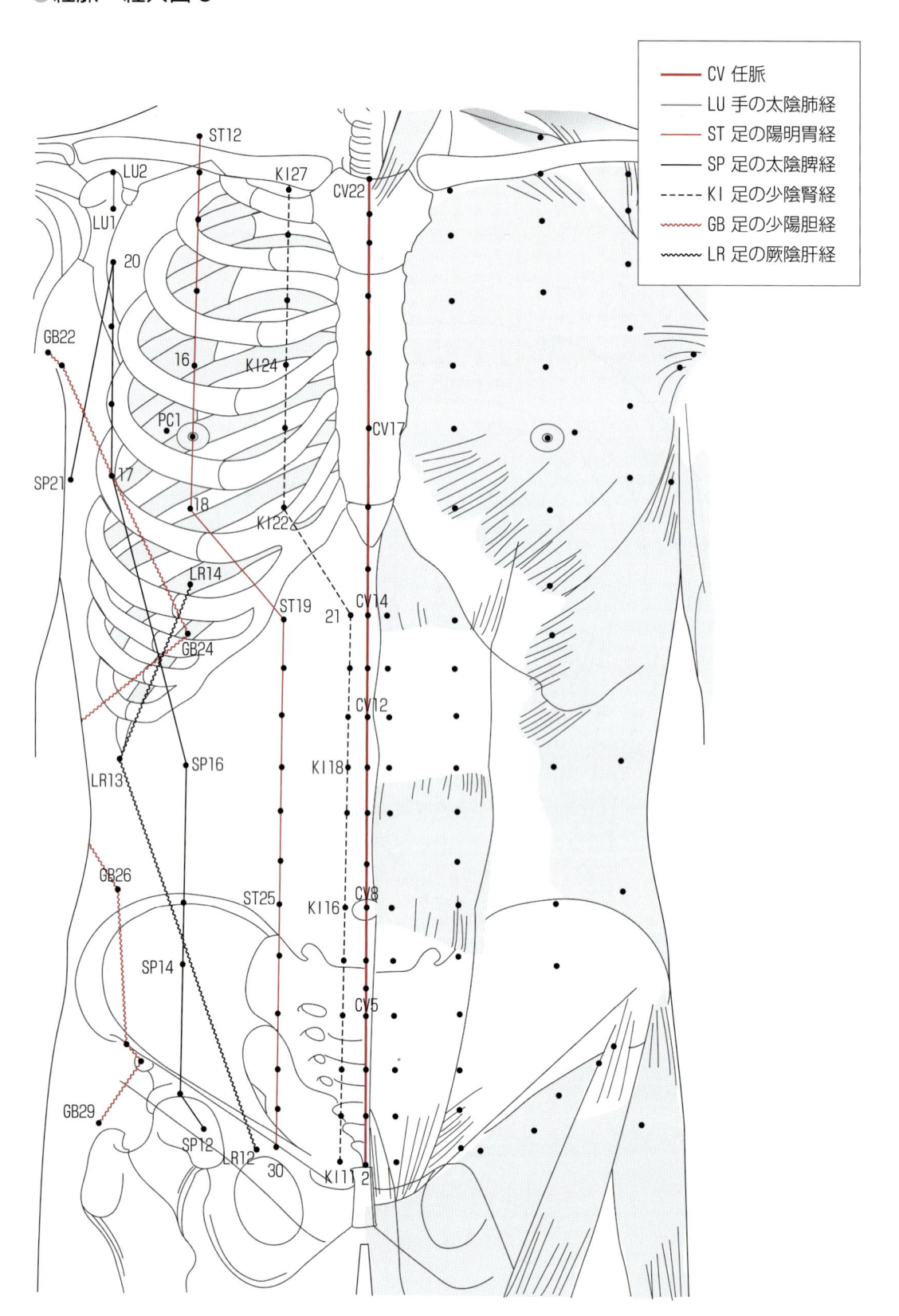

●経脈・経穴図3

凡例	
──	CV 任脈
──	LU 手の太陰肺経
──	ST 足の陽明胃経
──	SP 足の太陰脾経
----	KI 足の少陰腎経
～～	GB 足の少陽胆経
～～	LR 足の厥陰肝経

●経脈・経穴図4

- ── GV 督脈
- ---- SI 手の太陽小腸経
- ---- BL 足の太陽膀胱経

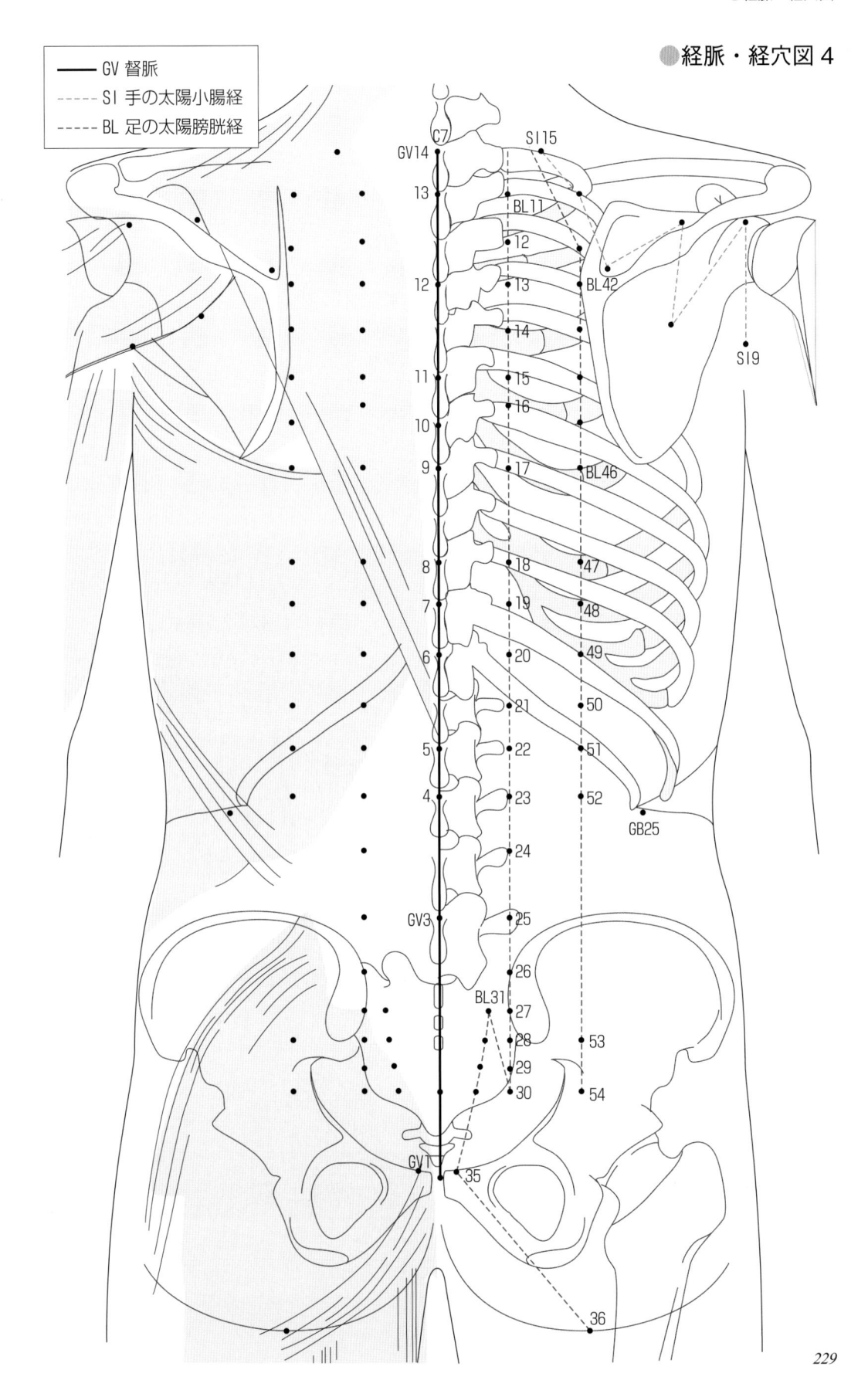

付表・付図

●経脈・経穴図5

- LU 手の太陰肺経
- LI 手の陽明大腸経
- HT 手の少陰心経
- SI 手の太陽小腸経
- PC 手の厥陰心包経
- TE 手の少陽三焦経

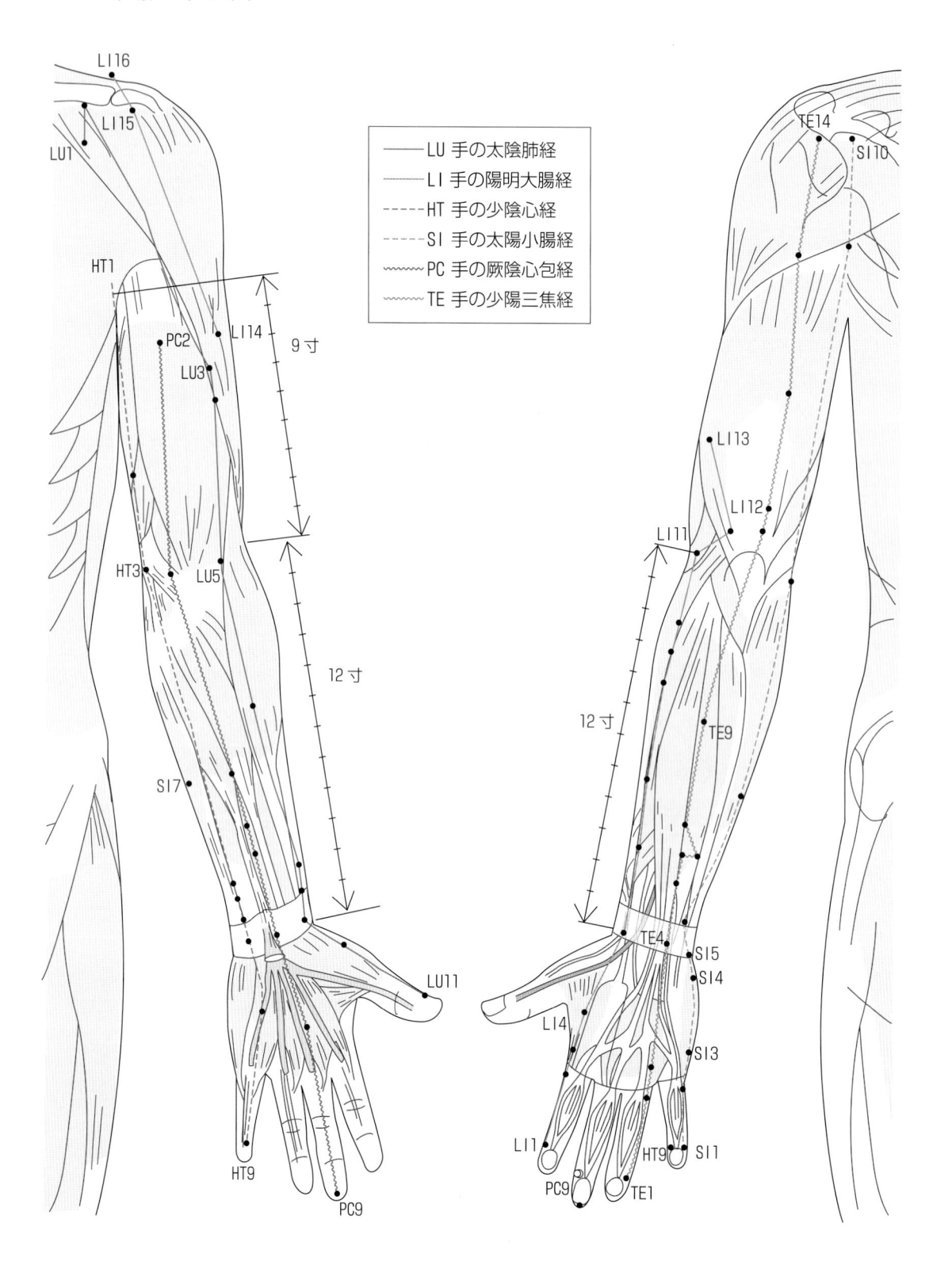

経脈・経穴図6

- ST 足の陽明胃経
- SP 足の太陰脾経
- ----- BL 足の太陽膀胱経
- ----- KI 足の少陰腎経
- GB 足の少陽胆経
- LR 足の厥陰肝経

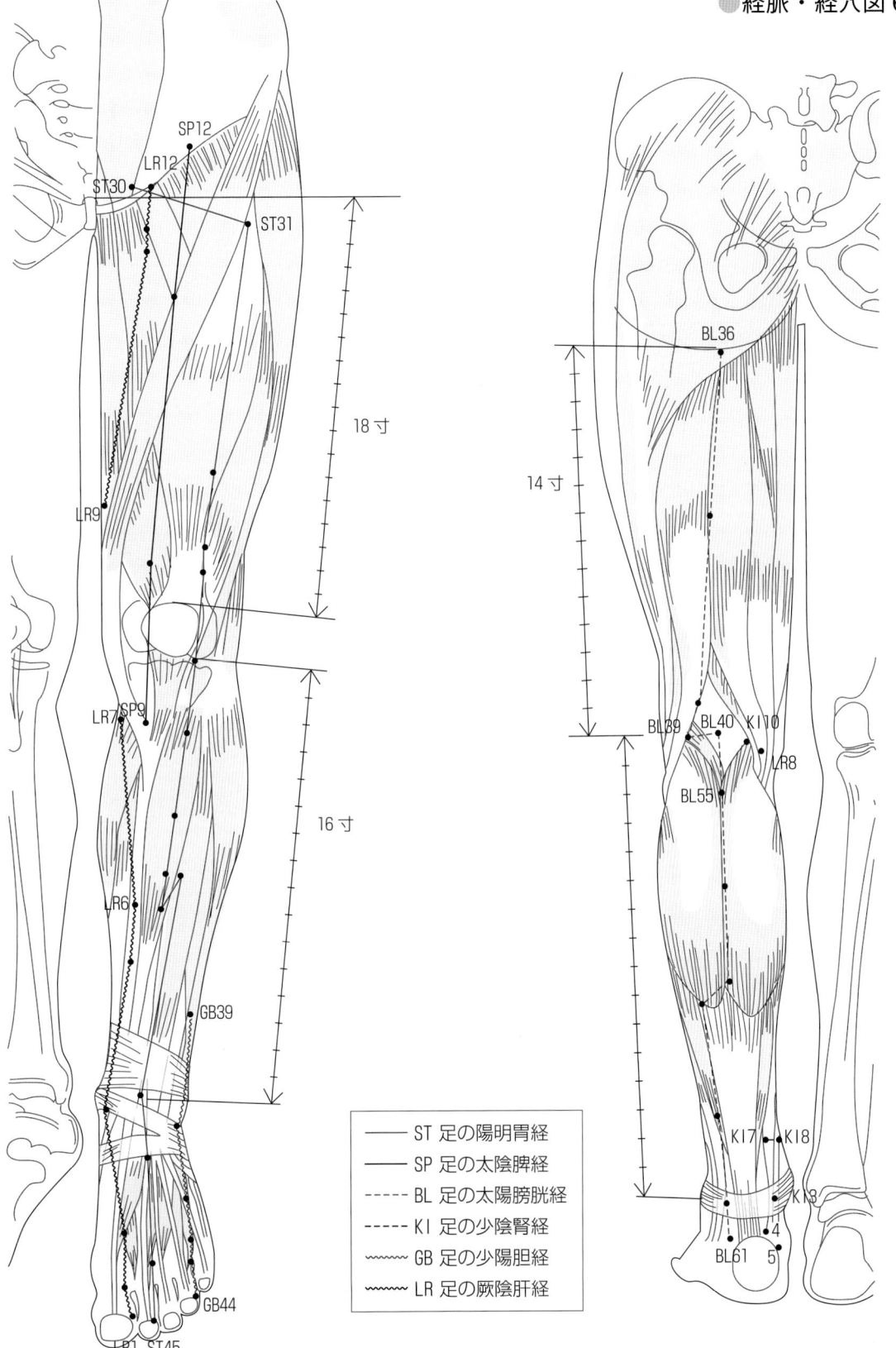

付表・付図

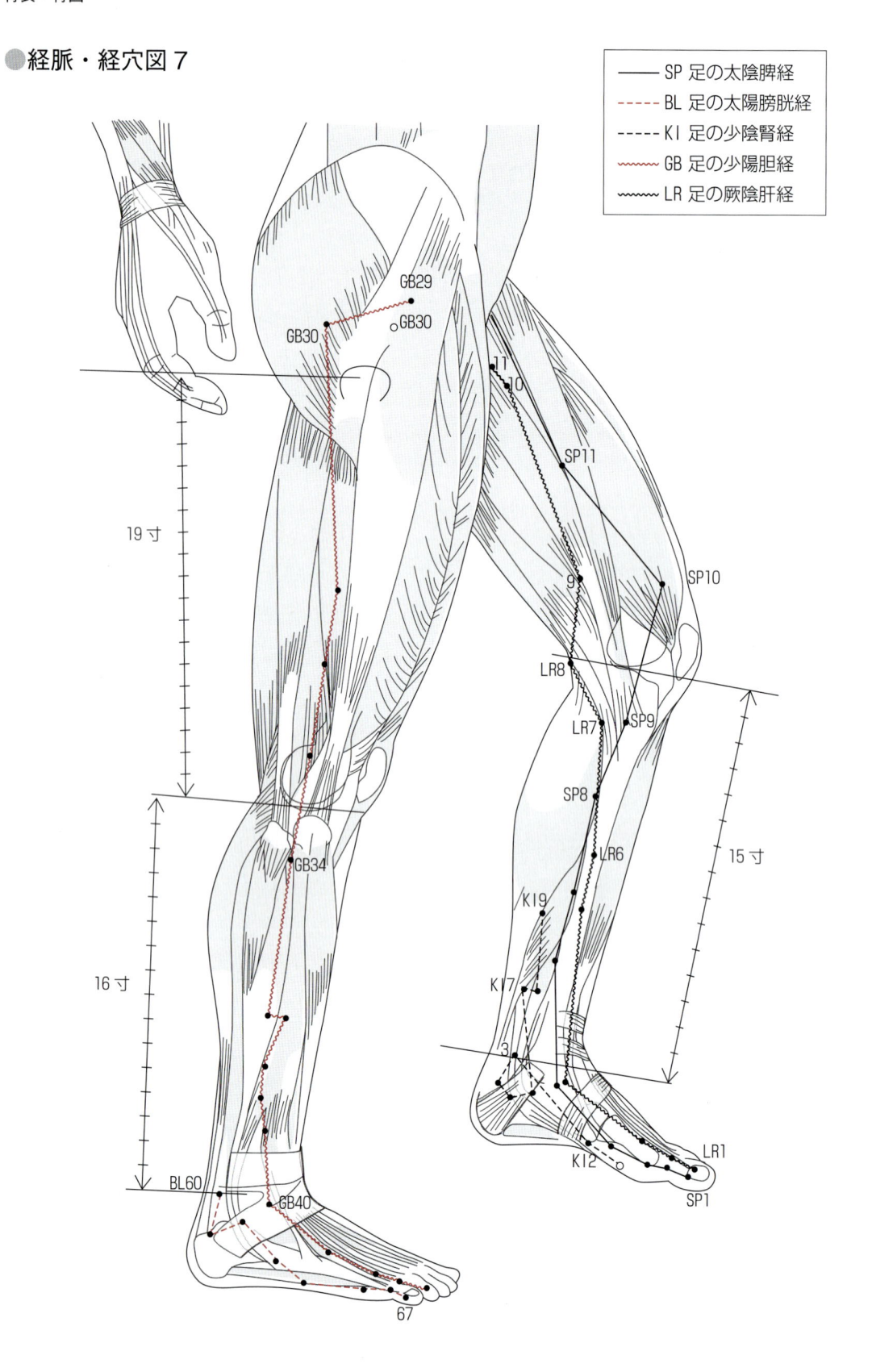

●経脈・経穴図 7

凡例:
- —— SP 足の太陰脾経
- ----- BL 足の太陽膀胱経
- ----- KI 足の少陰腎経
- ～～ GB 足の少陽胆経
- ～～ LR 足の厥陰肝経

あとがき

　チーム医療というと，病院の各科が連携をもって診療を進めるものとするのが一般的であろう．本書は，ひとりの患者に対して現代西洋医学的な治療方法と東洋医学的な治療方法において，選択の自由度を維持しながらアプローチして，治療効果を向上させようという画期的な試みである．

　ところで，痛み疾患の専門であるペインクリニックは単一モードの治療を行っているが，いま最も進んでいる慢性疼痛対策は，患者を中心にして医師だけでなく，臨床心理士，理学療法士，職業訓練士，薬剤師，看護師などがチームを組んであたるというのが，最上と考えられている．つまり学際的ペインケアである．そのうえ，インターディシプリナリーペインケアの方針は，患者を診察し各分野の意見を"統合"したうえでチーム医療を進める，というものである．米国ユタ大学の「ペインマネジメントセンター」の例はその一つである．

　本書が目指すところは，わが国独特と思われる東西の borderline を意識せず，一人ひとりの患者の病苦を有効に能率よく改善することである．わが国の日常臨床で頻度の高い肩こりや腰痛，そして各種の関節症を主とする運動器疾患に対する統合医療の指針，あるいは東西融合といってもいいかもしれない．明日からの臨床最前線で役立つ治療法を先駆けてプレゼンテーションすることが本当の趣旨である．

　以上のことは「言うは易く行うは難し」の諺を引くまでもない．このことは当初の企画から執筆者間の調整に年数がかかった事実を振り返ってみても納得できよう．学理上，立場の異なる多数の執筆者は脱稿してからも繰り返し原稿を改めながら，集成していった．医歯薬出版株式会社の竹内大氏は少なからず不安とともに難渋されたことであろう．

　幸いなことに社会の要請の強まりとともに，時代の流れが本書の上梓に拍車をかけたと思われる．試金石になることを願う．

　なお，鍼灸医療の英文用語は Mike M. Hashimoto, D. Ac.（Hawaii）のご協力を得た．ここに感謝いたします．

　最後になったが，異質な医療が統合されるのではない．医療の担当者が融合，もしくは統合することこそが，その心であり，鍵である．

平成 24 年 5 月

明治国際医療大学　名誉教授
北出利勝

索　引

● 欧文

ACL 損傷　148
ACPA　182
ACR/EULAR 新基準　180
Adson テスト　28
AFP　115
Allen テスト　29
Apley テスト　134, 146
A1 プーリー　62
Baker 囊腫　141
Böhler テスト　134
CA19-9　115
CAM　189
CA 角　46
CEA　115
click 徴候　146
Cobb 角　112
Cobb 法　111
Colles 骨折　74
CRP　182
C 反応性蛋白　182
D-フェニルアラニン　206
de Quervain 病　62
DEXA 法　110
DMARD　182
Duchenne 現象　122
Eden テスト　29
Eichhoff テスト　62
ESR　182
FNS テスト　84, 85
Frohse のアーケード　77
Froment 徴候　65
FTA　134
Gerdy 結節　152
grasping テスト　152
grind test　61
grinding test　134
Guyon 管症候群　68
Heberden 結節　61
Hüter 線　48
Keegan の皮膚感覚帯　9
K テスト　174
Lachman テスト　134, 135, 148
LFEA　201
little leaguer's elbow　52
Love 法　98
LLLT　204
M1/2 角　171
McLaughlin 法　37
MCL 損傷　148
McMurray テスト　134, 146
MD 法　110
Meyerding の分類　107
MMP-3　182
MMT　9

Morley テスト　28
Mulder テスト　178
NSAID　182
OA　137
OPLL　17
Osborne バンド　64
O 脚　143
O 脚変形　140
Patrick テスト　84, 121
PCL 損傷　148
perfect O test　73
PFJ　136
Phalen テスト　75
PSA　115
PTTD　169
RA　179
RF　181
Roos テスト　29
SAA　182
sagging テスト　135
Scarpa 三角　119
SERM　110
Sharpey 線維　51
SLR テスト　83, 84, 97
SMD　120
snuff box　56
Speed テスト　43
SSP 療法　201, 205
TENS　202, 205
THA　184
Thomas テスト　88, 121
TKA　184
TNF　183
TNF 阻害薬　183
too many toes 徴候　169
TOS　28
Trendelenburg 徴候　120
UCBL インサート　170
Wright テスト　29
Yergason テスト　43

● あ

アーチサポート　170
アイヒホッフ（Eichhoff）テスト　62
赤羽幸兵衛　202
アキレス腱炎　166
アキレス腱周囲炎　166
アキレス腱周囲滑液包炎　166
足　159
足少陽経筋　94
足太陽経筋　94
阿是穴　76
圧粒子貼付法　205
軋轢音　53
アドソン（Adson）テスト　28

アプリー（Apley）テスト　134, 136, 146
アレン（Allen）テスト　29
アロプリノール　187

● い

一過性脳虚血　207
稲垣式無痕灸　199
イニシャルアブダクションテスト　35
胃熱　143
いわゆる肩こり　20
いわゆる寝違い　19
いわゆる腰痛症　94
飲食の不摂生　177, 188
インピンジ　37
インピンジメント徴候　34, 35
インフォームド・コンセント　142
陰部神経鍼通電療法　91, 99, 101, 102, 106
陰陽五行学説　208

● う

内がえしストレステスト　164
打ち抜き像　187
腕落下徴候　35
運動鍼　37

● え

エデン（Eden）テスト　29
遠位中足骨骨切り術　171
円回内筋症候群　70
円筒型温灸　141, 188
円背　109
円板状半月板　146
円皮鍼　153, 202

● お

王不留行　205
瘀血　64, 76, 80, 124, 126, 128
瘀血腰痛　94
オスグッド・シュラッター病　149
隠痛　93
温筒灸　169, 204
温補　218
温陽　218

● か

外因　211
下位運動ニューロン障害　6
回外筋症候群　77
外感病　2, 14, 16, 25, 91, 94
下位脛骨骨切り術　163
外傷性頚部症候群　18
外側大腿皮神経痛　127
外反角　45
外反股　122

235

索　引

外反肘　46, 67
外反捻挫　165
外反母趾　171
外反母趾角　171
過外転テスト　29
隔塩灸　60
顎関節症　25
下肢伸展挙上（SLR：straight-leg raising）テスト　83, 84, 97
火鍼　217
下垂指　77
下垂手　77
下垂足　98
鷲足　154
鷲足炎　154
下腿周径　134
肩関節　33
肩関節疾患　34
肩関節周囲炎　39
肩こり　20
　　──の原因　21
　　──の定義　20
　　──の東洋医学病態　10
　　──の予防体操　21
滑液包炎　171
滑液包切除　167
活血化瘀　97, 100, 124, 126, 128, 130, 171
滑膜性腱鞘炎　57
滑膜切除術　183
滑膜肥厚　141
化膿性滑膜炎　157
化膿性関節炎　37
化膿性脊椎炎　115
過労性脛部痛　155
肝胃不和　143
肝陰虚証　115
肝気　149
肝気鬱結　26
肝気鬱結証　114
寒凝血瘀　60
肝血虚　27, 143
肝血虚証　31
寒邪　177
肝腎陰虚　37, 52
肝腎陰虚証　54, 212
肝腎虧損　59, 64, 101, 110, 163
肝腎の虚損　67
管鍼法　199
肝腎両虚証　14, 16
眼精疲労　25
関節鏡視下手術　54
関節鏡視下縫合術　37
関節鏡手術　147
関節固定　61
関節固定術　172
関節内刺鍼　37
関節リウマチ　179
　　──の診断基準　180

感染のリスク　87
環椎　6
嵌頓症状　48
寒痺　41, 93, 215
肝脾不和　172
簡便経筋鑑別法　31
漢方薬　207
癌マーカー　115
肝陽上亢　26
肝陽上亢証　30

●き●

喜按　217
キーガン（Keegan）の皮膚感覚帯　8, 9
気虚　26
気胸　114, 207
気虚血瘀　49
気虚証　67
気血の阻滞　80
気血不足　73, 67
気血不通　175
気血両虚証　30, 49, 213
気血両虚の肩痛　42
キセノン光　204
気滞　26, 73, 93, 100
気滞血瘀　60, 96, 97, 99, 101, 107, 108
気滞血瘀証　16, 30
偽痛風　188
ぎっくり腰　94
肌肉　97
灸あたり　207
弓状靱帯オズボーン（Osborne）バンド　64
急性間質性肺炎　182
急性腰痛症　94
拒按　217
胸郭出口症候群　28
狭窄性腱鞘炎　56, 57
夾脊穴　96, 99
強直母指　62
胸痛　207
胸椎黄色靱帯骨化症　117
胸椎後弯　90
去寒　218
棘果長　120
棘上筋腱断裂　35
棘突起の不整　86
距腿関節　159
ギヨン（Guyon）管症候群　68
近位中足骨骨切り術　172
近赤外線照射　204
筋会　73

●く●

グラスピング（grasping）テスト　152
クリック（click）徴候　146

●け●

経筋　130
経筋病　2, 14, 16, 19, 28, 42, 44, 59, 68, 73, 80, 211, 217
頚肩部痛・肩こりの東洋医学病態　10
頚肩部痛の分類　20
頚肩腕症候群　20, 21
脛骨外反骨切り術　145
脛骨高位骨切り術　138
頚髄神経根障害　7
頚体角　122
頚椎　5
頚椎カラー　15
頚椎後縦靱帯骨化症　17
頚椎疾患　6
頚椎症性神経根症　12
頚椎症性脊髄症　12
頚椎前方固定術　15
頚椎前方除圧固定術　17
頚椎椎間板ヘルニア　14
頚椎椎弓形成術　13, 17
頚椎捻挫　18
経皮的低周波通電法　201
経皮的電気神経刺激法　202
頚部交感神経症候群　18
経脈　130, 209
経脈病　2, 59, 73, 80, 211, 216
経絡　209
経絡現象　200
頚肋　28
頚肋切除術　29
ゲート・コントロール理論　206
血瘀　19, 26, 27, 37, 38, 41, 42, 49, 88, 100
血瘀証　67, 76, 80, 114, 213
血虚　27
血虚証　67
結晶誘発性滑液包炎　38
結晶誘発性関節炎　186
血清アミロイドA蛋白　182
血清メタロプロテアーゼ　182
腱移行術　78
肩甲挙筋　23
腱鞘炎　64
腱板損傷　35
肩峰下インピンジメント症候群　37
肩峰下インピンジメント徴候　34
肩峰下滑液包炎　35

●こ●

抗CCP抗体　181
抗炎症剤　182
交感神経節摘出術　60
後脛骨筋腱機能不全　169
後脛骨動脈　161
後骨間筋麻痺　77
後骨間神経麻痺　77, 79
抗サイトカイン療法　182

索　引

抗シトルリン化ペプチド抗体　181
後十字靱帯（PCL）損傷　148
後揉法　199
毫鍼　197, 218
硬性コルセット　116
光線治療　204
巧緻運動　55
巧緻運動障害　68
構築性側弯　112
高尿酸血症　186
行痺　144, 215
後方落ち込み（sagging）テスト　135
後方引き出しテスト　148
硬膜外注射　98
硬膜外ブロック注射　105
抗リウマチ剤　182
コーレス（Colles）骨折　74
股関節　119
股関節・大腿部の疾患　120
呼吸困難　207
五行穴　216
五十肩　39
骨塩定量　109
骨棘　47
骨棘形成　47
骨髄障害　182
骨粗鬆症　108
骨度法　203
骨融解　86
コミュニケーションギャップ　189
こむら返り　93, 143
五兪穴　106
コルヒチン　187
ゴルフ肘　52

●さ●

サイトカイン　183
最大荷重関節　119
細絡　214
サギング　134, 148
坐骨神経　125
坐骨神経鍼通電療法　99, 103
三焦経病　80
3分間挙上負荷テスト　29

●し●

滋陰　218
ジェルディ（Gerdy）結節　152
指屈筋鍼腱鞘炎　62
示指・中指交差テスト　66
四診　210
刺鍼法　199
次世代型統合医療　191
七情の乱れ　210
膝蓋骨大腿関節　136
膝関節　131
膝関節疾患　133
湿痰　27
湿痺　42, 93, 215

紫斑　214
指痺　62, 64
脂肪滴　134
シャーピー（Sharpey）線維　51
斜角筋三角　28
斜角筋切除術　29
ジャクソン（圧迫）テスト　8, 9
雀啄術　200
尺骨神経　64
尺骨神経溝　64
尺骨神経前方移動術　48
ジャンパー膝　150
舟状骨骨折　57
手関節　55
　——の疾患　56
手根管症候群　56, 74
手指　55
腫瘍壊死因子　183
上位運動ニューロン障害　6
消渇　211
踵骨棘　175
踵骨隆起切除　167
消毒　198
上腕骨外側上顆炎　49
上腕二頭筋長頭腱炎　43
腎陰虚　27, 177
鍼管　197
心気虚　26
腎気虚　27
腎気の虚損　43
鍼灸療法の種類　199
腎虚　27, 43, 111
鍼響　200
腎虚腰痛　94
神経移植術　78
神経根症状誘発テスト　8, 9
神経根性間欠跛行　107
神経根鍼通電療法　91, 99, 101, 103, 106
神経腫　177
神経性間欠跛行　104
神経剥離術　69
神経縫合術　78
心血虚　27
人工関節置換術　183
人工膝関節全置換術　142
人工膝関節置換術　138, 145
人工足関節置換術　163
心身一如　208
シンスプリント　155
腎精虚損　62
鍼先　197
鍼体径　198
鍼体長　198
心脈痺阻証　26
腎陽虚　27
腎陽虚証　19

●す●

髄核摘出術　98
水腫　141
スカルパ（Scarpa）三角　119
杉山和一　197, 199
スターティングペイン　143
頭痛　25
ステロイド骨粗鬆症　182
ステロイド性骨壊死　145
ステンレス鋼線　197
スパーリングテスト　8, 9
スピード（Speed）テスト　43
スピリチュアリティ　192, 193

●せ●

脆弱性骨折　109
星状神経節ブロック　60
清熱　218
生物学的製剤　182, 183
脊髄円錐　81
脊柱　5
脊柱管拡大術　13, 17
赤沈　182
脊椎圧迫骨折　109
脊椎固定術　107
石灰沈着性腱板炎　38
切経　210
切穴　210
折鍼　207
切診　208
前傾姿勢　90
前骨間神経症候群　73
前骨間神経麻痺　73
前十字靱帯（ACL）損傷　148
前揉法　199
選択的COXⅡ阻害薬　182
選択的エストロゲン受容体モジュレーター　110
前方・後方引き出しテスト　134
前方引き出しテスト　148, 164

●そ●

臓腑　209
臓腑経脈病　59, 64
臓腑経絡学説　208, 209
臓腑経絡病　59
臓腑病　2, 44, 52, 91, 142, 211
僧帽筋　23
疏肝理気　100, 149
足関節　159
足関節固定術　163
足関節靱帯損傷　164
足関節捻挫　164
足底筋（腱）膜炎　175
足底筋（腱）膜部分切除　176
足底挿板　153, 154, 156
足背動脈　161
足部壊死　160

索　引

側弯症　111
疏通経脈　186
疏通経絡　100
足根管症候群　173
足根骨癒合症　173
疏風散寒　187

● た ●
ターニケットテスト　174
ダーメンコルセット　95
体幹　81
体重節痛　187
帯状疱疹　113
体性―自律神経反射　206
大腿脛骨角　134
大腿三角　88，119
大腿周径　120，134
大腿神経伸展（FNS：femoral nerve stretch）テスト　84
大腸経病　59，76，80
ダッシュボード損傷　148
多発性骨髄腫　86
痰飲　76
痰飲証　76
痰湿　41
痰湿証　49，68，80，214
単刺法　200
胆熱　143
弾発指　62

● ち ●
置鍼法　200
知熱灸　89
チネル様徴候　74，75
遅発性尺骨神経麻痺　48
遅発性脊髄麻痺　109
着痺　144，215
肘外偏角　45
肘関節　45
肘関節屈曲テスト　66
肘関節形成術　48
肘関節疾患　45
肘部管症候群　64
肘痺　73
中風　211
肘部管　64
肘部管症候群　47，48
超音波療法　156
腸脛靱帯炎　152
腸腰筋　88
直線偏光型近赤外線照射　204
直流電気鍼　201
著痺　144

● つ ●
椎間関節　87
椎間板ヘルニア　85
椎弓形成術　105，117
椎弓切除　105

痛痺　144，215
痛風　186
痛風発作　160
つまみ動作　73

● て ●
手　55
手・手指の疾患　57
低周波置鍼療法　201
低出力レーザー鍼　204
手少陰経筋病　54，70
手少陰心経の経脈病　70
手少陰心経病　54
手少陽経筋病証　43
手少陽三焦経病　80
手太陰経筋病　76
手太陰経筋病証　44
手太陰肺経病　80
手太陽経筋病　54
手太陽経筋病証　43
手太陽小腸経病　54
テニス肘　49，50
デュシェンヌ（Duchenne）現象　122
手陽明経筋病　76
手陽明経筋病証　42
手陽明大腸経病　80
デルマトーム　13
転移性骨腫瘍　115
電気鍼治療　201
伝統鍼灸医学　208
　　――の診察　208
　　――の病因　210

● と ●
投球禁止　54
ドゥケルヴァン（de Quervain）病　57，62
統合医療　189
橈骨神経障害　76
橈骨神経深枝障害　79
橈骨神経浅枝障害　80
橈骨神経麻痺　77
等尺性運動　54
同身寸　203
疼痛性側弯　112
透熱灸　89，204
逃避性跛行　120
トーマス（Thomas）テスト　88，121
特発性骨壊死　145
督脈経　94
徒手筋力テスト　9
トリガーポイント　23
トリガーポイント注射　21
トレンデレンブルグ（Trendelenburg）徴候　120，121
ドロップアーム徴候　35

● な ●
内・外反動揺性検査　134，135
内因　210
内因性モルヒネ様物質　206
内傷病　25，91
内側上顆炎　52
内側側副靱帯（MCL）損傷　148
内熱　215
内反股　122
内反肘　46
内反捻挫　165
内反変形　140，143
軟部組織解離術　171

● に ●
ニーアの手技　34
肉離れ　128
二元的一元論　208
二次性レイノー現象　60
二点識別能　55
尿NTX　110

● ね ●
熱証　143，149
熱痺　42，215
撚鍼法　199

● の ●
ノイロメータ電流計　203

● は ●
肺気虚　26
肺経病　59，76
背診　208
ハイドロキシアパタイト　38
排尿障害　98
跛行　122
パトリック（Patrick）テスト　84，121
バニオン　171
ばね指　62
馬尾障害　98
馬尾性間欠跛行　105
ハムストリングス　128
鍼のひびき　200
バレー・リエウ症候群　18
バレー・リエウ徴候　30
半月板損傷　146
半月板部分切除術　147
板状筋群　23
燔鍼　119，217
パンプス瘤　166

● ひ ●
脾胃虚損　41
脾胃の病証　187
脾気虚　27
引き出しテスト　135

脾虚　27, 43
脾虚湿困　27
膝崩れ　133
膝靭帯損傷　148
膝伸展機構　151
膝体操　138, 139, 141
膝半月板　146
痺証　38, 41, 49, 52, 54, 59, 211, 215
微小骨折　110
脾腎陽虚　37
ビスフォスフォネート　110
非特異的腰痛　94
皮内鍼　152, 218
皮内鍼法　202
白虎風　187
白虎歴節風　187
脾陽虚　27
病証　210

●ふ●
ファーレン（Phalen）テスト　75
風痺　41, 93, 215
腹診　208
副腎皮質ホルモン　182
フレームコルセット　95
フローゼ（Frohse）のアーケード　77
フローマン（Froment）徴候　65
プロベネシド　187
聞診　208

●へ●
平補平瀉法　214
ペインフルアーク徴候　35
ベーカー（Baker）嚢腫　141
ヘーベルデン（Heberden）結節　61
ベーラー（Böhler）テスト　134
変形性関節症　137
変形性頚椎症　12
変形性股関節症　122
変形性足関節症　162
変形性肘関節症　47
変形性腰椎症　100
弁証　211
弁病　144, 211
扁平足　168

●ほ●
補陰　218
膀胱経　94

房事過度　177
望診　208
傍脊柱筋部への鍼　86
ホーキンズの手技　34
補完・代替医療　189
　──の種類　190
母指CM関節症　61
母指回旋圧迫負荷試験　62
母指軸圧迫試験　62
母指対立筋　55
ポリモーダル受容器　176

●ま●
マイヤーディング（Meyerding）の分類　107
摩擦症候群　152
魔女の一撃　94
マックマレー（McMurray）テスト　134, 136, 146
マックローリン（McLaughlin）法　37

●み●
未病　189
脈診　208

●む●
無痕灸　204
鞭打ち損傷　18

●め●
瞑眩　207
メトトレキサート　182

●も●
モートン病　177
モーレイ（Morley）テスト　28
モルダー（Mulder）テスト　178
問診　208

●や●
ヤーガソン（Yergason）テスト　43
夜間副子　75
野球肘　52

●ゆ●
有痕灸　204
有痛弧徴候　35, 36
有痛性胼胝　171
兪土穴　187
兪木穴　187

●よ●
腰椎すべり症　107
腰椎椎間板ヘルニア　97
腰椎分離症　106
腰痛（予防）体操　95
腰部　81
腰部・体幹の疾患　83
腰部脊柱管狭窄症　104

●ら●
ライト（Wright）テスト　29
落枕　19
絡脈　209
ラックマン（Lachman）テスト　134, 135, 148
ラムのテスト　174
ランナー膝　143

●り●
リウマチ因子　181
梨状筋症候群　125
離断性骨軟骨炎　47, 52
リドカインテスト　178
リハビリテーション　184
菱形筋　23

●る●
ルース（Roos）テスト　29
戻気（癘気）　211

●れ●
レイノー現象　59
レイノー症候群　59
レイノー病　59, 60
歴節風　187

●ろ●
六淫　210
六気　210
肋鎖圧迫テスト　29
肋鎖間隙　28
肋間神経痛　113
ロッキング　53
肋骨隆起　112

●わ●
鷲手変形　68
腕神経叢の牽引型　30
腕痺　70

【編著者略歴】

平澤泰介（医学博士）
- 1963年3月　京都府立医科大学卒業
- 1969年12月　同・大学院卒業
- 1965年9月〜1967年4月　米国カリフォルニア大学（UCLA）整形外科留学 Research fellow
- 1972年1月〜7月　米国ハーバード大学留学（日本リウマチ協会派遣による）Clinical fellow
- 1980年9月〜1981年3月　西ドイツ・ヴュルツブルグ大学客員教授
- 1989年7月　京都府立医科大学教授
- 現在：京都府立医科大学名誉教授
  - 明治国際医療大学教授，同・附属リハビリテーションセンター長
  - 朝日大学客員教授
  - 日本整形外科学会名誉会員，日本リハビリテーション医学会名誉会員
  - 日本末梢神経学会（前理事長）名誉会員
  - 京都府医療審議会会長

北出利勝（医学博士）
- 1965年　立命館大学経営学部卒業
- 1968年　京都仏眼鍼灸理療専門学校卒業（鍼灸師免許取得）
- 1968年　大阪医科大学麻酔科学教室兵頭正義教授に師事する
- 1978年　米国カリフォルニア州　鍼免許取得
- 1980年　明治鍼灸短期大学助教授
- 1990年　明治鍼灸大学教授
- 2010年　明治国際医療大学特任教授
- 現在：明治国際医療大学名誉教授
  - 人体科学会顧問（第13回大会委員長；2003）
  - 日本慢性疼痛学会名誉会員（第36回大会長；2007）
  - 日本東方医学会学術委員，編集委員（第25回会頭；2008）
  - 日本 Bi-Digital O-Ring Test 医学協会名誉会員

運動器疾患の治療
整形外科・現代鍼灸・伝統鍼灸　　　ISBN978-4-263-24285-8

2012年6月25日　第1版第1刷発行
2018年1月10日　第1版第3刷発行

編著者　平澤泰介
　　　　北出利勝
発行者　白石泰夫
発行所　医歯薬出版株式会社
〒113-8612　東京都文京区本駒込1-7-10
TEL．(03) 5395-7641（編集）・7616（販売）
FAX．(03) 5395-7624（編集）・8563（販売）
https://www.ishiyaku.co.jp/　郵便振替番号 00190-5-13816

乱丁，落丁の際はお取り替えいたします　　　印刷・木元省美堂／製本・愛千製本所
© Ishiyaku Publishers, Inc., 2012. Printed in Japan

本書の複製権・翻訳権・翻案権・上映権・譲渡権・貸与権・公衆送信権（送信可能化権を含む）・口述権は，医歯薬出版㈱が保有します．

本書を無断で複製する行為（コピー，スキャン，デジタルデータ化など）は，「私的使用のための複製」などの著作権法上の限られた例外を除き禁じられています．また私的使用に該当する場合であっても，請負業者等の第三者に依頼し上記の行為を行うことは違法となります．

[JCOPY] ＜㈳出版者著作権管理機構 委託出版物＞
本書をコピーやスキャン等により複製される場合は，そのつど事前に㈳出版者著作権管理機構（電話 03-3513-6969, FAX 03-3513-6979, e-mail : info@jcopy.or.jp）の許諾を得てください．